I0041598

DÉPÔT LÉGAL
Oise
N° 75
1855

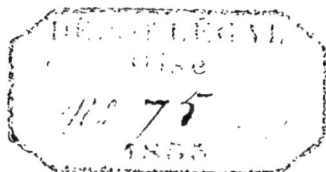

INSTRUCTION PRATIQUE

SUR

LE MAGNÉTISME

ANIMAL.

Librairie médicale de Germer Baillière.

Ouvrages du même auteur.

HISTOIRE CRITIQUE du Magnétisme animal. 2ᵉ édit., 1819, 2 vol. in-8.   9 fr.

MÉMOIRE sur la Faculté de Prévision., avec des notes et des pièces justificatives, et avec une certaine quantité d'exemples de prévision recueillis chez les anciens et les modernes. 1836, in-8, br.   2 fr. 50 c.

———

BERTRAND. Traité du Somnambulisme et des différentes modifications qu'il présente. 1823, 1 vol. in-8.   7 fr.

CHARPIGNON. Physiologie, Médecine et Métaphysique du Magnétisme. 1848, 1 vol. in-8.   6 fr.

DU POTET. Manuel de l'Etudiant magnétiseur, ou nouvelle Instruction pratique sur le Magnétisme, fondée sur trente années d'expériences et d'observations; 2ᵉ édit. augmentée, 1851, 1 vol. gr. in-18, fig.   3 fr. 50.

GAUTHIER (Aubin). Traité pratique du Magnétisme et du Somnambulisme, ou Résumé de tous les Principes et procédés du Magnétisme, avec la théorie et la définition du Somnambulisme, la description du caractère et des facultés des somnambules et les règles de leur direction. 1845, 1 fort vol. in-8.   7 fr.

— Histoire du Somnambulisme chez tous les Peuples, sous les noms divers d'*Extase, Songes, Oracles, Visions*; ses causes, ses effets, ses abus, ses avantages et l'utilité de son concours avec la médecine, etc., 1842, 2 vol. in-8. 10 fr.

LAFONTAINE. L'art de magnétiser, ou le Magnétisme animal considéré sous le point de vue théorique, pratique et thérapeutique. 1852, 2ᵉ édit., 1 vol. in-8, fig.   5 fr.

LOUBERT (abbé). Le Magnétisme et le Somnambulisme devant les corps savants, la cour de Rome et les théologiens. 1844, 1 vol. in-8.   7 fr.

MESMER. Mémoires et aphorismes, suivis des procédés de D'Eslon; nouvelle édition, avec des notes par J.-J.-A. Ricard. 1846, 1 vol. gr. in-18.   2 fr. 50.

PUYSÉGUR. Du Magnétisme animal, considéré dans ses rapports avec diverses branches de la Physique générale. 2ᵉ édit., 1820, 1 vol. in-8.   6 fr.

— Mémoires pour servir à l'histoire et à l'établissement du Magnétisme animal. 3ᵉ édit., 1820, 1 vol. in-8.   6 fr.

INSTRUCTION PRATIQUE

SUR LE

MAGNÉTISME ANIMAL,

PAR J.-P.-F. DELEUZE,

PRÉCÉDÉE D'UNE NOTICE HISTORIQUE SUR LA VIE
ET LES TRAVAUX DE L'AUTEUR,

ET SUIVIE D'UNE LETTRE ÉCRITE A L'AUTEUR
PAR UN MÉDECIN ÉTRANGER.

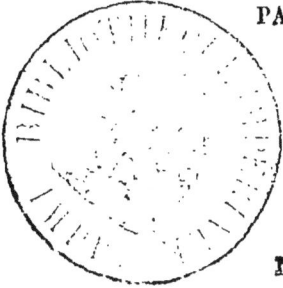

—

NOUVELLE ÉDITION.

—

PARIS,

GERMER BAILLIÈRE, LIBRAIRE-ÉDITEUR,

17, Ecole de Médecine.

—

1853.

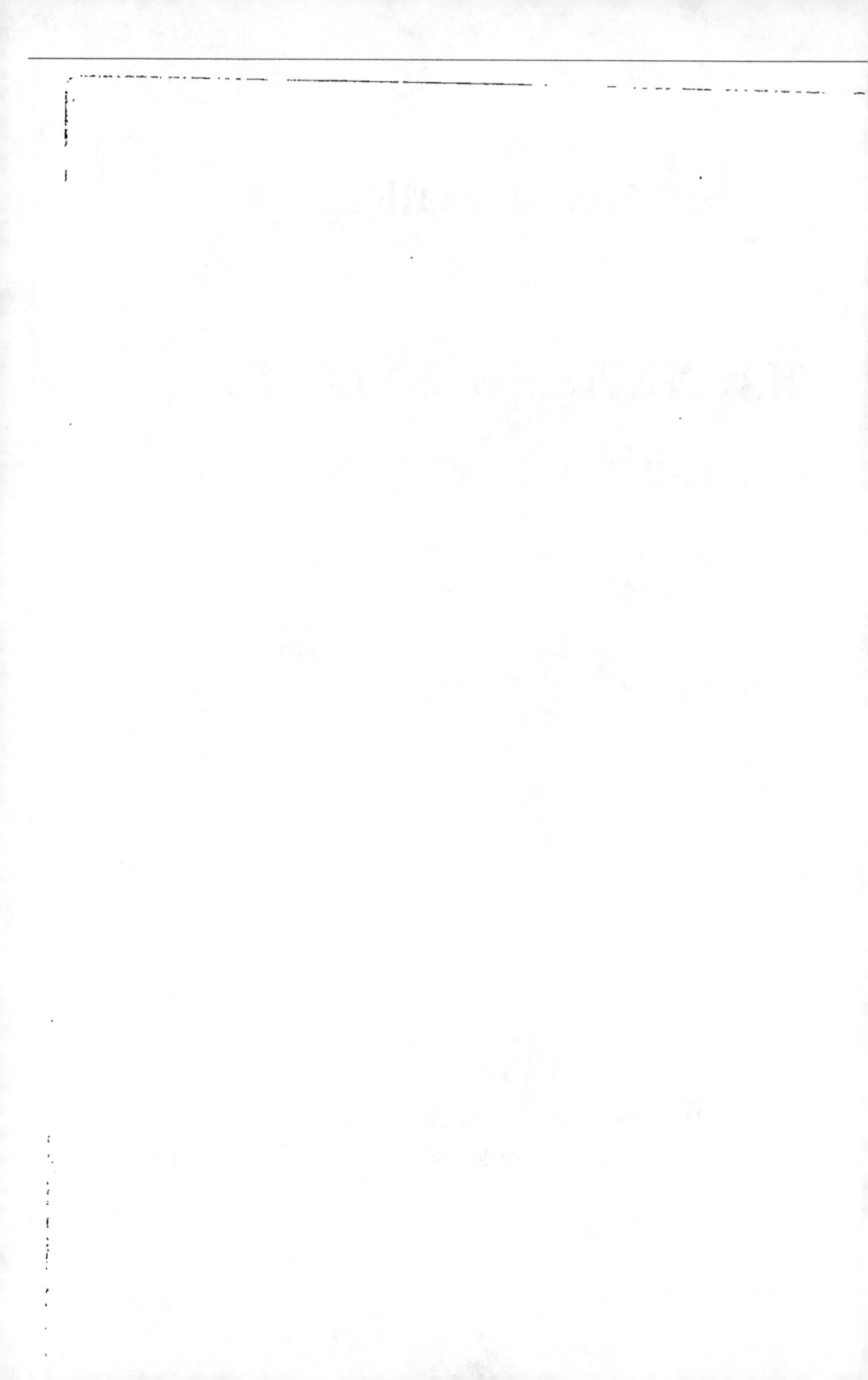

A MONSIEUR

LE MARQUIS DE PUYSÉGUR.

Monsieur,

Permettez-moi de placer votre nom à la tête d'un ouvrage destiné à faire connaître plus généralement les principes énoncés dans vos écrits, et les conséquences des faits que vous avez observés. Sans vous le magnétisme aurait été oublié après Mesmer, comme il l'avait été après Van-Helmont. Personne ne s'en occuperait aujourd'hui, si la charité la plus active ne vous eût donné le courage de sacrifier votre temps, de dédaigner les critiques, de braver enfin tous les obstacles, pour établir une vérité qui nous éclaire sur les fa-

1 *

cultés de notre âme, et sur les moyens d'employer ces facultés à guérir ou soulager les maux de nos semblables. C'est à vous que je dois les connaissances que j'ai acquises, celles que j'ai répandues, et le peu de bien que j'ai eu le bonheur de faire.

Agréez,

Monsieur le Marquis,

L'hommage de la reconnaissance et du respectueux attachement de votre disciple,

DELEUZE.

NOTICE HISTORIQUE

SUR LA VIE ET LES TRAVAUX

DE DELEUZE.

DELEUZE (Joseph-Philippe-François) est né à Sisteron (Basses-Alpes), au mois de mars 1753. Se destinant à la carrière du génie militaire, il vint à Paris, en 1773, étudier les mathématiques; mais, les nominations n'ayant pas eu lieu, il entra dans l'infanterie avec le grade de sous-lieutenant. Trois ans après, le corps dans lequel il servait ayant été réformé, il quitta le service et se livra à l'étude des sciences naturelles. Il vivait à la campagne, près de Sisteron, lorsqu'il lut pour la première fois, en 1785, le détail des cures opérées à Buzancy : tout cela lui parut une folie, il soupçonna même qu'on avait voulu tourner en ridicule les partisans du magnétisme, en racontant des prodiges qui révoltaient le bon sens. Cependant, ayant appris qu'un de ses amis

(M. D. d'Aix), homme d'une raison froide et d'un esprit éclairé, était allé voir Mesmer chez M. Servan; que, de retour à Aix, il avait essayé de magnétiser, et qu'il avait une somnambule, il résolut d'aller le trouver pour s'assurer si cela était vrai.

« Je fis le voyage à pied, dit Deleuze, en herborisant; le second jour j'arrivai à Aix à midi, après avoir couru depuis quatre heures du matin. J'entre chez mon ami, je lui expose le motif de mon voyage, je le prie de me dire ce qu'il faut penser des prodiges qu'on m'a racontés; il sourit et me répond froidement : *Restez* et *vous verrez ce que c'est;* la malade doit venir à trois heures.

» A trois heures, en effet, la malade arrive avec quelques personnes qui devaient faire la chaîne. Je me mets à cette chaîne, et je vois, après quelques minutes, la malade s'endormir. Je regardais avec étonnement; mais je ne pus long-temps regarder : dans moins d'un quart-d'heure je m'endormis moi-même. Pendant mon sommeil je parlai beaucoup et je m'agitai de manière à troubler la chaîne : ce que j'ai su, parce qu'on me le dit, quand je fus éveillé, et que je vis rire tout le monde autour de moi, car je n'en ai aucun souvenir. Le lendemain je ne m'endormis point, j'observai le somnambulisme, et je priai mon ami de m'instruire des procédés.

» De retour chez moi, je fis l'essai du magnétisme sur les malades qui habitaient les hameaux voisins de ma maison de campagne. Je me gardai bien d'agir sur leur imagination : je les touchais sous divers prétextes, en leur persuadant que de légères frictions leur feraient du bien. J'obtins ainsi des effets curieux et salutaires qui fortifièrent ma croyance.

» A la fin de l'automne, j'allai à la ville; je m'adressai à un jeune médecin, homme de beaucoup de mérite, qui avait la sagesse de douter et le désir de fixer son opinion par des expériences. Je le priai de m'indiquer une personne assez malade pour que, si le magnétisme la guérissait, la preuve fût concluante, mais dont l'état ne fût cependant pas assez dangereux pour que je dusse craindre de la voir mourir pendant le traitement. Il me conduisit chez une femme malade depuis sept ans. Cette femme souffrait habituellement les plus cruelles douleurs; elle était extrêmement enflée; elle avait à la rate une obstruction très-volumineuse, et qui se montrait au dehors; elle ne pouvait ni marcher ni se coucher à plat. Je produisis chez elle des crises de sueurs et d'urine; le sang reprit son cours naturel, l'enflure et l'obstruction disparurent, et je la mis en état de sortir et de vaquer à ses affaires. Elle s'endormait lorsque je la touchais, mais elle n'était pas somnambule.

» Bientôt après, M. D., mon ami intime, magnétisa une demoiselle de seize ans, fille de parens respectables et très-considérés. Cette demoiselle devint somnambule. J'assistai au traitement; elle nous dictait des consultations pour des malades et des principes pour la guérison des maladies. C'était moi qui lui faisais des questions auxquelles elle ne pouvait être préparée, et qui écrivais les réponses. Je n'ai jamais connu de somnambule plus parfaite. Elle nous a présenté la plupart des phénomènes observés par M. de Puységur, par M. Tardy et par les membres de la Société de Strasbourg. Parmi ces phénomènes, il en est que je ne puis expliquer ni concevoir. J'atteste seulement que je les ai vus, et que, d'après les détails, il m'est impossible de supposer ni la moindre illusion, ni l'idée de tromper, ni même la possibilité de le faire. »

A dater de cette époque, Deleuze ne négligea aucune occasion de multiplier les expériences et d'observer les faits. Il soulagea et guérit un grand nombre de malades. Deux ans après, 1787, il revint à Paris, et reprit avec une nouvelle ardeur ses travaux sur la littérature, les sciences, la philosophie, et particulièrement la botanique. Il fut nommé en 1795 aide-naturaliste au Jardin-des-Plantes, et lorsque MM. les professeurs de cet établissement se réunirent en 1802, pour publier les *Annales du Muséum d'histoire naturelle*, ils le choisirent pour secrétaire de l'association.

Deleuze était connu dans le monde savant par les traductions des *Amours des plantes*, de Darwins (1799), et des *Saisons*, de Thompson (1801 et 1806), lorsqu'il publia son *Eudoxe*, ou Entretiens sur l'étude des sciences, des lettres et de la philosophie, 2 vol. in-8°. Paris, 1810. Les connaissances variées dont il fit preuve dans cet ouvrage, la sagesse de ses vues, l'excellence de ses doctrines, son jugement exquis, son style, si clair, si simple et si élégant à la fois, placèrent l'auteur au premier rang de nos écrivains; et son livre, l'un des meilleurs qui aient été consacrés à l'instruction de la jeunesse, reçut du public éclairé l'accueil le plus flatteur et le plus honorable.

Cependant les diverses fonctions que remplissait Deleuze au Jardin-des-Plantes ne lui avaient point fait délaisser un ordre de phénomènes physiologiques jusque-là méconnus des savans. Il n'était point de ces hommes qui disent comme Fontenelle : Si j'avais la main pleine de vérités, je me garderais bien de l'ouvrir. Mais tant que dura la lutte acharnée qui s'était établie entre les partisans et les adversaires du magnétisme, il se contenta d'observer en silence, et attendit que les passions fussent calmées pour publier son *Histoire critique du magnétisme*, résultat de vingt-cinq ans de recherches et de méditations. C'est en 1813 que parut cet ouvrage, qui fait époque dans les annales de la science, et qui est aujourd'hui traduit dans les principales langues de l'Europe. L'auteur prit une route différente de celle qu'avaient suivie ses prédécesseurs. « Je ne me permettrai, dit-il, aucune hypothèse; je dirai ce que j'ai vu et ce qu'ont vu des hommes dignes de foi. » Après avoir esquissé à grands traits l'histoire de cette découverte et des obstacles qui lui ont été opposés, il consacre un article très-remarquable à l'examen des preuves sur lesquelles la nouvelle doctrine est fondée. Il pose d'abord des principes d'une vérité incontestable sur la probabilité des témoignages, et les appliquant avec autant de logique que de sagacité à l'examen des preuves du magnétisme, il montre que ses effets ont été attestés par des milliers de témoins, au rang desquels se trouvent des médecins, des savans et des hommes éclairés, qui n'ont pas craint de braver le ridicule en

obéissant à la voix de leur conscience pour remplir un devoir d'humanité ; que ceux qui ont publié leurs opinions, et le nombre bien plus considérable de ceux qui font leurs observations en
silence et se contentent d'avouer leur croyance
quand on les interroge sur ce sujet, ont tous vu
ou produit eux-mêmes les phénomènes dont ils
parlent, tandis que, parmi les adversaires du
magnétisme, on ne trouve personne qui ait employé pour s'éclairer le seul moyen convenable,
celui de faire soi-même des expériences avec la
plus scrupuleuse attention et en remplissant
exactement les conditions indiquées.

C'est avec la même puissance de raisonnement
qu'il traite des moyens par lesquels le magnétisme
agit, des procédés employés pour le produire,
de l'influence que la confiance des malades et la
différence de force des magnétiseurs peuvent
avoir sur l'efficacité des traitemens. En parlant
de l'application thérapeutique du magnétisme,
il indique les cas où l'on peut espérer la réussite,
et montre que son emploi ne sera jamais nuisible
en prenant les précautions nécessaires.

Dans la description des phénomènes du somnambulisme, on voit que l'auteur ne les expose
qu'avec réserve ; qu'il tâche de les dépouiller de
leur caractère merveilleux, et de montrer qu'ils

2

ne sont pas en contradiction avec les lois de la
nature. Les explications qu'il en donne sont parfaitement d'accord avec les principes de la saine
physiologie. « Bornons-nous, dit-il, à ce que
l'observation nous apprend, et gardons-nous d'aller au-delà. » Personne n'a autant insisté que
Deleuze sur les dangers et les abus auxquels le
magnétisme peut donner lieu, et sur les moyens
de les éviter tous ; ses conseils acquièrent d'autant plus de prix qu'ils viennent d'une source
plus pure, et que jamais, au milieu des plus
vives discussions, la calomnie la plus envenimée
n'a osé mettre en doute la véracité du savant et
l'honnêteté du magnétiseur.

Le second volume de l'*Histoire critique* justifie
pleinement le titre de l'ouvrage ; il est consacré
à l'analyse et à l'examen des écrits qui ont été
publiés sur le magnétisme, et dont le nombre est
considérable (1). Deleuze a rempli cette tâche
difficile avec un grand discernement. Il résulte
de ses recherches que les adversaires du magnétisme ont fait de vains efforts pour ébranler les

_____

(1) D'après le catalogue de M. Miale, à la fin de son
Exposé des cures opérées par le Magnétisme, 1826,
2 vol. in-8°, il s'élève à près de trois cents ; maintenant
ce nombre est plus que doublé.

fondemens de la doctrine et l'authenticité des faits
sur lesquels elle est établie. « Il serait à désirer,
dit-il en finissant, que la science du magnétisme
fût associée aux autres connaissances humaines;
qu'après avoir constaté l'existence de l'agent, on
déterminât le rôle qu'il joue dans la nature ; et
qu'après avoir classé les faits selon leur degré de
probabilité, on les rapprochât des autres phénomènes physiques pour décider s'ils dépendent
d'un principe nouveau ou d'une modification
d'un principe connu. »

Parmi les écrits que Deleuze a publiés en fa-
veur du magnétisme, il faut particulièrement
distinguer : 1° *La réponse* à l'auteur des *Superstitions et prestiges des philosophes* (l'abbé **Wurtz**,
de Lyon), dans laquelle, après avoir réfuté des
assertions qui semblent renouvelées du treizième
siècle (1), il examine les causes qui mettent ob-

_____

(1) Le passage suivant prouvera, mieux que je ne
pourrais le faire, quelles étaient les intentions de l'auteur et celles des personnes qui répandaient son ouvrage
à profusion dans tous les séminaires.

« Tandis que l'on affectait de ne plus croire à l'existence du diable, c'est lui qui jouait le premier rôle dans
les loges des francs-maçons, dans les autres des illumi-
nés, sur les théâtres des villes, sur les tréteaux de la
populace, dans les salons des grands et des riches, et

stacle au rétablissement de la religion en France
(in-8°, Paris, 1818). 2° *La défense du magnétisme* contre les attaques dont il est l'objet dans
le *Dictionnaire des sciences médicales* (Paris,
1819). Cet ouvrage, consacré principalement à
l'examen et à la critique de l'article *Magnétisme*,
de Virey, répond en même tems de la manière la
plus satisfaisante aux déclamations, aux sarcas-
mes et même aux injures grossières que des
hommes de mérite, aveuglés par des préventions
enracinées, se sont permis contre des observateurs qui n'étaient mus que par le désir d'être
utiles et l'amour de la vérité. Deleuze prouve que
ses adversaires ne connaissent pas le magnétisme,
qu'ils supposent à ses partisans des opinions absurdes, qu'ils passent sous silence les preuves
les plus convaincantes pour réfuter des faits que
personne ne soutient; et que, forcés enfin d'a-
vouer des phénomènes incontestables ; ils les at-
tribuent à une cause impuissante pour les produire. On connaîtrait bien peu Deleuze si l'on

---

jusque dans les palais des rois. Il était travesti tantôt en
homme extraordinaire, tantôt en physicien, *tantôt en
magnétiseur,* tantôt en ventriloque, tantôt en artiste,
tantôt en charlatan, tantôt en Samson, tantôt en diseuse
de bonne aventure, tantôt en joueur de piquet. »

Superstitions des philosophes, p. 148.

supposait un instant qu'il profite de tous ses avantages pour renvoyer à ses détracteurs le ridicule et le mépris dont ceux-ci ont voulu l'accabler. Sa polémique est un modèle de dignité, de raisonnement et de politesse (1).

Après avoir parlé aux savans dans son *Histoire critique*, Deleuze a voulu rédiger un code de préceptes qui mit le magnétisme à la portée de toutes les intelligences ; il a atteint ce but, en publiant cette *Instruction pratique sur le magnétisme animal.* Les hommes versés dans l'étude de ses phénomènes trouveront dans ce livre les conseils qui sont le fruit d'une expérience consommée. Ceux qui n'ont encore rien vu et qui désirent s'assurer par eux mêmes de la réalité des faits y puiseront toutes les connaissances nécessaires pour éviter les tâtonnemens, observer avec fruit

---

(1) Parmi les exemples que j'en pourrais donner, il en est un que je ne puis me résoudre à passer sous silence.

Virey dit, p. 464 de son article *Magnétisme* : « Que Mesmer ou l'un de ses habiles successeurs fasse tomber *un cheval* en somnambulisme, ou *une brebis* en crise..., alors je reconnais l'empire du magnétisme universel. »

A cette étrange demande, Deleuze se contente de répondre : « On sent bien que, puisqu'il faut à M. Virey un tel phénomène pour le convaincre, il ne sera jamais convaincu. »

et donner à leur pratique une direction salutaire.

A la mort de M. Toscan en 1828, Deleuze fut
nommé bibliothécaire du Muséum d'histoire naturelle. Ces nouvelles occupations le détournèrent
malheureusement d'un projet qu'il avait conçu
depuis long-temps, c'était de publier un recueil
des extraits de sa correspondance, plusieurs
traitemens fort curieux, la suite de ses articles
sur Van-Helmont, et surtout quelques disserta-
tions sur les questions les plus élevées du magnétisme. Quand il voulut plus tard réaliser cette
idée, ses forces étaient épuisées et ses facultés
intellectuelles très-affaiblies. Ses amis obtinrent
cependant l'impression d'*un Mémoire sur la faculté de Prévision*, auquel ils attachaient une
grande importance. C'est à M. Mialle que l'auteur confia se soin, en le chargeant d'y ajouter
comme pièces justificatives tous les exemples de
prévision que celui-ci avait recueillis chez les
anciens et les modernes. Le 30 octobre 1835,
Deleuze, âgé de 82 ans et 6 mois, avait cessé
de vivre.

Deleuze a été membre de la société philoma-
tique, ainsi que de plusieurs sociétés savantes,
soit de France, soit des pays étrangers; enfin
c'est lui qui, pendant quinze ans, a fait les rap-

ports annuels de la société philanthropique dont il était secrétaire.

Les lumières et les vertus privées de Deleuze exerçaient un tel ascendant sur tous ceux qui l'ont connu que, dans les discussions de l'Académie royale de médecine, on n'a jamais prononcé son nom sans l'accompagner des qualifications les plus honorables; la Commission du magnétisme a toujours cité ses opinions comme une autorité. Ses rares qualités, son commerce bienveillant et instructif, lui ont acquis de nombreux amis parmi les savans les plus célèbres, Levaillant, Lagrange, Perron, Cuvier, A. de Humboldt, Benjamin Delessert, etc.; et l'opinion unanime de ses contemporains lui a fait partager, avec **M.** de Puységur, l'honneur d'avoir conservé, défendu et propagé l'une des plus belles découvertes des tems modernes.

LISTE DES OUVRAGES DE DELEUZE.

§. Ier. *Magnétisme.*

1. Histoire critique du magnétisme animal, 2 vol. in-8. Paris, 1813; 2e édit., 1819.

2. Lettre à l'auteur de l'ouvrage intitulé : *Superstitions et prestiges des philosophes du dix-huitieme siècle*, in-8., 80 p., 1818.

3. Défense du magnétisme contre les attaques dont il est l'objet dans le *Dictionnaire dés sciences médicales*, 1 vol. in-8., 1819.

4. Observations adressées aux médecins qui désireraient établir un traitement magnétique, in-8., 20 p., 1821.

5. Instruction pratique sur le magnétisme. 1 vol. in-8. et in-12, 1825; 2ᵉ édit. in-12 en 1846, et 3ᵉ édit. in-12 en 1850.

6. Lettre à MM. les membres de l'Académie de médecine, in-8., 39 p., 1826.

7. Mémoire sur la faculté de *Prévision*, suivi de notes et de pièces justificatives recueillies par M. Mialle, 1834-1836, in-8., 168 pages.

8. Un grand nombre de mémoires sur le magnétisme et sur les phénomènes de thérapeutique, de physiologie et de psychologie qu'il a fait observer, insérés dans trois ouvrages périodiques qui ont paru successivement; savoir : 1° *Les Annales du magnétisme*, 8 vol. in-8., de 1814 à 1816. — 2° La *Bibliothèque du magnétisme*, 8 vol. in-8., 1817 à 1819. — 3° *L'Hermès*, journal du magnétisme, 4 vol. in-8., 1826 à 1829.

§. II. *Littérature ou Sciences.*

1. Les Amours des plantes, poème traduit de

l'anglais, de Darwins, 1 vol. in-12, 1799 (an VII).

2. Les Saisons de Thompson, in-8. et in-12, 1801 et 1806.

3. Eudoxe : entretiens sur l'étude des sciences, des lettres et de la philosophie, 2 vol. in-8., 1810.

4. Histoire et description du Muséum d'histoire naturelle, 2 vol. in-8., 1823.

5. Plusieurs éloges historiques de savans naturalistes et de voyageurs célèbres, insérés dans les *Annales* et les *Mémoires du Muséum d'histoire naturelle*, de 1803 à 1831. Divers mémoires, dont un sur l'introduction des plantes d'ornement, a été mentionné d'une manière très-flatteuse dans le poème des *Trois Règnes de la nature*, de Delille.

6. Enfin divers articles insérés dans le *Moniteur* et autres journaux, sur des ouvrages d'histoire naturelle et de littérature.

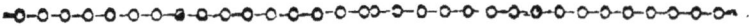

INSTRUCTION PRATIQUE

SUR LE

MAGNÉTISME ANIMAL.

INTRODUCTION.

Plusieurs personnes m'ont engagé à publier sur le magnétisme une instruction simple, claire, dégagée de toute théorie, et propre à diriger dans tous les cas ceux que de nombreux témoignages ont convaincus de la réalité de l'agent, et qui sont embarrassés sur les moyens d'en faire usage. Je vais remplir cette tâche dans la seule vue d'être utile.

Cet ouvrage n'a point pour but de convaincre les hommes qui, d'ailleurs fort éclairés, doutent encore de la réalité du magnétisme; il est principalement destiné à ceux qui ne se sont occupés ni de médecine, ni de physiologie, ni de physique, qui croient au magnétisme sur parole, sans avoir vu magnéti-

ser, et qui, persuadés que j'en sais plus qu'eux
sur le sujet que je traite, veulent essayer de
ma méthode, pour réusssir, comme j'ai eu le
bonheur de le faire, à guérir ou soulager les
maux de leurs semblables. Je donnerai les
principes que je crois vrais, sans entrer dans
aucune discussion pour en prouver la vérité.
J'éviterai de prononcer sur ce qui me paraît
douteux; et si je me trompe quelquefois dans
ma manière d'envisager les choses, mes erreurs tenant seulement à la théorie que je me
suis faite pour lier les phénomènes, et pour
les ramener à une même cause, elles n'auront
aucune influence sur l'indication des moyens
à prendre pour produire ces phénomènes et
pour en tirer parti. Je ne m'arrêterai point à
rapporter des faits à l'appui de ma doctrine;
je me bornerai à citer quelques-uns de ceux
que j'ai moi-même observés, lorsque des
exemples me paraîtront nécessaires pour me
faire mieux entendre.

Afin de mettre plus d'ordre dans cette instruction, je la diviserai en chapitres.

Je poserai d'abord quelques principes pour
ramener tous mes conseils à des notions sim-

ples. S'il se trouve quelque chose d'hypothé-
tique dans ma manière d'énoncer ces principes, cela ne changera rien aux conséquences.
Ainsi j'emploierai l'expression *fluide magnétique*, parce que je crois à ce fluide, dont la
nature m'est inconnue; mais ceux qui nient
l'existence du fluide, qui comparent l'action
du magnétisme dans les êtres vivans, à celle
de l'attraction dans la nature morte, ou qui
admettent une influence spirituelle sans agent
particulier, ne pourront, par cette raison,
contredire les conséquences auxquelles j'arri-
verai. La connaissance des procédés et de toutes
les conditions nécessaires pour faire un bon
usage du magnétisme est indépendante des
opinions qui servent à expliquer les phénomènes, et dont, jusqu'à présent, aucune n'est
susceptible de démonstration.

Mon *premier* chapitre contiendra l'énoncé
de ces principes généraux et applicables à tous
les cas.

Dans le *second* chapitre j'enseignerai les
divers procédés qu'on emploie pour magnétiser lorsqu'il n'y a point de somnambulisme.

Dans le *troisième* je parlerai des indications

que les premiers effets qu'on aperçoit donnent
pour le choix des procédés.

Dans le *quatrième* je ferai connaître les
moyens auxiliaires par lesquels on augmente
la force du magnétisme, soit en communi-
quant la vertu magnétique à certains corps,
soit en mettant le magnétisme en mouvement
et en circulation, de manière que plusieurs
personnes puissent en éprouver l'action à la
fois, sous la direction d'un seul magnétiseur.

Dans le *cinquième* je traiterai du somnambulisme et de la manière de se conduire avec
les somnambules.

Dans le *sixième* je parlerai des précautions
que doit prendre un malade pour le choix
d'un magnétiseur.

Dans le *septième*, de l'application du magnétisme aux diverses maladies et de son association à la médecine.

Dans le *huitième*, des dangers du magnétisme et de ce qu'il faut faire pour les prévenir.

Dans le *neuvième*, des moyens de développer et de fortifier en soi-même les facultés
magnétiques, et d'en tirer tout le parti possible.

Dans le *dixième* et *dernier*, des études qui conviennent à ceux qui veulent acquérir une connaissance profonde du magnétisme (1).

Si dans plusieurs endroits je me permets de prendre le ton dogmatique, ce n'est point que j'abonde dans mon sens; c'est uniquement pour être plus clair et plus précis, pour éviter d'inutiles circonlocutions, et pour ne pas laisser dans l'incertitude ceux qui consentiront à me prendre pour guide. Personne ne sent mieux que moi l'imperfection de mon travail; il y a nécessairement beaucoup d'omissions. Je recevrai avec reconnaissance les observations critiques qu'on voudra bien m'adresser, et j'en profiterai pour corriger mes fautes et pour ajouter dans une seconde édition ce

---

(1) Les personnes qui liront de suite ces dix chapitres remarqueront que des choses dites dans les premiers sont répétées dans les autres presque avec les mêmes termes. J'aurais fait disparaître ces répétitions si j'avais considéré mon ouvrage comme une production littéraire; je les ai laissées pour que ceux qui consulteront seulement un article y trouvent tous les conseils relatifs au sujet dont il est question, sans que je sois obligé de renvoyer à ce que j'ai dit précédemment.

qui aura paru manquer dans ce premier
essai.

Parmi les hommes qui se sont livrés à la
pratique du magnétisme, il en est un grand
nombre qui ont plus de lumières et plus de
connaissances que moi. Je désire vivement
que la lecture de cet écrit les détermine à
exécuter, mieux que je n'ai pu le faire, le plan
que je me suis proposé. Je les invite à prendre
dans mon instruction tout ce qui leur paraîtra
devoir être conservé, et à ne me citer que
pour rectifier les erreurs qui peuvent m'être
échappées. Notre vœu à tous, c'est de faire le
bien ; ce vœu nous unit, il nous identifie pour
ainsi dire les uns avec les autres ; quand un
succès est obtenu, nous en jouissons également, quel qu'en soit l'auteur. Il est possible
qu'on mette quelque amour-propre à avoir
découvert une vérité : on n'en met jamais à
avoir fait de bonnes actions.

Un médecin qui serait déjà célèbre accroî-
trait peut-être sa réputation en publiant un
bon ouvrage sur le magnétisme ; il appellerait
l'attention sur un ordre de phénomènes qui
appartient à la nature vivante, il fonderait

une école, il trouverait des disciples parmi ses confrères. Ce genre de succès est impossible pour nous; nos adversaires nous condamnent sans examen, et ils exercent une grande influence sur l'opinion publique. Nous n'avons de partisans que parmi ceux à qui nous avons rendu service, et la plupart d'entre eux n'osent élever la voix; heureusement leur nombre augmente tous les jours, et cela doit soutenir notre courage et nos espérances. Continuons donc à travailler de concert à propager le magnétisme, sans contestation, sans crainte, sans esprit de système; écartons les abus et les dangers qui peuvent en accompagner l'usage; rassemblons les matériaux d'une science bienfaisante : le moment doit arriver où un homme de génie réunira tous ces matériaux, et construira un édifice que le temps ne pourra renverser.

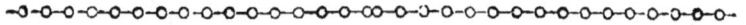

CHAPITRE Ier.

NOTIONS GÉNÉRALES ET PRINCIPES.

1. L'homme a la faculté d'exercer sur ses semblables une influence salutaire, en dirigeant sur eux, par sa volonté, le principe qui nous anime et nous fait vivre.

2. On donne à cette faculté le nom de magnétisme : elle est une extension du pouvoir qu'ont tous les êtres vivans d'agir sur ceux de leurs propres organes qui sont soumis à la volonté.

3. Nous ne nous apercevons de cette faculté que par les résultats, et nous n'en faisons usage qu'autant que nous le voulons.

4. Donc la première condition pour magnétiser c'est de vouloir.

5. Comme nous ne pouvons comprendre qu'un corps agisse sur un autre à distance, sans qu'il y ait entre eux quelque chose qui établisse la communication, nous supposons qu'il émane de celui qui magnétise une substance qui se porte sur le magnétisé, dans la direction imprimée par la volonté. C'est cette substance, la même qui entretient chez nous la vie, que nous nommons fluide magnétique. La nature de ce fluide est inconnue, son existence même n'est pas démontrée; mais tout se passe comme s'il existait, et cela suffit pour que nous l'admettions dans l'indication que nous donnons des moyens d'employer le magnétisme.

6. L'homme est composé d'un corps et d'une âme, et l'influence qu'il exerce participe des propriétés de l'un et de l'autre. Il s'ensuit qu'il y a trois actions dans le magnétisme : 1° l'action physique; 2° l'action spirituelle; 3° l'action mixte. On verra par la suite qu'il est facile de distinguer quels phénomènes appartiennent à chacune de ces trois actions.

7. Si la volonté est nécessaire pour diriger le fluide, la croyance est nécessaire pour qu'on fasse usage sans efforts et sans tâtonnement des facultés qu'on possède. La confiance en la puissance dont on est doué fait aussi qu'on agit sans efforts et sans distraction. Au reste la confiance n'est qu'une suite de la croyance; elle en diffère seulement en se qu'on se croit doué soi-même d'une puissance dont on reconnaît la réalité.

8. Pour qu'un individu agisse sur un autre il faut qu'il existe entre eux une sympathie morale et physique, comme il en existe une entre tous les membres d'un corps animé. La sympathie physique s'établit par des moyens que nous indiquerons : la sympathie morale par le désir qu'on a de faire du bien à quelqu'un qui désire en recevoir, ou par des

idées et des vœux qui, les occupant également l'un et l'autre, forment entre eux une communication de sentimens. Lorsque cette sympathie est bien établie entre deux individus, on dit qu'ils sont en rapport.

9. Ainsi, la première condition pour magnétiser c'est la volonté ; la seconde c'est la confiance que celui qui magnétise a en ses forces ; la troisième c'est la bienveillance ou le désir de faire du bien. Une de ces qualités peut suppléer aux autres jusqu'à un certain point ; mais pour que l'action du magnétisme soit à la fois énergique et salutaire, il faut que les trois conditions soient réunies.

10. Le fluide magnétique qui émane de nous peut non-seulement agir directement sur la personne que nous voulons magnétiser, il peut encore lui être porté par un intermédiaire que nous aurons chargé de ce fluide, auquel nous aurons imprimé un mouvement déterminé.

11. L'action directe du magnétisme cesse lorsque le magnétiseur cesse de vouloir, mais le mouvement imprimé par le magnétisme ne cesse pas pour cela, et la plus petite circonstance suffit quelquefois pour renouveler les phénomènes qu'il a d'abord produits.

12. La volonté constante suppose continuité d'attention ; mais l'attention se soutient sans efforts lorsqu'on a une entière confiance en ses forces. Un

homme qui marche vers un but est toujours attentif à éviter les obstacles, à mouvoir ses pieds dans la direction convenable, mais cette sorte d'attention lui est si naturelle qu'il ne s'en rend pas compte, parce qu'il a d'abord déterminé son mouvement, et qu'il reconnaît en lui la force nécessaire pour le continuer.

13. L'action qu'exerce le fluide magnétique étant relative au mouvement qui lui a été imprimé, cette action ne sera salutaire qu'autant qu'elle sera accompagnée d'une bonne intention.

14. Le magnétisme, ou l'action de magnétiser, se compose de trois choses : 1° la volonté d'agir, 2° un signe qui soit l'expression de cette volonté, 3° la confiance au moyen qu'on emploie. Si le désir du bien n'est pas réuni à la volonté d'agir, il pourra y avoir quelques effets, mais ces effets seront désordonnés.

15. L'émanation du magnétiseur, ou son fluide magnétique, exerçant une influence physique sur le magnétisé, il s'ensuit que le magnétiseur doit être en bonne santé. Cette influence se faisant, à la longue, sentir sur le moral, il s'ensuit que le magnétiseur doit être digne d'estime par la droiture de son esprit, la pureté de ses sentimens et l'honnêteté de son caractère. La connaissance de ce principe est également importante pour ceux qui magnétisent et pour ceux qui se font magnétiser.

16. La faculté de magnétiser existe chez tous les hommes, mais tous ne la possèdent pas au même degré. Cette différence de puissance magnétique entre les divers individus tient à ce que les uns sont supérieurs aux autres par certaines qualités morales ou physiques. Dans l'ordre moral ces qualités sont : la confiance en ses forces, l'énergie de la volonté, la facilité de soutenir et de concentrer son attention, le sentiment de bienveillance qui nous unit à un être souffrant, la force d'âme qui fait qu'on reste calme et qu'on conserve son sang-froid au milieu des crises les plus alarmantes, la patience qui empêche de se lasser dans une lutte longue et pénible, le désintéressement qui porte à s'oublier soi-même pour ne s'occuper que de l'être à qui l'on donne ses soins, et qui éloigne la vanité et même la curiosité. Dans l'ordre physique, ce sont d'abord une bonne santé, ensuite une force particulière, différente de celle-là même qui sert à soulever des fardeaux ou à mettre en mouvement des corps lourds, et dont on ne reconnaît en soi l'existence et le degré d'énergie que par l'essai qu'on en fait.

17. Ainsi, il est des hommes qui ont une puissance magnétique fort supérieure à celle des autres. Chez quelques-uns même elle est telle que dans plusieurs cas ils sont obligés de la modérer.

18. La vertu magnétique se développe par l'exer-

cice, et l'on en fait usage avec plus de facilité et de succès lorsqu'on a acquis l'habitude de s'en servir.

19. Quoique le fluide magnétique s'échappe de tout le corps, et que la volonté suffise pour lui imprimer une direction, les organes par lesquels nous agissons hors de nous sont les instrumens les plus propres pour le lancer dans le sens déterminé par la volonté. C'est par cette raison que nous nous servons de nos mains et de nos yeux pour magnétiser. La parole qui manifeste notre volonté peut souvent exercer une action lorsque le rapport est bien établi. Les sons même qui partent du magnétiseur, étant produits par une force vitale, agissent sur les organes du magnétisé.

20. L'action du magnétisme peut se porter à de très-grandes distances, mais elle n'agit de cette manière que sur un individu avec lequel on est parfaitement en rapport.

21. Tous les hommes ne sont pas sensibles à l'action magnétique, et les mêmes le sont plus ou moins, selon les dispositions momentanées dans lesquelles ils se trouvent. Ordinairement le magnétisme n'exerce aucune action sur les personnes qui jouissent d'une santé parfaite. Le même homme qui était insensible au magnétisme dans l'état de santé, en éprouvera des effets lorsqu'il sera malade. Il est telle maladie dans laquelle l'action du

magnétisme ne se fait point apercevoir ; telle autre sur laquelle cette action est évidente. On n'en sait pas encore assez pour déterminer la cause de ces anomalies, ni pour prononcer à l'avance si le magnétisme agira ou n'agira pas ; on a seulement quelques probabilités à cet égard ; mais cela ne saurait motiver une objection contre la réalité du magnétisme, attendu que les trois quarts des malades au moins en ressentent les effets.

22. La nature a établi un rapport ou une sympathie physique entre quelques individus ; c'est par cette raison que plusieurs magnétiseurs agissent beaucoup plus promptement et plus efficacement sur certains malades que sur d'autres, et que le même magnétiseur ne convient pas également à tous les malades. Il y a même des magnétiseurs qui sont plus propres à guérir certaines maladies. Plusieurs personnes se croient insensibles à l'action du magnétisme, parce qu'elles n'ont pas rencontré le magnétiseur qui leur convient.

23. La vertu magnétique existe également et au même degré dans les deux sexes ; et les femmes doivent être préférées pour magnétiser les femmes, par plusieurs raisons que nous exposerons.

24. Plusieurs personnes éprouvent beaucoup de fatigue lorsqu'elles magnétisent, d'autres n'en éprouvent point. Cette fatigue ne tient point aux mouvemens que l'on fait, mais à l'émission du principe

vital ou fluide magnétique. Celui qui n'est pas doué d'une grande force magnétique s'épuiserait à la longue, s'il magnétisait tous les jours pendant plusieurs heures. En général, toute personne qui jouit d'une bonne santé et qui n'est point affaiblie par l'âge peut faire le traitement d'un seul malade, et lui donner chaque jour une séance d'une heure. Mais tout le monde n'a pas la force nécessaire pour magnétiser plusieurs personnes ni plusieurs heures de suite. Au reste, plus on est exercé à magnétiser moins on se fatigue, parce qu'on n'emploie que la force nécessaire.

25. Les enfans, depuis l'âge de sept ans, magnétisent très-bien lorsqu'ils ont vu magnétiser ; ils agissent par imitation, avec une entière confiance, avec une volonté déterminée, sans nul effort, sans être distraits par le moindre doute ni par la curiosité, et ils enlèvent très-bien et très-vite un mal accidentel. Ils apprennent à magnétiser comme ils apprennent à marcher, et ils sont mus par le désir de soulager celui pour qui ils ont de l'affection ; mais il ne faut pas leur permettre de magnétiser, parce que cela nuirait à leur développement et pourrait les épuiser.

26. La confiance, qui est une condition essentielle chez le magnétiseur, n'est point nécessaire chez le magnétisé ; on agit également sur ceux qui croient au magnétisme et sur ceux qui n'y croient pas. Il

suffit que le magnétisé s'abandonne et qu'il n'oppose aucune résistance. Cependant la confiance contribue à l'efficacité du magnétisme comme à celle de la plupart des remèdes.

27. En général, le magnétisme agit d'une manière plus sensible et plus efficace sur les personnes qui ont mené une vie simple et frugale, et qui n'ont point été agitées par les passions, que sur celles chez qui l'action de la nature a été troublée soit par les habitudes du grand monde, soit par les remèdes. Le magnétisme ne fait qu'employer, régulariser et diriger les forces de la nature : plus la marche de la nature a été dérangée par des agens étrangers, plus il est difficile au magnétiseur de la rétablir. Aussi le magnétisme guérit-il bien plus promptement et bien mieux les gens de la campagne et les enfans, que les personnes qui ont vécu dans le monde, qui ont fait beaucoup de remèdes, et dont les nerfs sont irrités. Les personnes nerveuses, lorsqu'une fois le magnétisme a pris de l'empire sur elles, présentent des phénomènes plus singuliers, mais beaucoup moins de guérisons, et surtout de guérisons radicales.

28. Le magnétisme ayant pour but de développer ce que les médecins nomment les *forces médicatrices*, c'est-à-dire de seconder les efforts que fait la nature pour se délivrer du mal, de faciliter les crises auxquelles elle est disposée, il est essentiel

d'agir constamment pour aider la nature, et de ne jamais la contrarier. D'où il suit qu'on ne doit magnétiser ni par curiosité, ni pour montrer la puissance dont on est doué, ni pour produire des effets surprenans, ni pour convaincre les incrédules ; mais uniquement pour faire du bien, et dans le cas où on le croit utile. Il s'ensuit encore que le magnétiseur ne doit employer sa force que graduellement et peu à peu. Il doit être exempt de vanité, de curiosité, d'intérêt ; un seul sentiment doit l'animer, le désir de faire du bien à celui dont il s'occupe et dont il doit s'occuper uniquement tout le temps qu'il le magnétise. Il ne doit rechercher aucun effet extraordinaire, mais savoir profiter des crises que la nature, soutenue par le magnétisme, produit d'elle-même pour la guérison.

29. Quoique le choix de tel ou tel procédé ne soit pas essentiel pour diriger l'action du magnétisme, il est utile de s'être fait une méthode que l'on suit par habitude et sans y penser, afin de n'être jamais embarrassé, et de ne pas perdre de tems à chercher quels mouvemens il est le plus à propos de faire.

30. Lorsqu'on a acquis l'habitude de concentrer son attention, et de se séparer de tout ce qui est étranger à l'objet dont on s'occupe, on éprouve en soi-même une impulsion instinctive qui détermine à porter l'action sur tel ou tel organe, à la modifier

de telle ou telle manière. Il faut obéir à cette impulsion sans en rechercher la cause. Lorsque le malade qu'on magnétise s'abandonne entièrement à l'action qu'on exerce, sans être distrait par d'autres idées, il arrive souvent qu'un instinct semblable le met à même d'indiquer les procédés qui lui conviennent le mieux ; le magnétiseur doit alors se laisser diriger par lui.

31. Le magnétisme excite souvent des douleurs dans la partie du corps où se trouve le siége du mal ; il renouvelle des douleurs anciennes et assoupies ; ces douleurs sont produites par l'effort que fait la nature pour triompher de la maladie. Il ne faut point s'en inquiéter, elles ne sont que passagères, et le malade se trouve toujours mieux après les avoir éprouvées ; c'est ce qui distingue ces douleurs, qu'on nomme critiques, de celles qui sont produites par le progrès du mal.

32. Lorsqu'une crise quelconque a lieu, il est très-dangereux de l'interrompre ou de la troubler. Nous expliquerons ce qu'on entend par crises, et nous en ferons connaître la diversité.

33. Avant d'entreprendre un traitement magnétique, le magnétiseur doit s'examiner lui-même ; il doit se demander s'il peut le continuer et si le malade ou ceux qui ont de l'influence sur lui n'y mettront aucun obstacle : il ne doit pas s'en charger s'il éprouve quelque répugnance ou s'il craint de

prendre la maladie. Pour agir efficacement il faut qu'il se sente attiré vers la personne qui réclame ses soins, qu'il prenne intérêt à elle, qu'il ait le désir et l'espoir de la guérir ou du moins de la soulager. Une fois qu'il s'est décidé, ce qu'il n'aura jamais fait légèrement, il doit considérer celui qu'il magnétise comme son frère, comme son ami; il doit lui être tellement dévoué qu'il ne s'aperçoive pas des sacrifices qu'il s'impose. Aucune autre considération, aucun autre motif que le désir de faire du bien ne doit le déterminer à entreprendre un traitement.

34. La faculté de magnétiser, ou celle de faire du bien à ses semblables par l'influence de sa volonté, par la communication du principe qui entretient en nous la santé et la vie, étant la plus belle et la plus précieuse que Dieu ait donnée à l'homme, il doit regarder l'exercice du magnétisme comme un acte religieux qui exige le plus grand recueillement et la plus grande pureté d'intention. Il suit de là que c'est une sorte de profanation de magnétiser par amusement, par curiosité, par le désir de montrer des effets singuliers. Ceux qui demandent des expériences pour voir un spectacle, ne savent pas ce qu'ils demandent : mais le magnétiseur doit le savoir, se respecter lui-même et conserver sa dignité.

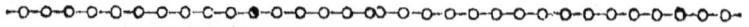

CHAPITRE II.

DES PROCÉDÉS.

Les principes que nous avons donnés dans le chapitre précédent sont essentiels, invariables, et dans tous les cas c'est de leur application que dépendent la puissance et l'efficacité du magnétisme. Les procédés dont nous allons parler ne sont point également employés par tous les magnétiseurs. Plusieurs d'entre eux en ont qui leur sont particuliers, et, quelque méthode qu'ils suivent, les résultats sont à peu près les mêmes. D'ailleurs les procédés doivent être diversifiés selon les circonstances : on est souvent déterminé dans le choix, non seulement par le genre de maladie, mais par la commodité, par les convenances, et même par le soin d'éviter ce qui pourrait sembler extraordinaire. Ce que je vais dire est donc inutile aux personnes qui ont acquis l'habitude de magnétiser. Qu'elles continuent de suivre la méthode qui leur a constamment réussi à soulager ou guérir des malades (1). J'écris pour ceux qui, ne sachant en-

---

(1) J'ajoute les mots *à soulager ou guérir*, parce que toute méthode qui a pour but de produire des effets surprenans et

core rien, seraient embarrassés pour exercer une
faculté dont l'existence n'est pas un doute pour eux,
et je vais leur enseigner la manière de magnétiser que
j'ai adoptée d'après les instructions que j'ai reçues,
et d'après les observations que j'ai recueillies ou que
j'ai faites moi-même pendant trente-cinq ans.

Lorsqu'un malade désire que vous essayiez de le
guérir par le magnétisme, et que sa famille et son
médecin n'y mettent aucune opposition : lorsque
vous sentez le désir de seconder ses vœux, et que
vous êtes bien résolu de continuer le traitement
autant qu'il sera nécessaire, fixez avec lui l'heure
des séances ; faites-lui promettre d'être exact, de
ne pas se borner à un essai de quelques jours, de
se conformer à vos conseils pour son régime, de ne
parler du parti qu'il a pris qu'aux personnes qui
doivent naturellement en être informées.

Une fois que vous serez ainsi d'accord et bien
convenus de traiter gravement la chose, éloignez
du malade toutes les personnes qui pourraient vous
gêner ; ne gardez auprès de vous que les témoins
nécessaires (un seul s'il se peut), demandez-leur de
ne s'occuper nullement des procédés que vous employez et des effets qui en sont la suite, mais de
s'unir d'intention avec vous pour faire du bien au

---

de montrer la puissance du magnétiseur, est essentiellement
vicieuse.

malade : arrangez-vous de manière à n'avoir ni trop chaud ni trop froid, à ce que rien ne gêne la liberté de vos mouvemens, et prenez des précautions pour n'être pas interrompu pendant la séance.

Faites ensuite asseoir votre malade le plus commodément possible, et placez-vous vis-à-vis de lui sur un siége un peu plus élevé, et de manière que ses genoux soient entre les vôtres et que vos pieds soient à côté des siens. Demandez-lui d'abord de s'abandonner, de ne penser à rien, de ne pas se distraire pour examiner les effets qu'il éprouvera, d'écarter toute crainte, de se livrer à l'espérance, et de ne pas s'inquiéter ou se décourager si l'action du magnétisme produit chez lui des douleurs momentanées.

Après vous être recueilli, prenez ses pouces entre vos deux doigts, de manière que l'intérieur de vos pouces touche l'intérieur des siens, et fixez vos yeux sur lui. Vous resterez de deux à cinq minutes dans cette situation, ou jusqu'à ce que vous sentiez qu'il s'est établi une chaleur égale entre ses pouces et les vôtres : cela fait vous retirerez vos mains en les écartant à droite et à gauche et les tournant de manière que leur surface intérieure soit en dehors, et vous les éleverez jusqu'à la hauteur de la tête : alors vous les poserez sur les deux épaules, vous les y laisserez environ une minute, et vous les ramènerez le long des bras jusqu'à l'extrémité des doigts, en touchant légèrement. Vous recommencerez cette passe (1) cinq ou six fois, toujours en détournant vos mains et les éloignant un peu du corps pour remonter : vous placerez ensuite vos mains au-dessus de la tête, vous les y tiendrez un moment et vous les descendrez en passant devant le visage à la distance d'un ou deux pouces jusqu'au creux de l'estomac; là, vous vous arrêterez encore environ deux minutes, en posant les pouces sur le creux de l'estomac et les autres doigts au-dessous des côtes. Puis vous descendrez lentement le long du corps jusqu'aux genoux, ou mieux, et si vous le pouvez sans vous déranger, jusqu'au bout des pieds. Vous répéterez les mêmes procédés pendant la plus grande partie de la séance. Vous vous rapprocherez aussi quelquefois du malade de manière à poser vos mains derrière ses épaules pour descendre lentement le long de l'épine du dos, et de là sur les hanches et le long des cuisses jusqu'aux genoux ou jusqu'aux pieds. Après les premières passes, vous pouvez vous dispenser de poser les mains sur la tête et faire les passes suivantes sur les bras en commençant aux épaules, et sur le corps en commençant à l'estomac.

---

(1) J'emploie ici le mot *passe*, qui est connu de tous les magnétiseurs; il s'entend de tous les mouvemens qu'on fait avec les mains en passant sur le corps, soit en touchant légèrement, soit à distance.

Lorsque vous voudrez terminer la séance, vous aurez soin d'attirer vers l'extrémité des mains et vers l'extrémité des pieds, en prolongeant vos passes au-delà de ces extrémités et secouant vos doigts à chaque fois. Enfin, vous ferez devant le visage et même devant la poitrine quelques passes en travers, à la distance de trois ou quatre pouces. Ces passes se font en présentant les deux mains rapprochées et en les écartant brusquement l'une de l'autre, comme pour enlever la surabondance de fluide dont le malade pourrait être chargé. Vous voyez qu'il est essentiel de magnétiser, toujours en descendant de la tête aux extrémités, et jamais en remontant des extrémités à la tête. C'est pour cela qu'on détourne les mains, quand on les ramène des pieds à la tête. Les passes qu'on fait en descendant sont magnétiques, c'est-à-dire qu'elles sont accompagnées de l'intention de magnétiser. Les mouvemens qu'on fait en remontant ne le sont pas. Plusieurs magnétiseurs secouent légèrement leurs doigts après chaque passe. Ce procédé, qui n'est jamais nuisible, est avantageux dans certains cas, et par cette raison il est bon d'en prendre l'habitude.

Quoique vers la fin de la séance on ait eu soin d'étendre le fluide sur toute la surface du corps, il est à propos de faire, en finissant, quelques passes sur les jambes, depuis les genoux jusqu'au bout des pieds. Ces passes dégagent la tête. Pour les faire plus commodément, on se place à genoux vis-à-vis de la personne qu'on magnétise.

Je crois devoir distinguer les passes qu'on fait sans toucher, de celles qu'on fait en touchant, non-seulement avec le bout des doigts, mais avec toute l'étendue de la main et en employant une légère pression. Je donne à ces dernières le nom de *frictions magnétiques* : on en fait souvent usage pour mieux agir sur les bras, sur les jambes, et derrière le dos, tout le long de la colonne vertébrale.

Cette manière de magnétiser par des passes longitudinales, en dirigeant le fluide de la tête aux extrémités, sans se fixer sur aucune partie de préférence aux autres, se nomme *magnétiser à grands courans*. Elle convient plus ou moins dans tous les cas, et il faut l'employer dans les premières séances, lorsqu'on n'a pas de raison d'en choisir une autre. Le fluide est ainsi distribué dans tous les organes, et il s'accumule de lui-même dans ceux qui en ont besoin. Aux passes faites à une petite distance, on en joint, avant de finir, quelques-unes à la distance de deux à trois pieds. Elles produisent ordinairement du calme, de la fraîcheur et un bien-être sensible.

Il est enfin un procédé par lequel il est très-avantageux de terminer la séance. Il consiste à se placer à côté du malade qui se tient debout, et à faire à un pied de distance avec les deux mains, dont l'une est devant le corps et l'autre derrière le dos, sept ou huit passes en commençant au-dessus de la tête, et descendant jusqu'au plancher le long duquel on écarte les mains. Ce procédé dégage la tête, rétablit l'équilibre et donne des forces.

Lorsque le magnétiseur agit sur le magnétisé, on dit qu'*ils sont en rapport*. C'est-à-dire qu'on entend par le mot *rapport* une disposition particulière et acquise, qui fait que le magnétiseur exerce une influence sur le magnétisé, qu'il y a entre eux une communication du principe vital.

Ce rapport s'établit quelquefois très-vite, quelquefois après un temps plus ou moins long. Cela dépend des dispositions morales et physiques des deux individus. Il est rare qu'il ne soit pas établi dans la première séance. Les magnétiseurs exercés sentent ordinairement en eux-mêmes lorsque ce moment est arrivé.

Une fois que le rapport est bien établi, l'action se renouvelle dans les séances suivantes à l'instant où l'on commence à magnétiser. Alors, si l'on veut agir sur la poitrine, l'estomac ou l'abdomen, il est inutile de toucher, à moins qu'on ne trouve cela plus commode. Ordinairement le magnétisme agit aussi bien et même mieux dans l'intérieur du corps, à la distance d'un ou deux pouces, que par attouchement. On se contente, en commençant la séance, de prendre un moment les pouces. Quelquefois il est nécessaire de magnétiser à la distance de plusieurs pieds. Le magnétisme à distance est plus calmant, et quelques personnes nerveuses n'en peuvent supporter d'autre.

Pour faire les passes il ne faut jamais employer aucune force musculaire autre que celle qui est indispensable pour soutenir la main et l'empêcher de tomber. On doit mettre de l'aisance dans ses mouvemens et ne pas les faire trop rapides. Une passe de la tête aux pieds peut durer environ une demi-minute. Les doigts de la main doivent être un peu écartés les uns des autres, et légèrement courbés, de manière que le bout des doigts soit dirigé vers celui qu'on magnétise.

C'est par l'extrémité des doigts, et surtout par les pouces que le fluide s'échappe avec le plus d'activité. C'est pour cela qu'on prend d'abord les pouces du malade et qu'on les tient dans les momens de repos. Ce procédé suffit ordinairement pour établir le rapport. Il est un autre procédé que vous emploierez avec succès pour fortifier ce rapport. Il consiste à opposer vos dix doigts à ceux du malade, de manière que l'intérieur de vos mains soit rapproché de l'intérieur des siennes, et que la partie charnue de vos doigts touche la partie charnue des siens, les ongles étant en dehors. Il paraît qu'il sort beaucoup moins de fluide de la surface extérieure des mains que de la surface intérieure, et

5

c'est une des raisons pour lesquelles on détourne les mains en remontant, sans les écarter beaucoup du corps.

Les procédés que je viens d'indiquer sont les plus réguliers et les plus avantageux pour le magnétisme à grands courans, mais il s'en faut de beaucoup qu'il soit toujours à propos, ni même toujours possible de les employer. Ainsi, lorsqu'un homme magnétise une femme, fût-ce même sa sœur, il serait contre les convenances qu'il se plaçât vis-à-vis d'elle de la manière que j'ai décrite : ainsi lorsqu'un malade est obligé de garder le lit, on ne peut le faire asseoir pour s'asseoir vis-à-vis de lui.

Dans le premier cas, on se place à côté de la personne qu'on veut magnétiser. On prend d'abord les pouces, et pour mieux établir le rapport, on pose une main sur l'estomac et l'autre derrière le dos, et l'on descend ensuite les deux mains en opposition l'une sur les reins, l'autre sur le devant du corps et à distance ; une des mains descend jusqu'aux pieds. On peut magnétiser les deux bras l'un après l'autre et d'une seule main.

Dans le cas où le malade ne peut se lever, on se place auprès de son lit de la manière la plus commode, on lui prend les pouces, on lui fait quelques passes sur les bras ; on en fait aussi quelques-unes derrière le dos, s'il peut se tenir sur son séant ; ensuite, pour ne pas se fatiguer, on se sert d'une

seule main qu'on pose sur l'estomac, et avec laquelle
on fait des passes longitudinales, d'abord en touchant légèrement à travers les couvertures, puis à
distance. On peut tenir une main fixée sur les genoux
ou sur les pieds tandis que l'autre est en mouvement.
On termine par des passes le long des jambes, et par
des passes transversales devant la tête, la poitrine et
l'estomac pour écarter le fluide surabondant. Lorsque le rapport est établi, on magnétise très-bien en
se plaçant au pied du lit du malade, et vis-à-vis de
lui ; on dirige alors de loin les deux mains de la tête
aux pieds, et on les écarte après chaque passe,
pour ne pas ramener le fluide sur soi. J'ai produit
le somnambulisme par ce procédé, sans avoir touché pour établir le rapport.

Voilà ce que j'ai à dire sur le magnétisme à grands
courans, par lequel il est toujours à propos de commencer, et auquel on peut s'en tenir jusqu'à ce
qu'on ait un motif d'employer d'autres procédés.

Voyons maintenant les circonstances qui indiquent
des procédés particuliers.

Lorsque quelqu'un a une douleur locale, il est
naturel, après avoir établi le rapport, de porter
l'action du magnétisme sur la partie souffrante. Ce
n'est point en passant les mains sur les bras qu'on
essaiera de guérir une sciatique ; ce n'est point en
posant la main sur l'estomac qu'on dissipera une
douleur au genou.

Voici quelques principes qui pourront nous guider.

Le fluide magnétique, lorsqu'on lui imprime un mouvement, entraîne avec lui le sang, les humeurs et la cause du mal. Par exemple, si quelqu'un a mal à la tête, parce que le sang s'y porte, s'il a la tête brûlante et les pieds très-froids ; en faisant des passes de la tête aux pieds et quelques passes de plus sur les jambes, la tête se dégage et les pieds s'échauffent. Si quelqu'un a une douleur à l'épaule, et qu'on fasse des passes de l'épaule au bout des doigts, la douleur descend en suivant la main ; elle s'arrête quelquefois au coude et au poignet, elle s'échappe par les mains où se manifeste une légère transpiration. Un mal d'estomac se fait souvent sentir dans le bas-ventre avant de se dissiper entièrement. Le magnétisme semble chasser et emporter avec lui ce qui trouble l'équilibre, et son action ne cesse que lorsque l'équilibre est rétabli. Il est inutile de chercher la raison de ces faits, il suffit que l'expérience les ait constatés pour que nous nous conduisions en conséquence, lorsque nous n'avons pas une raison de nous conduire autrement.

D'après cela on peut établir, sauf les exceptions, la règle suivante.

Accumulez et concentrez le magnétisme sur la partie souffrante, ensuite entraînez vers les extrémités.

Par exemple, voulez-vous guérir une douleur à l'épaule, tenez la main sur l'épaule pendant quelques minutes, descendez ensuite, et après avoir quitté le bout des doigts, recommencez patiemment à employer le même procédé. Voulez-vous guérir un mal d'estomac, posez quelques minutes les mains sur l'estomac et descendez jusqu'aux genoux. Vous accumulerez le fluide en tenant vos mains immobiles; en descendant vous entraînerez à la fois le fluide et le mal.

Votre malade a-t-il une obstruction, posez la main sur l'obstruction; laissez-la quelque temps, soit immobile, soit en faisant un mouvement circulaire, et entraînez vers les extrémités. Si l'obstruction n'occupe pas une grande étendue, vous lui présenterez vos doigts rapprochés sans être réunis, parce que c'est principalement par les pointes que le fluide s'échappe. Vous tournerez vos doigts pour diviser, vous dirigerez ensuite vers le bas. Vous devez regarder comme certain que les mouvemens que vous faites à l'extérieur s'opèrent sympathiquement dans l'intérieur du corps du malade partout où vous l'avez pénétré de fluide.

Quelqu'un s'est-il donné un coup derrière la tête, et s'est-il fait une contusion, prenez la tête dans vos deux mains en opposition, en portant l'action de votre volonté sur le siége du mal. Descendez ensuite la main le long des reins si la contusion est

derrière la tête, ou devant le corps jusqu'aux genoux si elle est sur le front, ou le long des bras si
elle est sur le côté. Vous empêcherez ainsi que le
sang ne se porte à la tête, vous éviterez le danger
de l'inflammation, et vous rendrez probablement
la saignée inutile. Voulez-vous guérir une brûlure,
des engelures, un panari, suivez les mêmes principes. Les exemples que je viens de citer peuvent
s'appliquer à la plupart des cas. Je pense qu'en général le contact est utile pour concentrer l'action,
et que les passes à une petite distance sont préférables pour établir des courans et pour entraîner.
Les frictions magnétiques s'emploient avec avantage pour les douleurs des membres.

Dans les migraines, lorsque la douleur est très-
forte, et qu'il y a chaleur, après avoir posé quelque
temps vos mains sur la tête, retirez-les comme si
vous croyiez que le fluide que vous avez introduit soit
uni à celui du malade, que ce fluide mêlé tient à vos
mains, et qu'en écartant vos mains et secouant
vos doigts vous pouvez le retirer; c'est en effet ce
que vous verrez se vérifier. Si la migraine a sa
cause dans l'estomac, ce procédé ne réussira pas
seul, il faudra agir sur l'estomac. Si le sang se
porte à la tête, il faudra, comme je l'ai dit, attirer en bas, et réitérer les passes sur les jambes et
sur les pieds.

J'ai dit que les doigts rapprochés et présentés

par la pointe agissaient plus vivement et concentraient mieux le fluide que la main étendue. Il est un autre procédé dont l'action est bien plus forte, et qu'on emploie avec succès pour les douleurs locales et pour les obstructions.

On pose un linge à plusieurs doubles, ou une étoffe de laine ou de coton, sur la partie souffrante, on applique sa bouche dessus, et l'on fait passer l'haleine au travers ; cela excite une chaleur vive, et l'haleine, qui est chargée de fluide magnétique, l'introduit très-bien ; aussi remarque-t-on que la chaleur n'est point seulement à la surface, comme serait celle d'un fer chaud, mais qu'elle pénètre intérieurement. Après avoir employé ce procédé, on fait des passes pour entraîner et dissiper le mal.

Le souffle à froid et à distance a une action rafraîchissante ; il aide à dissiper une chaleur que l'on soutire en présentant les doigts et les retirant ensuite avec le soin de les écarter.

On rafraîchit aussi la tête en posant dessus la paume des mains, et tenant les doigts élevés et écartés ; le fluide s'échappe par le bout des doigts.

Souvent il n'est pas possible d'entraîner une douleur loin de la partie où elle est fixée, on réussit seulement à l'en éloigner progressivement et peu à peu. Un mal qui est sur le sommet de la tête s'affaiblira d'abord au centre, en s'écartant à droite et à gauche ; à chaque passe on le déplacera et on en enlevera une partie, et il faudra plus ou moins de temps pour le dissiper entièrement.

Je n'exposerai point ici les détails donnés par M. Kluge, professeur à l'école de médecine de Berlin (1), sur la manipulation palmaire, digitale, dorsale et pugnale. Ce que j'ai dit suffit pour indiquer les procédés qu'on peut employer lorsqu'on n'a produit encore aucun effet sensible : j'ajouterai seulement que l'action est plus vive et plus pénétrante par la manipulation digitale, c'est-à-dire lorsqu'on présente l'extrémité des doigts, que lorsqu'on présente la main ouverte avec les doigts redressés, de manière que le fluide parte de toute sa surface intérieure. La manipulation palmaire, ou avec la main ouverte et à distance, est un procédé généralement employé pour calmer; il suffit souvent pour apaiser les plus vives douleurs. Les doigts réunis en pointe concentrent l'action sur la partie vers laquelle on les dirige.

Je vais maintenant résumer en peu de mots ce que j'ai dit sur le magnétisme à grands courans, en indiquant les procédés qui conviennent le mieux : 1° au commencement; 2° au milieu; 3° à la fin de la séance.

1° Etablir le rapport en prenant les pouces, en

(1) Dans l'ouvrage allemand intitulé : *du Magnétisme animal comme moyen curatif*, Vienne, 1815,

posant les mains sur les épaules, en faisant, avec
une légère pression, des passes le long du bras, et
en posant les mains sur l'estomac; 2° diriger des
courans de la tête aux pieds, ou du moins aux genoux : l'attouchement est inutile; 3° faire des passes
ou même des frictions magnétiques le long des
jambes jusqu'à l'extrémité des pieds, calmer par
quelques passes à distance avec la main ouverte,
et soutirer enfin le fluide surabondant par quelques
passes en travers.

Les premières séances de magnétisme doivent
être d'environ une heure, lorsqu'on n'a aucune
raison de les prolonger ou de les abréger; je dis
les premières, parce qu'une partie du temps est
employée à établir le rapport; tandis que le rapport ayant été une fois bien établi, l'action du magnétisme se manifeste au premier moment; alors
une séance de demi-heure à trois-quarts-d'heure
suffit, à moins qu'il ne faille soutenir un travail
commencé.

Il faut autant que possible ordonner le traitement de la manière la plus uniforme et la plus régulière; de là, retour périodique des séances, égalité
de leur durée, calme constant du magnétiseur,
éloignement de toute influence étrangère, exclu-
sion absolue de tout curieux, et même de tout autre
témoin que celui qu'on a d'abord choisi, degré
semblable de force magnétique, et continuation

du mode de procéder qu'on a d'abord adopté. Cependant lorsque le magnétisé éprouve des sensations, elles déterminent souvent à varier ou à modifier les procédés : c'est donc ici le lieu de parler de ces effets, et des indications qu'ils donnent pour la manière d'agir (1).

Avant d'entrer dans ces détails, je crois essentiel de combattre une opinion qui me paraît entièrement erronée, quoiqu'elle ait été soutenue par des hommes très-versés dans la connaissance du magnétisme. C'est que les procédés sont indifférens par eux-mêmes, qu'ils ne servent qu'à fixer l'attention, et que la volonté seule fait tout. On a été conduit à cette idée par la vue d'un phénomène qu'ont présenté quelques somnambules, et par l'application d'un cas particulier à la théorie générale.

Il y a des somnambules parfaitement concentrés, et dont les facultés intérieures sont tellement énergiques, qu'ils agissent sur eux-mêmes par leur propre force et conformément à la volonté qui leur est communiquée par leur magnétiseur. Ce-

---

(1) Plusieurs magnétiseurs éprouvent des sensations qui doivent nécessairement les diriger dans le choix des procédés ; mais comme cette faculté précieuse n'est pas commune à tous, ce sera dans un autre chapitre que je parlerai des moyens de la développer en soi, et des avantages qu'elle procure.

lui-ci fait cesser un mal de tête, une douleur au côté, uniquement parce qu'il l'ordonne. Il est aussi des hommes doués d'une telle puissance magnétique, qu'ils peuvent agir sur des malades très-sensibles et parfaitement en rapport avec eux, en dirigeant l'action sur telle ou telle partie, par la pensée et par le regard ; mais ces phénomènes sont infiniment rares, et l'on ne peut en rien conclure pour la pratique ordinaire.

Les procédés ne sont rien s'ils ne sont unis à une intention déterminée : on peut même dire qu'ils ne sont point la cause de l'action magnétique ; mais il est incontestable qu'ils sont nécessaires pour la concentrer et la diriger, et qu'ils doivent être variés selon le but qu'on se propose.

Les somnambules indiquent pour eux-mêmes des procédés tout différens, selon le siége du mal, et lorsqu'ils conseillent à un malade de faire usage du magnétisme, ils ont grand soin de lui prescrire les procédés qu'il doit employer. Il est certain que c'est par des procédés convenables et non par la seule volonté qu'on déplace une douleur, qu'on la fait descendre, qu'on accélère la circulation du sang, qu'on dissipe un engorgement, qu'on rétablit l'équilibre. Il est des cas où l'on fait beaucoup de bien en posant les mains sur les genoux, tandis qu'on ferait beaucoup de mal en les tenant long-temps sur l'estomac. On produit de l'étourdissement, de la pesanteur, du malaise en chargeant trop la tête. Il est souvent essentiel d'étendre le magnétisme à la fin de la séance et de soutirer le fluide par les extrémités, pour en débarrasser celui qui en est trop chargé.

Lorsque j'ai dit qu'une méthode différente de la mienne réussirait également, j'ai voulu dire que chacun modifiait les procédés d'après ses idées et ses habitudes, mais non qu'on pouvait s'en passer, ou les employer d'une manière opposée aux règles générales. Ainsi les divers magnétiseurs agissent également bien par des passes plus lentes ou plus rapides, par le contact ou à distance, en tenant les mains à la même place ou en établissant des courans. Mais il est absurde de croire qu'on guérira des engelures aux pieds en mettant les mains sur la poitrine.

Il y a des procédés généraux qu'on emploie en commençant; il en est d'autres qui sont indiqués par les circonstances, ou par les effets qu'on a d'abord produits. Nous allons en parler dans le chapitre suivant.

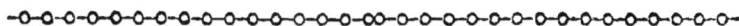

CHAPITRE III.

DES EFFETS PAR LESQUELS L'ACTION DU MAGNÉTISME
SE MANIFESTE, ET DES MODIFICATIONS QUE L'OB-
SERVATION DE CES EFFETS INDIQUE DANS LES
PROCÉDÉS.

Il est des malades sur lesquels le magnétisme
n'agit point, soit que cela tienne à une constitution
particulière, ou au genre de maladie, ou au défaut
d'analogie avec le magnétiseur; mais cela est assez
rare. Il l'est moins que le rapport ne puisse s'établir qu'après plusieurs séances; d'où il suit qu'on ne
peut présumer que le magnétisme n'agit point,
qu'après en avoir essayé pendant une quinzaine de
jours.

Pour que cette présomption soit fondée, même
après ce laps de temps, il ne suffit pas que le malade n'ait rien éprouvé lorsqu'on le magnétisait, il
faut qu'il ne se soit opéré aucun changement dans
son état, qu'il ne se trouve pas mieux, ou que la
maladie se soit aggravée en suivant la marche ordinaire. Il arrive assez fréquemment que le magnétisme rétablit peu à peu l'harmonie sans produire
aucune sensation, et qu'on ne s'aperçoit de son influence que par l'amélioration de la santé. On doit

6

alors continuer avec zèle en suivant les procédés
que j'ai indiqués, sans s'inquiéter de la manière
dont le magnétisme agit, sans rechercher aucun
effet apparent. En faisant des efforts d'attention et
de volonté, en essayant des procédés que l'on croit
plus actifs, on se fatiguerait inutilement, et l'on
troublerait peut-être la marche graduelle et paisible de la nature.

Ce qui peut arriver de plus heureux à celui qui
essaie pour la première fois de magnétiser, c'est de
rencontrer un sujet qui ne soit point insensible à
l'action du magnétisme, et qui n'en éprouve cependant
dant que des effets légers et graduels. Si le premier
malade dont on entreprend la cure est absolument
insensible à l'action, on s'imagine qu'on s'y prend
mal; ou bien on doute de sa puissance, et à mesure
qu'on en doute elle s'affaiblit. Si l'on voit d'abord
des phénomènes merveilleux, on se livre à la curiosité, à l'enthousiasme, et l'attention est détournée de l'objet essentiel, qui est la guérison. Pour
bien magnétiser, il faut s'attendre à tout, ne s'étonner de rien, et ne s'occuper des effets que l'on produit que pour mieux diriger l'action du magnétisme.

L'instruction que je donne ici a principalement
pour but de prévenir les idées fausses et les opinions exagérées auxquelles on peut être exposé faute
d'expérience. Ceux qui auront adopté mes principes

ne perdront point la confiance en leurs forces parce qu'ils n'ont pas d'abord réussi ; ils ne se jeteront point dans l'exagération parce qu'ils ont vu des choses surprenantes ; ils sauront modifier, selon les circonstances, et l'influence de leur volonté, et les procédés qu'ils ont employés en commençant.

Il est des malades sur lesquels l'influence du magnétisme se montre en deux ou trois minutes ; d'autres qui ne la sentent qu'après un temps plus ou moins long ; il en est chez lesquels les effets vont toujours en augmentant, d'autres qui éprouvent dès la première fois tout ce qu'ils éprouveront dans le cours d'un long traitement ; on en rencontre même qui, après en avoir obtenu dès le premier jour les résultats les plus remarquables et les plus salutaires, finissent par s'y accoutumer et par n'en plus recevoir ni le moindre soulagement ni la moindre impression.

Les effets par lesquels le magnétisme manifeste son action sont extrêmement variés ; tantôt un seul de ces effets a lieu, tantôt plusieurs se montrent ensemble ou successivement chez le même malade. Il est assez ordinaire que ces effets, une fois qu'on les a produits, se renouvellent promptement à chaque séance ; ils changent quelquefois à mesure qu'il s'opère un changement dans la maladie.

Je vais décrire ceux de ces effets qui se présentent le plus communément.

Le magnétisé sent une chaleur qui s'échappe du bout de vos doigts lorsque vous les passez à une petite distance devant le visage, quoique vos mains lui paraissent froides si vous le touchez ; il la sent ensuite au travers des habits dans telle ou telle partie du corps ou sur toutes les parties devant lesquelles passent vos mains. Il lui semble souvent que de l'eau tiède coule sur lui, et cette sensation précède votre main. Les jambes s'engourdissent, surtout si vous ne conduisez pas vos mains jusqu'aux pieds, et cet engourdissement cesse lorsqu'en finissant vous faites des passes le long des jambes jusqu'aux orteils et au-delà. Quelquefois au lieu de communiquer de la chaleur vous communiquez du froid ; quelquefois même vous produisez de la chaleur sur une partie du corps, et du froid sur une autre. Souvent il s'établit une chaleur générale et une transpiration plus ou moins considérable. Des douleurs se manifestent dans les parties où est le siége du mal. Ces douleurs changent de place et descendent.

Le magnétisé sent le besoin de fermer les yeux ; ses yeux se collent de manière qu'il ne peut les ouvrir ; il éprouve du calme, du bien-être ; il s'assoupit, il s'endort ; il se réveille lorsqu'on lui parle, ou bien il se réveille de lui-même au bout d'un certain temps, et il se trouve mieux. Quelquefois enfin le magnétisé entre en somnambulisme, état dans lequel il entend son magnétiseur et lui répond sans se réveiller.

Comme l'état de somnambulisme doit entièrement changer la manière de magnétiser, et qu'on ne l'obtient que chez le plus petit nombre des malades, nous en parlerons dans un chapitre à part. Maintenant nous nous bornons à décrire ce qui se passe lorsqu'il n'y a pas de somnambulisme, et à indiquer la conduite qu'il faut tenir dans les diverses circonstances.

J'ai dit dans le chapitre précédent qu'un des effets les plus ordinaires du magnétisme est de déplacer le mal et de le faire descendre dans le sens des courans qu'on établit. Si la douleur ainsi déplacée n'arrive pas d'abord aux extrémités, on réussit à l'y amener dans les séances suivantes. Mais il est des cas où cet effet exige qu'on n'interrompe pas l'action.

Si par exemple la goutte s'était portée à la tête, et qu'en descendant elle s'arrête à la poitrine ou à l'estomac, il est essentiel de continuer jusqu'à ce qu'on l'ait ramenée aux pieds.

Le déplacement du mal est toujours une preuve de l'efficacité du magnétisme; mais ce déplacement produit quelquefois des douleurs assez vives : au lieu de s'en inquiéter, il faut magnétiser les jours suivans, et jusqu'à ce qu'elles soient entièrement dissipées (1).

_____

(1) J'ai vu une dame qui avait un catharre avec une toux

L'action du magnétisme est quelquefois accompagnée de mouvemens nerveux, et très-souvent de bâillemens; quelquefois le magnétisë sent des maux de cœur, des envies de vomir qui sont même suivies de vomissemens; d'autres fois il éprouve des coliques ou un besoin d'uriner qui produisent des évacuations. Ce sont des crises dont le magnétiseur ne doit pas s'inquiéter; il doit savoir calmer celles qui sont nerveuses, et seconder dans les autres la tendance de la nature.

Tantôt le magnétisé désire que la séance se prolonge, tantôt qu'elle soit suspendue parce qu'il éprouve une sorte d'irritation; il faut à cet égard se prêter à ce qu'il désire, autant que cela se peut.

Je répète ici que les effets que je viens de décrire se montrent isolément, dans diverses circonstances, chez divers individus, à différentes époques, et qu'il est rare qu'ils soient réunis.

Voyons maintenant quelles modifications l'observation de ces divers effets doit apporter dans les procédés.

Si le malade sent seulement une chaleur ou une fraîcheur s'échapper de vos doigts, contentez-vous

---

très-forte. Dès la première séance du magnétisme le catharre fut guéri; mais il lui survint dans les jambes de violentes douleurs qui durèrent trois jours, parce qu'elle n'eut pas de nouveau recours au magnétisme.

de magnétiser à grands courans; si l'action du magnétisme excite une douleur dans tel ou tel organe, concentrez l'action sur cet organe pour entraîner ensuite.

S'il se manifeste de la chaleur ou de la pesanteur à la tête, attirez sur les genoux.

Si le magnétisme produit de l'étouffement, ou de l'irritation à la poitrine, faites les passes en commençant au-dessous de la poitrine, et continuant jusqu'aux genoux.

Si des coliques se font sentir, et qu'elles indiquent, comme cela a souvent lieu chez les femmes, que la circulation devrait être accélérée, évitez d'arrêter les mains sur la poitrine et même sur l'estomac; portez l'action sur les flancs et au-dessous, faites des passes le long des cuisses, et fixez quelque temps les mains sur les genoux.

Si le malade a des douleurs derrière le dos, faites des passes le long de la colonne vertébrale.

Si vous voyez quelques mouvemens nerveux, calmez-les par votre volonté, en prenant d'abord les pouces ou les poignets, et faisant ensuite des passes à la distance de quelques pouces, ou même de quelques pieds, avec la main ouverte.

Si le magnétisme paraît agir trop fortement, modérez l'action, et rendez-la plus calmante en faisant vos passes de loin.

Si le malade s'endort, laissez-le dormir tranquillement en continuant de magnétiser. Quand vous voudrez vous reposer, prenez les pouces du malade ou placez vos mains sur ses genoux.

Si la séance se prolonge trop et que vous soyez obligé de quitter, vous éveillerez doucement le malade, en lui disant de se réveiller, et faisant des passes en travers sur ses yeux.

Si les yeux sont collés, sans qu'il y ait eu de sommeil, ou après le sommeil, vous les ouvrirez par quelques passes en travers. mais seulement en terminant la séance.

Si, après avoir été réveillé, le malade sent de nouveau l'envie de dormir, vous le laisserez dormir seul, en prenant des précautions pour qu'on évite de le troubler.

Je dois avertir ici que le sommeil magnétique est par lui-même essentiellement réparateur. Pendant ce sommeil la nature travaille d'elle-même à la guérison, et il suffit souvent pour rétablir l'équilibre et pour guérir des maladies nerveuses.

Quand vous aurez terminé la séance, vous fixerez avec le malade l'heure à laquelle la séance suivante doit avoir lieu, et vous tâcherez d'être exact. Il est avantageux de magnétiser tous les jours à la même heure, et surtout de ne pas changer l'heure qu'on a prise pendant plusieurs jours de suite.

Si le malade, dont vous avez entrepris le traitement, vous paraît avoir quelque mal qui puisse se communiquer, vous aurez soin d'être toujours actif auprès de lui, de donner toujours pour ne pas recevoir : c'est-à-dire de soutenir votre attention et d'employer votre volonté pour émettre continuellement le fluide hors de vous ; et vous éviterez autant que possible le contact immédiat. Après chaque séance, si vous en avez la facilité, vous vous ferez magnétiser pendant quelques minutes à grands courans, pour vous débarrasser du mauvais fluide dont vous pourriez vous être imprégné. Si vous ne le pouvez pas, vous passerez vous-même vos mains sur vos bras pour soutirer et secouer le fluide. Si vous éprouvez un peu de fatigue, le grand air et surtout le soleil répareront vos forces en quelques momens.

Il faut éviter de magnétiser lorsqu'on a beaucoup mangé, et pendant le travail de la digestion : mais il est souvent utile de prendre quelque chose avant la séance pour avoir plus de force. Celui qui s'est chargé d'un traitement doit, en général, vivre avec sobriété, éviter tous les excès, et veiller, autant qu'il est possible, à ce que rien ne trouble l'exercice de ses facultés physiques et morales.

J'ai établi en principe que, lorsque le magnétisme produit des crises, il est dangereux de les interrompre. Je vais expliquer ce qu'on entend par crises.

Les médecins donnent le nom de crise à tout

changement subit qui, survenant dans une maladie, en modifie la marche ou le caractère, et met à même d'en préjuger le résultat.

Ces crises paraissent un effort que fait la nature pour se débarrasser du principe-morbifique : elles sont salutaires lorsqu'elles s'opèrent complètement; elles sont nuisibles lorsque le malade n'a pas la force de les supporter. Elles se manifestent par divers symptômes, tels qu'un déplacement du siége du mal, un changement remarquable dans le pouls, des évacuations, des excrétions, des éruptions, des dépôts, des douleurs dans certaines parties, des mouvemens nerveux, etc. Dans les maladies aiguës, ces crises s'opèrent ordinairement à des jours déterminés, qu'on a nommés jours critiques.

Mesmer disait qu'il n'y avait point de guérison sans crise. S'il entendait par là que celui qui est malade ne recouvre la santé que par un changement d'état, cela est si clair qu'il était inutile d'en avertir. S'il a voulu dire que la guérison s'opérait par un changement subit qui se manifeste par des symptômes évidens, cela n'est pas toujours vrai. Car plusieurs maladies se guérissent par une amélioration lente et graduelle, sans qu'on puisse remarquer le moment où elles ont pris un autre caractère. Une fièvre diminue d'un jour à l'autre et cesse entièrement; et cent autres maladies se calment et disparaissent sans qu'on puisse déterminer la cause de la cessation, pas plus que celle de l'invasion. Mais il est vrai que, dans la plupart des maladies aiguës, la guérison a lieu par un changement notable qui se fait tout-à-coup dans l'état du malade.

Les magnétiseurs ont donné le nom de crise aux changemens remarquables que l'action du magnétisme produit sur ceux qui y sont soumis, ou à l'état différent de l'état naturel dans lequel le magnétisme les fait entrer; et comme de tous les changemens d'état qui sont la suite du magnétisme, le somnambulisme est le plus singulier et le plus caractérisé, ils l'ont en général désigné par le nom de crise, et ils ont nommé les somnambules crisiaques.

Cette expression, ainsi restreinte, s'écarte beaucoup du sens que lui donnent les médecins : mais il suffit d'en être prévenu pour ne pas s'y méprendre.

J'ai cru cette explication nécessaire pour qu'on entende bien le principe que j'ai établi. Venons à l'application.

L'action du magnétisme a mis votre malade dans un état différent de l'état ordinaire, et qui se montre par divers symptômes, tels que des douleurs vives dans un partie du corps, de l'étouffement, des mouvemens nerveux, des spasmes, une transpiration considérable, l'impossibilité d'ouvrir les yeux, l'assoupissement, le sommeil, le somnambulisme. Vous devez laisser à la crise le temps de se développer, calmer peu à peu les spasmes, concentrer l'action sur le siége de la douleur pour entraîner ensuite, prendre garde que rien n'arrête la transpiration, dissiper peu à peu l'assoupissement ou le sommeil s'ils se prolongent trop. Mais vous ne devez jamais ni éveiller votre malade subitement, ni permettre qu'on vienne le troubler, ni le quitter jusqu'à ce que l'état singulier dans lequel vous l'avez mis ait entièrement cessé.

On a donné le nom d'état magnétique à tout état différent de l'état naturel et qui est la suite de l'influence magnétique : ce mot, plus général que celui de crise, ne présente aucune équivoque. Il faut éviter d'abandonner le malade tant qu'il se trouve dans cet état, pendant lequel il s'opère réellement une crise ; et il est essentiel de ne pas déranger le travail de la nature.

Lorsqu'un malade est profondément endormi par le magnétisme, s'il est touché par quelqu'un qui le réveille brusquement, il en éprouve beaucoup de mal. J'ai vu plusieurs fois cet accident produire des convulsions ou de violentes douleurs, rendre impossible le retour du somnambulisme, et même changer à tel point les dispositions du malade qu'il n'a pu supporter ensuite l'action du magnétisme, et qu'on a été obligé de s'en rapporter au temps et au régime pour rétablir l'ordre.

On a vu des personnes qui avaient été pour la première fois mises en somnambulisme, perdre tout à coup la faculté d'y rentrer, parce qu'on les avait brusquement éveillées.

Règle générale. Lorsqu'une crise quelconque se manifeste, le magnétiseur doit la développer, seconder le travail de la nature, et ne quitter le malade que lorsque sa crise est terminée et qu'il est rendu à son état habituel.

Il est surtout essentiel que le magnétiseur ne s'inquiète point des douleurs qu'il peut exciter dans les organes de l'abdomen, et qui se renouvellent souvent pendant plusieurs séances ; ces douleurs critiques se dissiperont d'elles-mêmes lorsque la nature aura rétabli l'harmonie et triomphé de l'obstacle qui en est la cause.

Je dois ici parler d'un effet heureusement assez rare, mais dont il est essentiel de prévenir ceux qui commencent la pratique du magnétisme, afin que, s'il y a lieu, ils n'en soient point alarmés et ne fassent aucune imprudence.

Il arrive quelquefois que la première impression du magnétisme produit une crise, accompagnée de mouvemens convulsifs, de roideur dans les membres, d'accès de pleurs ou de rire.

Dans ce cas, il est essentiel que le magnétiseur ne s'effraie point. Il doit d'abord prendre les pouces en disant à la personne en crise de se calmer, puis attirer sur les jambes et sur les pieds, et s'éloigner enfin pour magnétiser à distance et à grands cou-

7

rans. S'il ne se trouble point, s'il ne laisse approcher personne, s'il prend seul les précautions nécessaires, s'il se fie à ses forces et à l'action de sa volonté, la crise se terminera, et la personne magnétisée ne sentira point de fatigue, peut-être même ne conservera-t-elle qu'un faible souvenir de ce qui s'est passé.

Si on veut continuer à la magnétiser, ce qui sera fort à propos, il faut, à la séance suivante, aussitôt qu'on s'est mis en rapport en prenant les pouces, magnétiser à grands courans et à distance, avec l'intention de calmer et n'augmenter l'action que graduellement, et en évitant toute secousse. Il faut surtout que le magnétiseur n'ait aucune inquiétude, qu'il fasse en sorte que le malade n'en ait pas non plus, et qu'il écarte tous les témoins dont la présence pourrait le troubler.

Au reste, l'effet dont je viens de parler est si rare, excepté dans les maladies nerveuses et convulsives, que je ne l'ai produit moi-même que trois ou quatre fois dans le cours d'une pratique de trente-cinq ans. Je sais bien qu'il s'est présenté plusieurs fois, et qu'il a eu des suites fâcheuses, mais c'est entre les mains de gens qui magnétisaient pour faire des expériences, pour montrer des phénomènes, et non avec calme et dans la seule intention de faire du bien.

J'aurais à peine songé à noter cet effet si je n'en

avais vu récemment un exemple dont je vais rendre compte pour me faire mieux entendre, quoique cet ouvrage ne soit pas destiné à rapporter des faits à l'appui de ce que j'avance.

J'ai été prié, il y a quelques jours, de donner une leçon à une dame qui voulait magnétiser sa fille atteinte d'une maladie légère, mais fort ancienne, et dont on ignorait la cause. Je fis placer la mère à côté de moi, et pour lui montrer les procédés, je magnétisai sa fille, qui n'éprouva absolument rien.

La mère m'ayant dit qu'elle avait une fois été magnétisée, et qu'elle avait senti la nécessité de fermer les yeux, je voulus voir si j'agirais sur elle.

Après quatre ou cinq minutes de passes à grands courans et d'application de la main sur l'estomac, elle s'écria : « Ah! quelle sensation agréable. » Une minute après elle prit des mouvemens convulsifs, les membres se roidirent, le cou se gonfla, et elle porta sa tête en arrière en poussant des cris. Je pris les pouces; je lui répétai plusieurs fois, avec un ton d'empire : « Calmez-vous; » j'attirai sur les jambes; je m'éloignai ensuite pour magnétiser à grands courans; enfin, j'essayai de faire, toujours à distance, des passes transversales pour soutirer et chasser le fluide. Alors sa figure changea, mais il survint un accès de rire qui dura quelques minutes. Tout se calma peu à peu. Elle me dit qu'elle se trouvait très-bien et qu'elle ne croyait pas avoir souffert.

Si j'eusse appelé quelqu'un pour la tenir, si je me fusse effrayé, si je n'eusse point calmé la crise, il est probable que la dame ainsi magnétisée aurait été incommodée pendant plusieurs jours.

S'il est rare qu'on produise des mouvemens convulsifs par la méthode généralement employée depuis les instructions données par M. de Puységur, il ne l'est pas du tout de rencontrer des personnes sur qui le magnétisme produit une irritation nerveuse, qui, après la séance, les laisse dans un état de malaise. Lorsqu'on rencontre des sujets qui ont ce genre de susceptibilité, il faut employer l'action la plus calmante, et agir de loin. Si après trois ou quatre séances le même effet a lieu, on doit présumer que le magnétisme n'est pas bon pour le malade, ou que le fluide du magnétiseur ne lui convient pas, et il ne faut point s'obstiner à continuer. On peut seulement essayer deux ou trois fois d'un autre magnétiseur.

Il me reste encore plusieurs choses à dire sur les indications qui peuvent diriger le magnétiseur dans le choix des procédés. Ces indications sont de deux sortes : les unes sont fournies par l'état du malade, et trouveront naturellement leur place lorsque je parlerai de l'application du magnétisme aux diverses maladies; les autres tiennent aux sensations qu'éprouve souvent un magnétiseur attentif et exercé. Je ne parlerai de ces dernières qu'après avoir exposé les détails relatifs à l'emploi du magnétisme, aux crises qu'il produit et aux précautions qu'on doit prendre pour en obtenir des résultats salutaires.

Mais, avant de terminer ce chapitre, je dois dire un mot des avantages qu'on peut obtenir d'une action magnétique plus faible, employée par des personnes qui n'en ont aucune idée, et par des procédés beaucoup plus simples que ceux que j'ai décrits.

Nous voyons souvent dans la classe la plus laborieuse du peuple des malades auxquels nous présumons que le magnétisme ferait le plus grand bien, et dont il nous est impossible d'entreprendre le traitement. Je vais expliquer comment et jusqu'à quel point nous pouvons nous faire suppléer auprès d'eux par leurs parens ou leurs amis.

Quoique j'aie mis dans l'exposition des procédés toute la clarté possible, il serait inutile de la faire lire à des paysans ou à des ouvriers qui ne se sont jamais occupés que de leur travail ; ils ne l'entendraient pas, ou du moins ils ne sauraient en faire l'application ; mais on peut leur donner une instruction verbale qu'ils comprendront parfaitement, et qui suffira pour qu'ils fassent plus ou moins de bien au malade qui leur inspire un véritable intérêt. Voici comment il faut s'y prendre.

7*

Dites à la personne qui vous paraît avoir le plus d'affection pour le malade, et qui reste le plus auprès de lui, qu'elle peut le soulager en lui faisant de légères frictions; que ces frictions font circuler le sang; que la chaleur qui s'échappe de la main est salutaire; qu'en tenant la main sur la partie souffrante on apaise la douleur, et qu'en passant la main sur le corps on entraîne le mal. Dites-lui qu'on communique de la santé à un malade comme on communiquerait du mal à quelqu'un qui se porte bien, si on était malade soi-même; vous pouvez même assurer que la chaleur produite par l'insufflation au travers d'un linge est très-propre à dissoudre un engorgement, et que le souffle à distance aide à calmer une inflammation locale; ajoutez que les procédés que vous enseignez ne produisent aucun effet lorsqu'en les employant on s'occupe d'autre chose. Si les personnes à qui vous vous adressez ont de la piété, vous avez un moyen sûr de soutenir leur attention, de diriger leur volonté et d'exciter leur confiance, c'est de leur recommander de prier Dieu pour la guérison du malade pendant le temps qu'elles agissent sur lui. Quand on sera persuadé que c'est par bonté que vous donnez des conseils, et que vous ne doutez pas de leur efficacité, vous n'aurez pas beaucoup de peine à les faire écouter. Montrez alors comment on doit les mettre en pratique, en magnétisant vous-même environ un quart-d'heure, et vous faisant aider par la personne que vous instruisez. Pendant que vous faites cet essai, gardez-vous bien de chercher à produire aucun phénomène; tâchez seulement d'apaiser les douleurs, d'amener la chaleur aux extrémités, de faire éprouver du bien-être au malade. Avertissez enfin que si le malade venait à s'endormir pendant qu'on passe les mains sur lui, il ne faudrait point le réveiller. Il est à désirer qu'il ne se manifeste aucun phénomène assez remarquable pour étonner la personne qui magnétise, mais seulement des effets qui augmentent sa confiance. Parmi les personnes que vous aurez instruites ainsi, vous en rencontrerez qui, au bout de quelques jours, magnétiseront très-bien sans se douter de ce qu'elles font.

Les gens du peuple étant souvent disposés à croire à l'efficacité de certaines pratiques, on pourrait indiquer, comme moyen curatif, un signe particulier, ou une formule de prière, ou un objet béni, ou une sorte d'amulette, etc.; c'est ce qu'on ne doit jamais se permettre, parce qu'on tromperait ceux à qui l'on s'adresse, que la première loi est de ne dire que ce qu'on croit vrai, et que l'abus de moyens innocens par eux-mêmes peut entretenir l'ignorance et favoriser la superstition.

J'ai fréquemment obtenu les plus heureux résultats du genre d'instruction que je viens de proposer; l'action du magnétisme ainsi dirigée est sans doute plus faible qu'elle ne le serait entre les mains de quelqu'un qui en connaît la puissance ; elle ne produit pas des effets surprenans, mais elle est salutaire et n'est accompagnée d'aucun danger. J'ai vu souvent un mari soulager sa femme, et une femme soulager son mari, en se conformant avec simplicité et confiance aux conseils que je leur avais donnés. Je vais en citer deux exemples.

1° Le nommé Oudin, ancien militaire, dont M. Ollivier a décrit la maladie (1), était paralysé depuis les hanches jusqu'aux pieds. Il ne marchait qu'avec des béquilles, et ses jambes tremblaient continuellement. Il avait de plus de violentes douleurs de reins. On l'avait traité sans succès à l'Hôtel-Dieu, ensuite dans le quatrième dispensaire de la Société philanthropique, lorsque je conseillai à sa femme, qui était cependant très-faible, de lui faire presque sans toucher des frictions depuis les hanches jusqu'au bout des pieds. Dès le premier jour, les pieds, qui étaient très-froids et très-pâles, s'échauffèrent et devinrent rouges comme quand on mettait un sinapisme, et peu de jours après les jambes cessèrent de trembler. Les douleurs de reins étaient toujours très-vives, lorsque les médecins m'apprirent que la maladie avait son principe dans

_____

(1) *De la Moelle épinière et de ses maladies*, 1 vol. in-8°, Paris, 1823, pag. 392.

la moelle épinière. Alors je dis à la femme de faire
les frictions le long des reins, en entraînant vers
les jambes, et bientôt les douleurs furent entièrement dissipées. Oudin n'est point guéri de sa paralysie, mais il ne souffre plus ; il peut même s'aider
de ses jambes, et il est infiniment mieux.

2° La femme du frotteur de mon appartement
était retenue dans son lit par de violentes douleurs
accompagnées de fièvre : j'allai la voir, et m'étant
aperçu qu'elle était très-sensible au magnétisme, je
montrai à son mari comment il devait s'y prendre
pour la soulager. Le bien qu'il produisit d'abord lui
donna de la confiance, et dans quinze jours sa femme
fut guérie. Elle vint alors me voir pour me remercier. Je lui demandai si elle ne souffrait plus ; elle
me répondit qu'il lui restait seulement une douleur
à l'épaule ; que lorsque cette douleur était très-
forte, son mari la faisait passer, mais qu'elle reve-
nait, et qu'il n'avait pas tous les jours le temps de
lui donner des soins. Je lui mis alors la main sur
l'épaule, et je fus fort surpris de la voir fermer les
yeux, et quelques minutes après tomber en somnambulisme. Je lui parlai, et voici le résumé de
notre conversation. « Dormez-vous ? — Oui, monsieur. — Pourquoi ? — Je ne sais pas. — Voyez quel
mal vous avez. — (après un peu de réflexion) Je
n'ai d'autre mal que ma douleur à l'épaule. — Que
faut-il faire pour vous en délivrer ? — Ce que vous

faites me guérirait. — Combien faudrait-il de
temps? — Trois jours. — Si, quand vous serez
éveillée, je vous dis de venir trois ou quatre jours
de suite, le ferez-vous? — Oui, monsieur. »

Je fis donc venir cette femme pendant quatre
jours. Le premier et le second jour le somnambulisme se renouvela ; le troisième jour elle ne souffrait plus, et j'eus de la peine à produire un sommeil imparfait ; le quatrième jour elle n'éprouva
absolument rien, et depuis elle n'a plus été malade.

Il est très-remarquable que le mari, qui n'avait
aucune idée du somnambulisme, ne l'avait point
produit chez sa femme, quoiqu'elle y fût très-disposée. Je ne l'avais pas produit moi-même le jour
où j'étais allé la voir, parce que je n'en avais pas
l'intention et que j'avais évité d'agir sur la tête.

Le genre d'instruction que j'ai conseillé convient
particulièrement aux mères qui ont des enfans en
bas âge ; ce qu'on leur enseigne leur semble analogue à ce qu'elles font naturellement pour les soulager lorsqu'ils souffrent ; et, comme elles s'identifient avec l'objet de leur sollicitude, et que rien
ne peut les distraire de la volonté de faire du bien,
il suffit d'exciter leur confiance pour qu'elles réunissent toutes les qualités nécessaires à l'efficacité
du magnétisme.

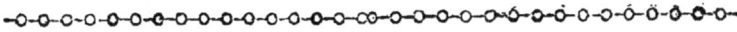

CHAPITRE IV.

DES MOYENS ACCESSOIRES PAR LESQUELS ON AUGMENTE L'ACTION DU MAGNÉTISME, ET DE CEUX PAR LESQUELS ON SUPPLÉE A L'ACTION DIRECTE.

Le magnétiseur peut communiquer son fluide à plusieurs objets, et ces objets deviennent ou les conducteurs de son action, ou propres à la transmettre, et à produire des effets magnétiques sur les personnes avec lesquelles il est en rapport. Il peut aussi, par le moyen de quelques-uns de ces auxiliaires, conduire à la fois et sans se fatiguer le traitement de plusieurs malades, lorsqu'ils ne sont pas somnambules.

Ces auxiliaires sont l'eau magnétisée, de la laine, du coton, des plaques de verre, etc., qu'on a magnétisés; des arbres magnétisés, des baquets ou réservoirs magnétiques. La chaîne ou la réunion de plusieurs personnes qui se tiennent par la main, et qui sont en harmonie sous la direction d'un seul magnétiseur, est encore au nombre des moyens auxiliaires.

L'eau magnétisée est un des agens les plus puissans et les plus salutaires qu'on puisse employer. On en fait boire aux malades avec lesquels le rapport est établi, soit pendant les repas, soit dans l'intervalle des repas. Elle porte directement le fluide magnétique dans l'estomac et de là dans tous les organes; elle facilite les crises auxquelles la nature est disposée, et par cette raison elle excite tantôt la transpiration, tantôt des évacuations, tantôt la circulation du sang; elle fortifie l'estomac, elle apaise les douleurs, et souvent elle peut tenir lieu de plusieurs médicamens.

Pour magnétiser de l'eau on prend dans ses mains le vase qui la contient, et l'on passe alternativement ses deux mains le long de ce vase de haut en bas. On introduit le fluide par l'ouverture du vase en y présentant à plusieurs reprises les doigts rapprochés, on fait aller son haleine sur l'eau, on peut quelquefois l'agiter avec le pouce. On magnétise un verre d'eau en tenant le verre par le fond dans une main, et projetant de l'autre le fluide au-dessus du verre.

Il est un procédé que j'emploie de préférence pour magnétiser une bouteille d'eau, lorsque j'ai la certitude qu'il n'est pas désagréable à la personne que je magnétise : il consiste à poser la bouteille sur mon genou, et à placer ma bouche sur l'ouverture. Je fais ainsi entrer mon haleine dans la bouteille, et en même temps je fais des passes avec mes deux mains sur toute sa surface. Je crois que ce procédé charge fortement, mais il n'est pas nécessaire. Il suffit des mains pour magnétiser.

On peut magnétiser une carafe d'eau en deux ou trois minutes, un verre d'eau en une minute ; il est inutile de répéter ici que les procédés indiqués pour magnétiser l'eau, comme toute autre chose, seraient absolument inutiles, s'ils n'étaient employés avec attention, et avec une volonté déterminée.

J'ai vu l'eau magnétisée produire des effets si merveilleux que je craignais de me faire illusion, et je n'ai pu y croire qu'après des milliers d'expériences. En général les magnétiseurs n'en font point assez d'usage ; ils s'épargneraient à eux-mêmes beaucoup de fatigue, ils dispenseraient leurs malades de plusieurs remèdes, ils accéléreraient la guérison, s'ils accordaient à ce moyen toute la confiance qu'il mérite.

C'est surtout dans les maladies internes que l'eau magnétisée agit d'une manière étonnante ; elle porte directement le magnétisme sur les organes affectés. Vous donnez un verre d'eau magnétisée à un malade qui a, par exemple, une douleur au côté ; quelques momens après qu'il a bu, il lui semble que cette eau descend vers le siège du mal. J'ai huit jours de suite purgé une malade avec de l'eau magnétisée ; l'effet était le même que si elle eût pris une médecine ordinaire ; avec cette seule différence qu'elle n'éprouvait point de coliques. M. le docteur Roullier dit qu'une de ses malades fut ainsi purgée cinq ou six fois par jour pendant plus d'un mois, et que ces évacuations, dont la médecine ordinaire aurait dû craindre les suites, produisirent du bien-être et le retour de la santé. Je connais une malade qui a été guérie de la même manière. J'ai vu l'eau magnétisée faire cesser entièrement un état d'atonie des intestins qui durait depuis plusieurs années.

L'eau magnétisée est du plus grand secours dans les convalescences ; elle donne des forces, elle rend à l'estomac le ton qu'il avait perdu, elle facilite la digestion ; elle fait évacuer, soit par les urines, soit par la transpiration, ce qui s'oppose encore à l'entier rétablissement du malade.

Un homme de mérite, que j'ai maintenant la satisfaction de compter au nombre de mes amis, était affecté de coliques d'estomac et d'entrailles, pour lesquelles il avait pendant sept ans inutilement employé tous les remèdes de la médecine. Ces coliques prenaient par crises qui duraient deux ou trois jours et revenaient toutes les semaines. Sa résidence était à soixante lieues, et il était venu à Paris pour chercher encore quelques conseils : il s'adressa à moi ; il m'inspira beaucoup d'intérêt et j'entrepris son traitement. Après la troisième séance je lui fis boire un verre d'eau magnétisée. Cette eau produisit dans l'estomac une chaleur très-vive ; il lui semblait, me disait-il, qu'il avait bu un *verre d'esprit de vin ;* deux minutes après cette chaleur se répandit partout, et elle fut suivie d'une douce transpiration. Dès ce moment je lui fis continuer l'usage de l'eau magnétisée ; et dans quinze jours j'eus le bonheur de le délivrer de toutes ses souffrances. Il voulut alors retourner chez lui. « Je suis très-bien, me dit-il, mais je vais faire une expérience décisive ; je ne puis aller en voiture sans éprouver beaucoup de douleurs. » Je lui donnai deux bouteilles d'eau magnétisée, et je lui recommandai d'en boire dans la route. A peine eut-il passé une demi-heure en voiture qu'il se sentit incommodé ; il but alors un verre de son eau, et pendant plus de quatre heures il ne sentit plus aucun mal. Ainsi, en buvant de quatre en quatre heures son verre d'eau, il arriva sans la moindre fatigue. Cependant il n'était pas entièrement guéri, et il lui reste encore un principe de maladie qu'il est peut-être impossible de détruire ; mais sa femme le magnétise quand cela paraît nécessaire, et le soir, lorsqu'il se sent dans une mauvaise disposition elle lui donne un verre d'eau magnétisée qui le calme et lui fait passer une bonne nuit. S'il est obligé de voyager, l'eau magnétisée lui rend toujours le même service, et cette expérience se répète depuis cinq ans.

On emploie avec succès l'eau magnétisée en lotion pour les blessures. Dans les maux d'yeux, elle fortifie l'organe et produit ordinairement une sensation semblable à celle que produirait de l'eau dans laquelle on aurait mêlé quelques gouttes d'esprit de vin. Les bains d'eau magnétisée ont souvent produit d'excellens effets.

J'ai plusieurs fois essayé de mettre une bouteille d'eau magnétisée aux pieds d'un malade qui, étant couché, avait constamment froid aux pieds, et, dans certains cas, je l'ai vue exciter beaucoup de chaleur et amener de la transpiration. La bouteille n'agit ici que comme le ferait tout autre objet magnétisé. Toutefois, le résultat de cette expérience est remarquable, parce qu'une bouteille d'eau devrait donner du froid et non de la chaleur, comme cela arrive lorsque le malade n'est pas disposé à cette sorte de crise.

Les malades trouvent souvent un goût particulier à l'eau magnétisée, et généralement ils la distinguent fort bien de celle qui ne l'est pas.

J'ai cru m'apercevoir que le goût que le malade trouvait à l'eau magnétisée indiquait le genre de remèdes dont il avait besoin. Par exemple, si un malade trouve l'eau magnétisée amère, et que pourtant il la boive avec plaisir, cela fait présumer que les amers lui seraient salutaires. Je n'ai point assez répété cette observation pour la donner comme certaine ; je la rapporte, parce que, dans plusieurs cas, on peut la vérifier sans inconvénient.

Lorsque le magnétiseur ne peut donner séance à son malade que deux ou trois fois par semaine, l'eau magnétisée supplée à l'action directe. Il faut en continuer l'usage quelque temps après que le traitement a cessé.

J'ai la certitude que chez des épileptiques, ou des personnes atteintes d'une maladie nerveuse qui, aux yeux de ceux qui ne sont pas médecins, paraissait être l'épilepsie, l'eau magnétisée continuée pendant plusieurs mois, après quelques séances de magnétisme direct, a suffi pour faire disparaître entièrement les accès.

Je crois que l'eau qu'on fait boire au malade doit toujours être magnétisée par le même magnétiseur, par celui qui a entrepris le traitement. Ceci est une conséquence du principe que j'ai établi, qu'un malade ne doit point être magnétisé par plusieurs personnes qui ne sont point en rapport avec le premier magnétiseur, et que les fluides des divers individus n'ayant pas la même qualité et n'agissant pas de la même manière, il ne faut pas mêler leur action.

J'ai vu des phénomènes très-remarquables qui confirment cette opinion. Les somnambules distin-

8*

guent très-bien quand un objet a été magnétisé par plusieurs personnes, et ce mélange de divers fluides leur est quelquefois insupportable.

On ne sait pas encore combien de temps l'eau magnétisée conserve sa vertu; mais il est certain qu'elle la conserve pendant plusieurs jours, et des faits nombreux semblent prouver qu'elle ne l'a point encore perdue après quelques semaines. Cependant, lorsqu'on est à portée d'un malade, il est à propos de magnétiser tous les jours l'eau ou la tisane qu'on lui fait boire.

On peut magnétiser de même quelques alimens, et surtout les alimens liquides, comme le bouillon, le lait, etc. Plusieurs personnes qui ne peuvent supporter le lait s'en trouvent très-bien lorsqu'il est magnétisé.

Il paraît que l'eau magnétisée n'exerce aucune influence sur les personnes qui n'ont point encore été magnétisées; ce n'est ordinairement qu'après deux ou trois séances de magnétisme qu'elle produit des effets bien marqués. Pour que le fluide du magnétiseur agisse sur le malade, il faut que le rapport soit établi, et le rapport ne s'établit que par la manipulation directe et immédiate.

Je me suis fort étendu sur l'usage de l'eau magnétisée; ceux qui l'emploieront avec confiance reconnaîtront que je n'en ai pas assez dit sur les avantages qu'on peut en retirer. Je dois cependant avertir qu'il y a des malades sur lesquels elle paraît n'exercer aucune action ; mais c'est le plus petit nombre.

Venons maintenant aux divers objets qu'on peut considérer comme des réservoirs de fluide magnétique, et qui sont propres à le conserver, à le diriger, à le mettre en circulation, à renouveler les effets qu'a déjà produits le magnétisme direct, quelquefois même à agir sur des individus qui n'ont jamais été magnétisés : tels sont les arbres, les baquets, etc.

Pour magnétiser un arbre, on commence par l'embrasser pendant quelques minutes ; on s'éloigne ensuite et l'on dirige le fluide vers le sommet et du sommet vers le tronc, en suivant la direction des grosses branches. Quand on est arrivé à la réunion des branches, on descend jusqu'à la base du tronc, et l'on finit par magnétiser la terre à l'entour, pour répandre le fluide sur les racines et pour le ramener de l'extrémité des racines jusqu'au pied de l'arbre. Quand on a fini d'un côté, on fait la même chose en se plaçant du côté opposé. Cette opération, qui est l'affaire d'une demi-heure, doit être répétée quatre ou cinq jours de suite. On attache à l'arbre des cordes pour servir de conducteurs. Les malades qui se rendent autour de l'arbre commencent par le toucher en s'appuyant sur le tronc. Ils s'asseyent ensuite à terre ou sur des siéges ; ils prennent une des cordes suspendues aux branches et s'en entourent. La réunion des malades autour de l'arbre entretient la circulation du fluide. Cependant il est à propos que le magnétiseur vienne de temps en temps renouveler et régulariser l'action. Il lui suffit, pour cela, de toucher l'arbre pendant quelques momens. Il donne aussi des soins particuliers à ceux qui en ont besoin ; et si parmi les malades il se trouve quelqu'un qui éprouve des crises, il l'éloigne de l'arbre pour le magnétiser à part.

Il s'est opéré et il s'opère encore des cures merveilleuses dans les traitemens faits à l'aide des arbres magnétisés. De tous les moyens auxiliaires c'est celui qui présente le plus d'avantages ; il produit du calme et souvent un sommeil salutaire, il augmente les forces et régularise la circulation, dans le commencement il prépare à recevoir l'influence directe, dans la suite il continue et renouvelle l'action ; il est surtout utile pour aider la nature et pour prévenir les accidens pendant la convalescence. Malheureusement, on ne peut se rendre sous les arbres lorsque le tems est mauvais, et ils ne peuvent plus servir lorsque le mouvement de la végétation est entièrement suspendu.

Le choix des arbres n'est point indifférent ; il faut exclure tous ceux dont le suc est caustique ou vénéneux ; tels sont le figuier, le laurier-rose, le laurier-cerise, le sumac ; leur action serait nuisible. Je ne voudrais pas même me servir du noyer. L'orme, le chêne, le tilleul, le frêne, l'oranger sont ceux dont on a, jusqu'à présent, fait usage avec le plus de succès. Je crois que les arbres résineux comme le pin et le sapin seraient aussi très-bons. Lorsqu'on veut avoir dans un appartement un petit arbre magnétisé on préfère l'oranger.

Les réservoirs magnétiques ou baquets sont des caisses remplies de matières magnétisées, et garnies de conducteurs propres à diriger le fluide qu'elles renferment. Voici la manière la plus ordinaire de les construire.

Ayez une caisse en bois, de deux pieds de hauteur, plus ou moins grande, selon que vous voulez réunir plus ou moins de monde à l'entour, et dont le fond soit élevé d'un pouce au-dessus du sol par la saillie du bord. Placez au centre, pour servir de principal conducteur, une verge de fer de six lignes à un pouce de diamètre, qui descende jusqu'à deux pouces du fond, et qui s'élève au dehors de deux ou trois pieds. Le bout inférieur de cette verge de fer sera solidement fixé dans un pied de verre ou dans un bocal, pour que rien ne dérange sa position verticale. Mettez dans la caisse des bouteilles remplies d'eau magnétisée, ou d'autres substances magnétisées ; bouchez-les, et faites passer au travers du bouchon un fil de fer qui sorte de deux ou trois pouces ; couchez-les, et rangez-les de manière que le gouleau soit rapproché du conducteur central et communique avec lui par le fil de fer qui perce le bouchon. Placez ensuite un second rang de bouteilles au-dessus du premier. Si le baquet est grand vous pouvez mettre deux rangées de bouteilles sur le même plan. Le gouleau des unes entrera dans le fond des autres. Cela fait, vous remplirez la caisse avec de l'eau, du sable quartzeux bien lavé, du verre pilé, de la limaille de fer, le tout bien magnétisé. Vous placerez au-dessus un couvercle, en deux pièces bien réunies, et dont le milieu aura une ouverture pour donner passage au conducteur central. Vous percerez à quelque distance de la circonférence, sur des points correspondans aux intervalles qui sont entre les bouteilles, plusieurs trous destinés à introduire, dans le réservoir, des conducteurs de fer coudés et mobiles, qui s'élèvent et s'abaissent à volonté, afin qu'on puisse les diriger sur telle ou telle partie du corps, et passer les mains dessus pour soutirer le fluide. Vous attacherez enfin au conducteur central des cordes de fil ou de laine dont les malades pourront s'entourer.

Quoique tout ce qu'on a placé dans le réservoir ait été magnétisé d'avance, on magnétise régulièrement le réservoir lorsque la construction en est achevée, et avant d'y placer le couvercle. La première fois qu'on fait cette opération elle exige assez de temps, environ une heure; il est même à propos de la répéter trois ou quatre jours de suite; mais une fois que le réservoir a été bien chargé, il suffit, pour le charger de nouveau, que le magnétiseur tienne pendant quelques momens dans sa main le conducteur central. Je ne sais si les réservoirs remplis d'eau se chargent mieux de fluide magnétique que ceux qui ne contiennent, dans l'intervalle des bouteilles, que du verre pilé, de la limaille de fer, ou simplement du sable; mais il est certain que ces derniers sont plus propres et plus commodes, et par cette raison je leur donnerais la préférence. Il est difficile que l'eau ne s'échappe point du baquet, et elle peut se corrompre à la longue.

C'est toujours le même magnétiseur qui doit charger le réservoir.

M. Segretier de Nantes a placé un baquet au milieu de quatre arbres magnétisés qui communiquent entre eux et avec le baquet par des cordes; il a obtenu beaucoup d'avantages de cette construction. Il a placé entre les arbres un toit de chaume qui met les malades à l'abri de la pluie; M. le marquis de Tissard avait fait la même chose du temps de Mesmer.

Je n'en dirai pas davantage sur les grands réservoirs magnétiques, parce qu'on n'y a recours qu'autant qu'on veut avoir un traitement nombreux, ce qui suppose qu'on a beaucoup de loisir, et qu'on se dévoue au magnétisme : or, celui qui est dans ce cas doit se procurer les principaux ouvrages publiés sur le magnétisme, et les étudier avec soin.

Cependant une grosse bouteille remplie d'eau magnétisée, armée d'une tige de fer qui traverse le bouchon, et forme à sa sortie une courbure de trois à six pouces terminée par un bouton, est un petit réservoir qui entretient l'action du magnétisme, et qui peut être fort utile. Le magnétiseur charge de temps en temps cette bouteille sans la déboucher.

Quelques magnétiseurs pensent que le fluide qui sort du réservoir emporte avec lui une émanation des substances qui y sont contenues. Plusieurs faits semblent autoriser cette opinion, cependant elle n'est pas encore prouvée : c'est un sujet d'expériences. On peut mettre dans le réservoir des plantes aromatiques, ou toniques, ou calmantes, selon le but qu'on se propose. On pourrait essayer également si une bouteille bien magnétisée, remplie de matières médicinales, agirait avec plus d'efficacité qu'une bouteille d'eau pure ; j'invite à ne pas négliger ce genre d'observations.

L'eau contenue dans des bouteilles posées sur le réservoir, et mise en communication par un fil de

fer avec le conducteur central, se magnétise d'elle-
même.

On peut placer au sommet du conducteur central une petite coupe de fer ou de bois dans laquelle
on mettra de la laine ou du coton, qui se magnétiseront fort bien.

Venons maintenant aux objets magnétisés, aux
moyens de s'en servir et aux effets qu'ils produisent.

Des tissus de fil de laine ou de coton, une feuille
d'arbre, des plaques de verre, d'or ou d'acier, et
autres objets magnétisés, posés sur le siége de la
douleur, suffisent souvent pour l'apaiser; mais ils
n'agissent que lorsque l'action du magnétisme est
déjà établie. J'ai vu très-souvent des chaussons magnétisés produire aux pieds une chaleur qu'on n'a-
vait pu obtenir par aucun autre moyen. Ces chaussons conservaient leur vertu pendant quatre ou cinq
jours; elle s'affaiblissait et se perdait ensuite.

Un mouchoir magnétisé porté sur l'estomac soutient l'action pendant l'intervalle des séances, et
peut souvent calmer les spasmes et les mouvemens
nerveux. On dissipe quelquefois une migraine en
s'enveloppant la tête pendant la nuit d'un bandeau
magnétisé.

Je dois m'arrêter ici sur l'usage des plaques de
verre magnétisées, soit parce qu'elles m'ont réussi
à calmer avec une promptitude surprenante des
douleurs locales dans les viscères, soit parce que

leur application est ordinairement accompagnée d'un phénomène très-remarquable. M. le docteur Roullier est, je crois, le premier qui ait parlé de ce phénomène, quoiqu'il eût été observé par d'autres magnétiseurs. Voici comment il s'exprime.

« Dans plusieurs circonstances j'ai fait porter à mes malades un verre magnétisé sur le creux de l'estomac. J'emploie de préférence un verre lenticulaire d'environ un pouce et demi de diamètre, arrangé de manière qu'on puisse le suspendre au col avec un ruban; magnétisé, ce verre adhère ordinairement à la peau, et y reste ainsi attaché pendant plusieurs heures. » Quand il a produit son effet il tombe et ne s'attache plus, à moins qu'on ne le magnétise de nouveau. La même chose a lieu avec de l'acier, avec une feuille d'arbre.

Il est des personnes très-sensibles au magnétisme et qui craignent qu'un autre que leur magnétiseur n'essaie d'agir sur elles. Un objet magnétisé suffit souvent pour repousser toute influence étrangère. J'en ai vu plusieurs exemples dans lesquels l'imagination n'entrait pour rien (1).

Il me reste à parler de la chaîne, moyen dont on faisait autrefois beaucoup d'usage, qui est le plus

(1) Pour obtenir cet effet on emploie ordinairement un anneau d'or que le magnétisé met au doigt, ou un médaillon en or ou en cristal qu'il porte sur sa poitrine.

puissant de tous pour augmenter la force du magnétisme et pour le mettre en circulation, mais qui, en
ayant de grands avantages, peut avoir aussi beaucoup d'inconviens. Je vais expliquer ce que c'est,
comment on la forme, dans quelles circonstances et
avec quelles conditions elle peut être utile.

Si vous avez auprès de vous plusieurs personnes
en bonne santé, qui ont confiance au magnétisme,
qui prennent intérêt au malade, et qui veulent vous
aider pour coopérer à sa guérison, rangez-les en
cercle; qu'elles se tiennent toutes par la main, en
se prenant réciproquement les pouces, de manière
que celle qui est à droite du malade le touche de
la main gauche, et celle qui est à gauche de la
main droite. Vous ferez partie de cette chaîne, et
lorsque vous voudrez faire des passes avec vos
mains, les deux personnes à côté de vous poseront
la main sur votre épaule ou sur vos genoux. Si vous
vous placez au centre, vos deux voisins se rappro-
cheront de manière que la chaîne ne soit pas in-
terrompue. Bientôt le magnétisme se mettra en circulation, le malade en éprouvera beaucoup d'effet,
et votre force en sera considérablement augmentée.

Mais, pour que la chaîne soit bonne, il faut que
tous ceux qui la composent s'occupent uniquement
du malade, qu'ils s'unissent constamment d'intention avec vous; sans cela elle est plus nuisible
qu'utile. Souvent quelques personnes de la chaîne

sentent l'action du magnétisme, elles s'assoupissent ou s'endorment; mais cela ne contrarie pas les effets comme le ferait une simple distraction.

Il faut éviter d'admettre à la chaîne des malades susceptibles d'une irritation nerveuse; il serait dangereux d'y placer des personnes atteintes de maladies qui peuvent se communiquer.

On peut faire usage de la chaîne dans l'intérieur des familles, lorsqu'on réunit autour de soi de quatre à dix personnes qui prennent un vif intérêt au malade, et qui désirent que le magnétisme puisse le soulager.

Si l'on forme une chaîne avec de bonnes gens de la campagne, on fera bien de les engager à prier Dieu en commun pour le malade; c'est un moyen de soutenir leur attention et de diriger leur intention.

La chaîne doit, autant qu'il est possible, se composer des mêmes personnes; si le magnétiseur y admet un nouvel individu, surtout lorsqu'elle est commencée, il doit auparavant le mettre en rapport.

On a souvent employé à la fois la chaîne et le baquet, c'est-à-dire qu'après avoir rangé les malades autour du baquet on leur faisait faire la chaîne. Je n'approuve point cette méthode; en voici la raison.

Lorsqu'on réunit plusieurs malades autour du baquet, c'est pour qu'ils reçoivent l'action du magnétisme qui y est concentré, sans avoir entre eux de communication directe. Lorsqu'on fait faire la chaîne, c'est pour que le malade reçoive l'influence de toutes les personnes qui la composent; d'où il suit que toutes doivent être en bonne santé. Ces deux moyens doivent donc être employés isolément et dans des circonstances différentes; ils ne conviennent pas également à tous les malades, et l'un et l'autre ont des avantages et des inconvéniens qui leur sont propres. Je dois m'arrêter encore un moment sur ce sujet.

Quoique le baquet ait une action plus douce et plus lente que la manipulation directe, les personnes attaquées de maladies graves et qui ne viennent point d'atonie, y sont exposées à éprouver des crises qu'il faut calmer à part. Ces crises, si elles ont lieu, peuvent avoir de l'influence sur les autres malades, et même se communiquer par sympathie ou par imitation. On a vu du temps de Mesmer combien ces crises peuvent devenir violentes; il est vrai qu'alors on ne connaissait pas le moyen de les calmer, et que les mêmes accidens n'avaient pas lieu à Strasbourg. Cependant c'est toujours le cas de prendre des précautions; et si l'on rassemble un grand nombre de malades autour d'un baquet, il faut qu'il y ait plusieurs magnétiseurs; il est même nécessaire que l'un d'eux ait des connaissances en médecine. Je pense donc que, dans la pratique

9*

omestique du magnétisme, il ne faut point faire usage du baquet pour les maladies nerveuses, mais seulement pour des maladies telles que les fièvres intermittentes, l'hydropisie, les engorgemens glanduleux, les douleurs de rhumatisme, l'affaiblissement, le défaut de circulation, etc. Dans celles-ci, il sera très-utile au malade d'aller tous les jours se charger de magnétisme au baquet, pour être ensuite magnétisé par la manipulation directe.

Quant à la chaîne, il faut pour qu'elle soit efficace plusieurs conditions qu'il est souvent difficile de remplir : 1° que tous ceux qui la composent soient en bonne santé ; 2° que tous prennent intérêt au malade ; 5° qu'aucun d'eux ne contrarie l'action, soit par sa curiosité, soit en voulant exercer une influence particulière. Toutes ces conditions ayant été remplies dans quelques traitemens que j'ai faits, j'en ai obtenu des effets très-énergiques et très-salutaires. Mais, dans le cas où l'une de ces conditions manquait, j'ai reconnu qu'elle était plus nuisible qu'utile.

Dans les maladies du système lymphatique, dans celles d'atonie, etc., il est sans doute utile d'avoir recours à la chaîne, si l'on peut en former une bonne. Dans les maladies du système nerveux ou de certains viscères, maladies dont le traitement présente des crises, et surtout dans celles où le somnambulisme s'annonce, il faut absolument que le

malade n'ait auprès de lui que son magnétiseur,
et la personne qu'il aura dès le commencement
choisie pour assister aux séances.

Il est essentiel que la plus parfaite harmonie
règne dans un traitement magnétique, et cela ne
saurait être qu'autant que tout est dirigé par une
volonté unique, à laquelle toutes les autres se réunissent. Il suit de là que dans un traitement magnétique, quel que soit le nombre des malades et
celui des magnétiseurs, il ne doit y avoir qu'un
seul chef, auquel tous ceux qui coopèrent à l'action
seront soumis pendant la durée de la séance. Si
celui qui a établi le traitement et qui s'est chargé
de le diriger a pour coopérateurs des magnétiseurs
plus instruits ou plus forts que lui, il ne les invi-
tera point à jouer le premier rôle; et ceux-ci se
garderont bien d'exercer une influence directe. Ils
se regarderont seulement comme les aides et les
instrumens du chef, ils magnétiseront sous sa direction, en suivant les procédés qu'il leur indiquera. L'observation de cette règle est surtout importante lorsqu'on a des somnambules. J'y reviendrai en parlant du somnambulisme.

Je ne dois point terminer ce chapitre sans dire
un mot d'un instrument dont les magnétiseurs se
servaient beaucoup autrefois et dont ils font aujourd'hui peu d'usage, à cause des plaisanteries
dont il a été le sujet. C'est une baguette d'acier, en

cône allongé, de dix à douze pouces de longueur,
d'environ cinq lignes de diamètre à une extrémité,
et deux lignes à l'autre. On la tient de manière que
le gros bout soit dans le creux de la main, et que
les doigts allongés la touchent par leurs extrémités.
On s'en sert pour diriger le fluide à distance, pour
fixer sur tel ou tel point l'action des cinq doigts
réunis. On s'en sert aussi pour magnétiser de l'eau,
ce qui se fait en la plongeant dans le vase jusqu'à
moitié de sa longueur et en agitant l'eau circulaire-
ment. Cette baguette n'est point nécessaire, mais
elle est souvent commode et quelquefois très-utile.
J'ai vu un malade qui sentait dans l'intérieur de la
poitrine tous les mouvemens que je faisais en la dirigeant. J'en ai vu d'autres qui trouvaient l'action
trop vive.

Quelques magnétiseurs se servent de baguettes
de verre en forme de fuseau ; elles sont aussi bonnes que les baguettes d'acier, peut-être même sont-
elles préférables (1).

On a quelquefois employé des baguettes de fer
aimanté, et l'on prétend qu'elles agissent avec plus
de force ; mais il est certain qu'elles ne conviennent
pas à tous les malades. Je ne les conseille donc

-----

(1) La propriété conductrice des baguettes de verre prouve
évidemment qu'il n'y a point d'analogie entre le fluide du
magnétisme animal et le fluide électrique ou galvanique.

point. La baguette est destinée à diriger et concentrer le fluide du magnétisme, et non à le modifier par une influence étrangère.

Le magnétiseur qui veut faire usage de la baguette doit en avoir une à lui et ne la prêter à personne, pour qu'elle ne soit pas chargée de différens fluides. Cette précaution est plus importante qu'on ne le croit communément.

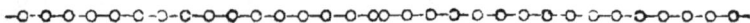

CHAPITRE V.

DU SOMNAMBULISME, ET DU PARTI QU'ON PEUT EN TIRER.

Tout le monde sait que certaines personnes marchent, parlent et agissent pendant le sommeil, et que lorsqu'elles sont éveillées elles ne conservent aucun souvenir de ce qu'elles ont fait. On donne à ces personnes le nom de somnambules, qui signifie marchant pendant le sommeil, et à l'état dans lequel elles se trouvent le nom de somnambulisme. La disposition à cet état a été considérée comme une affection nerveuse qu'il est essentiel de combattre, à cause des accidens qui peuvent en être la suite.

La ressemblance apparente du somnambulisme spontané avec une crise que le magnétisme produit souvent, a fait donner à cette crise le nom de *somnambulisme magnétique*. On aurait pu trouver un nom plus convenable, mais comme ce nom est reçu depuis quarante ans, il est inutile de le changer.

Le somnambulisme magnétique, que nous nommerons tout simplement *somnambulisme*, parce qu'il ne peut y avoir d'équivoque dans cet écrit, est un mode d'existence pendant lequel celui qui s'y trouve a l'air de dormir. Si son magnétiseur lui parle, il répond sans se réveiller ; il peut même exécuter divers mouvemens, et lorsqu'il revient à l'état naturel, il ne conserve aucun souvenir de ce qui s'est passé. Ses yeux sont fermés, il n'entend ordinairement que ceux qu'on a mis en rapport avec lui. Les organes extérieurs de ses sens sont tous ou presque tous assoupis, et cependant il éprouve des sensations, mais par un autre moyen. Il se réveille en lui un sens intérieur, qui est peut-être le centre des autres, ou une sorte d'instinct qui l'éclaire sur sa conservation. Il est soumis à l'influence de celui qui le magnétise, et cette influence peut être utile ou funeste, selon les dispositions et la conduite du magnétiseur (1).

Le somnambulisme présente des phénomènes variés à l'infini. On peut voir la description de ces phénomènes dans un grand nombre d'ouvrages publiés sur le magnétisme. Ce n'est point ici le lieu de les décrire. Mon but est seulement d'enseigner les moyens d'obtenir de cette crise les résultats les plus utiles sans s'exposer jamais au moindre inconvénient.

De toutes les découvertes qui ont fixé l'attention

---

(1) Il y a des exceptions aux caractères que nous donnons ici, mais elles sont extrêmement rares.

depuis l'antiquité la plus reculée, celle du somnambulisme est certainement la plus propre à nous
éclairer sur la nature et les facultés de l'homme.
Les phénomènes qu'elle nous a fait observer démontrent la distinction des deux substances, la double existence de l'homme intérieur et de l'homme
extérieur dans un seul individu; ils offrent la preuve
directe de la spiritualité de l'âme, et la réponse à
toutes les objections qu'on a élevées contre son immortalité; ils rendent évidente cette vérité connue
des anciens sages, et si bien exprimée par M. de
Bonald, que l'homme est une intelligence servie par
des organes. Cet avantage est inappréciable, surtout dans un temps où des esprits audacieux n'ont
pas craint d'employer les recherches de la physiologie à ébranler la certitude du sentiment intérieur
qui nous révèle la dignité de l'homme, sa suprématie
dans l'ordre de la création, sa liberté morale; sentiment qui est le fondement de la sociabilité, et qui
nous engage à la pratique de la vertu en nous
montrant dans l'éternité le développement de notre
existence terrestre et la récompense des sacrifices
faits pour obéir aux inspirations de la conscience.
D'un autre côté, le somnambulisme nous fait connaître les moyens de guérir les maladies curables
et de soulager celles qui ne le sont pas; il nous sert
à rectifier les erreurs de la médecine comme celles
de la métaphysique; il nous montre enfin l'origine

d'un grand nombre d'opinions antérieures aux expériences qui en ont confirmé la justesse, et il fait
rentrer dans l'ordre naturel une multitude de faits
que les philosophes dédaignaient d'examiner, soit
parce que l'ignorance et la crédulité en avaient altéré quelques circonstances, soit parce que dans les
siècles de ténèbres on les avait fait servir de base
à la superstition.

Cependant la découverte du somnambulisme
ayant été faite, ou plutôt renouvelée de nos jours
sans que nous y fussions préparés, et les applications qu'on en peut faire exigeant un esprit médi-
tatif, une grande prudence, des mœurs sévères,
des dispositions religieuses, de la gravité dans le
caractère, des connaissances positives, et d'autres
qualités qui ne s'accordaient point avec l'aimable
légèreté et l'imagination mobile des Français, on
peut mettre en doute si sa propagation subite n'a
pas produit autant de mal que de bien, et s'il n'eût
pas mieux valu que ce phénomène merveilleux
n'eût pas d'abord été remarqué, et qu'on s'en fût
tenu au magnétisme simple, tel que l'enseignait
Mesmer, et tel que plusieurs personnes l'avaient
pratiqué avant lui, sans trop savoir si elles em-
ployaient un agent particulier ou une faculté commune à tous les hommes. Mais il était impossible
que ceux qui se livraient à la pratique du magnétisme ne fussent pas frappés tôt ou tard d'un phé-

nomène qui ne pouvait manquer de se présenter de lui-même ; il était également impossible qu'ils ne fussent pas saisis d'enthousiasme à la vue des merveilles qui l'accompagnent et qu'ils en fissent un secret ; il était enfin impossible que des hommes étrangers aux vrais principes du magnétisme ne cherchassent point à produire les mêmes merveilles pour exercer leur puissance et satisfaire leur curiosité, et qu'ils sussent se renfermer dans les bornes convenables pour éviter les dangers et les erreurs. Il est résulté de là que le magnétisme a souvent été employé, non pour guérir, mais pour obtenir le somnambulisme ; et comme les somnambules ont des facultés et des connaissances que nous n'avons pas, on s'est imaginé qu'ils devaient tout savoir, et on les a consultés comme des oracles. Si, au lieu de se livrer à l'enthousiasme, on eût examiné les phénomènes, en s'éclairant des lumières de la physiologie, on aurait reconnu qu'il est dangereux de pousser trop loin un état pendant lequel il s'opère un changement inexplicable dans les fonctions du système nerveux, dans le jeu des organes, et dans la manière de percevoir et de transmettre la sensation ; que plus la sensibilité est exaltée, plus il faut être sur ses gardes pour éviter ce qui peut augmenter cette exaltation ; qu'à l'extrémité de la carrière que la nature s'est tracée, et qu'elle a la force de parcourir en conservant l'harmonie de toutes les facultés et la suprématie de la raison, se trouve un champ immense ouvert à l'imagination, et dans lequel les illusions prennent la place de la vérité ; que le somnambulisme ne doit être qu'une crise passagère dont il faut se servir sans s'écarter du but pour lequel la nature l'a produite, et que le somnambulisme trop prolongé nous donnerait des habitudes qui ne seraient point en accord avec notre destination ordinaire, et deviendrait lui-même une maladie.

Je n'insisterai point sur ces considérations dont le développement serait fort étendu. Je me suis proposé d'enseigner ce qu'il me paraît nécessaire de savoir pour la pratique, sans entrer dans aucune discussion.

Le somnambulisme est connu ; il se présente souvent à la suite du magnétisme : voyons quels sont les moyens d'en tirer toujours le parti le plus utile, et de n'en jamais abuser.

Le premier conseil que je donnerai, c'est celui de ne jamais chercher à produire le somnambulisme, mais de le laisser venir naturellement pour en profiter s'il y a lieu.

Plusieurs magnétiseurs chargent beaucoup la tête pour produire le somnambulisme, et par ce moyen ils parviennent souvent à obtenir un assoupissement forcé, un reflux du sang vers le cerveau, et des demi-crises qui ne sont d'aucune utilité ; cette méthode n'est point sans danger. Il vaut mieux employer tout simplement le magnétisme à grands courans, et ne pas plus charger la tête que les autres parties. Si la nature est disposée à cette crise, le fluide se portera de lui-même au cerveau, et la disposition au somnambulisme s'annoncera, parce que le malade sera dans un état de calme, que ses yeux se fermeront, et qu'il s'endormira. On peut alors, sans aucun inconvénient, passer cinq ou six fois, à très-peu de distance, l'extrémité des doigts devant les yeux, pour donner plus d'intensité au sommeil.

On demande ensuite au malade comment il se trouve, ou bien s'il dort. Alors il arrive de trois choses l'une : ou il se réveille, ou il ne répond pas, ou il répond.

S'il se réveille, il n'y a pas de somnambulisme, et il n'y faut plus penser pendant le cours de la séance. S'il continue de dormir sans répondre, on peut supposer un commencement de somnambulisme. S'il répond sans se réveiller, et qu'après son réveil il ne se souvienne pas de vous avoir entendu, le somnambulisme est réel.

Dans le cas où le malade continue de dormir sans vous entendre, vous continuerez de magnétiser comme je l'ai indiqué, et vous attendrez, pour lui faire une seconde question, le moment qui précède celui où vous croyez devoir terminer la séance.

S'il ne répond pas plus à cette question qu'à la première, vous le laisserez dormir tranquillement, ou si vous jugez nécessaire de le réveiller, vous vous contenterez de faire pour cela des passes transversales à distance, en l'invitant doucement à se réveiller, et non en le lui commandant d'un ton d'autorité.

Si le malade témoigne par un signe qu'il vous entend, sans pourtant vous répondre, vous vous garderez bien de le presser de parler; il est trop heureux qu'il puisse être quelque temps à lui-même pour se recueillir, s'accoutumer à son nouvel état, et mettre de l'ordre dans ses idées. Seulement vous lui demanderez de vous indiquer par un mouvement de tête s'il veut être réveillé ou s'il veut dormir encore, et vous vous conformerez autant que possible à son désir. Vous continuerez de la même manière dans les séances suivantes. Cependant, si cet état de somnambulisme muet se prolonge, vous lui demanderez s'il espère acquérir bientôt la faculté de parler? Si vous le magnétisez bien? S'il se trouve bien du magnétisme? Toutes questions auxquelles il peut répondre par un signe et sans aucun effort.

Soyez maître de vous-même, soyez patient, et gardez-vous d'employer votre volonté à influencer votre malade pour qu'il parle ou pour que son somnambulisme se fortifie. N'ayez qu'une intention, ne formez qu'un vœu, celui de faciliter la guérison, et laissez la nature employer d'elle-même le surcroît de forces que vous lui donnez.

Il arrivera peut-être que le somambulisme n'ira pas plus loin ; mais qu'importe, votre but n'est pas de rendre votre malade somnambule, mais de le guérir. Si le somnambulisme était nécessaire, si la constitution du malade l'en rendait susceptible, cet état se développerait de lui-même. Observez seulement que ce demi-somnambulisme exige des précautions particulières, telles que de ne pas laisser approcher du malade ceux qui ne sont pas en rapport avec lui, de ne pas le contrarier, de ne pas le réveiller brusquement, de continuer à vous occuper de lui.

Si votre malade parle, et qu'à la question : *dormez-vous?* il réponde *oui*, il est somnambule ; mais il ne s'ensuit pas qu'il soit doué de clairvoyance.

On a distingué plusieurs degrés ou plusieurs nuances dans le somnambulisme. Il est inutile de vous occuper de tout cela, et je n'ai pas besoin d'entrer dans cet examen pour vous indiquer la marche la plus simple et la plus sûre, et pour vous enseigner à retirer tous les avantages possibles du somnambulisme, à quelque degré qu'il puisse parvenir.

Lorsque votre somnambule aura répondu affirmativement à la première question : *dormez-vous?*

vous pourrez lui en adresser d'autres. Ces questions
seront simples, claires, graduées et nettement
circonscrites ; elles seront faites lentement, en mettant un intervalle entre elles, et laissant au somnambule tout le temps qu'il veut pour y réfléchir.
Si vous avez bien su réprimer chez vous une curiosité qui est toujours plus ou moins nuisible, si
vous ne vous étonnez point de voir quelqu'un qui
dort vous répondre avec netteté, si vous n'avez
d'autre but que de faire du bien, si vous ne songez
point à recueillir des observations, vous ne ferez
que les questions nécessaires. La réponse qui sera
faite aux premières vous en indiquera d'autres,
toujours relatives aux moyens de guérir le malade.

Voici un exemple de la série de questions que
vous ferez d'abord à votre somnambule.

Vous trouvez-vous bien ?

Les procédés que j'emploie vous conviennent-ils ?

Voulez-vous m'en indiquer d'autres ?

Combien de temps faut-il vous laisser dormir ?

Comment faut-il vous réveiller ?

Quand faut-il vous magnétiser de nouveau ?

Avez-vous quelques conseils à me donner ?

Croyez-vous que je réussirai à vous guérir ?

Voilà certainement assez de questions pour le
premier jour où le somnambulisme se sera montré.
A la séance suivante, il doit se montrer plus vite ;
vous ne chercherez pourtant pas à le ramener

promptement en chargeant la tête. Vous emploierez
d'abord le magnétisme à grands courans, et lorsque
votre somnambule vous aura dit qu'il dort, vous lui
laisserez encore quelque temps pour se recueillir.

Alors, après avoir répété quelques-unes des questions précédentes, vous lui demanderez s'il voit son
mal? S'il vous dit *oui*, vous l'inviterez à vous le
décrire; s'il vous dit *non*, vous l'engagerez à chercher à le voir, et vous soutiendrez son attention.
Vous prendrez garde de ne pas tourner vos questions de manière à lui suggérer des réponses qu'il
pourrait faire sans avoir réfléchi, ou par paresse,
ou pour plaire; vous ne l'occuperez absolument
que de lui-même, de sa maladie et des moyens de
la guérir.

Une fois qu'il vous aura expliqué ce qu'il pense
de la nature de son mal, de ses causes, de ses
suites, des crises auxquelles il s'attend, vous lui
demanderez de chercher les remèdes qu'il est à
propos de joindre au magnétisme; vous l'écouterez
avec attention; vous prendrez note de ce qu'il vous
dira, si vous craignez de l'oublier; vous lui demanderez s'il est bien sûr de l'effet que produiront ses
prescriptions; et si dans le nombre il se trouvait
quelque chose qui vous parût ne pas convenir, vous
lui proposeriez vos objections.

Vous aurez soin surtout de bien vous informer
des crises qui doivent amener sa guérison, pour

n'être jamais alarmé de celles qu'il aura annoncées, et pour bien savoir le moyen de les calmer.

Vous serez exact à le magnétiser aux heures qu'il aura indiquées, et par les procédés qu'il aura jugés convenables. Vous lui demanderez quelles sont les choses qu'il faut lui laisser ignorer, quelles sont celles dont il est à propos de le prévenir, et quels moyens il faut prendre pour lui faire exécuter ses prescriptions.

Lorsqu'il sera éveillé, vous lui laisserez entièrement ignorer qu'il est somnambule, et vous ne lui laisserez pas soupçonner qu'il a parlé, à moins que de lui-même il ne vous ait expressément recommandé de l'en avertir, soit pour le rassurer sur quelque chose qui l'inquiète, soit pour le déterminer à suivre un régime, ou à faire une chose utile, et qui le contrarie dans l'état de veille. Dans ce cas même vous ne lui direz que ce qu'il a cru absolument nécessaire de savoir, et vous le prierez de n'en parler à personne. Il est assez rare qu'un malade ait la curiosité d'être informé de ce qu'il a dit en somnambulisme; je crois même que cela n'arrive jamais, lorsque, pendant ce somnambulisme, le magnétiseur lui a défendu de s'en occuper à son réveil.

Je vous ai indiqué le genre de conversation que vous devez avoir avec votre somnambule; je ne saurais trop insister sur un point duquel dépendent en grande partie le développement et la direction de ses facultés. Je ne puis donner des conseils sur les détails, parce qu'ils ne seraient pas également applicables à tous les cas : mais il est une règle générale dont vous ne devez jamais vous écarter ; c'est de ne vous permettre absolument aucune question de curiosité, aucun essai pour éprouver la lucidité de votre somnambule, de lui parler uniquement de son mal, de diriger toute son attention sur les moyens qu'il doit prendre pour se guérir. Sa guérison est votre objet essentiel, votre but principal ; ne vous en écartez pas un moment.

Je sais qu'on peut quelquefois profiter de la confiance d'un somnambule pour combiner avec lui les moyens de corriger ses défauts, de rendre sa conduite plus régulière, de rompre des liaisons dangereuses, d'appliquer enfin à son état de veille la morale élevée qu'il développe en somnambulisme ; en cela on ne s'écartera point de la règle que j'ai prescrite, on lui donnera seulement plus d'extension. En effet, il est alors question de prévenir ou de guérir un mal moral, plus nuisible encore qu'un mal physique, et qui souvent aggrave ce dernier ; vous êtes dans l'ordre, puisque vous n'avez absolument d'autre but, d'autre idée, que de faire du bien à celui que vous magétisez, et que vous ne l'occupez que de ce qu'il y a de plus essentiel pour lui.

Les facultés des somnambules sont limitées : on peut regarder leur pénétration surprenante comme l'effet d'une concentration sur un seul genre de sensations, sur un seul ordre d'idées ; plus leur attention se disperse sur divers objets, moins ils en donnent à l'objet essentiel.

Si votre somnambule paraît disposé à s'occuper d'objets étrangers à sa santé, employez votre volonté pour l'en détourner ; ne l'écoutez pas, et surtout n'ayez pas l'air de vous étonner des preuves qu'il vous donne de sa lucidité. Vous exciteriez sa vanité, et cela est très-dangereux ; car une fois que vous aurez éveillé chez lui ce sentiment, auquel les somnambules sont en général très-enclins, vous ne pourrez plus compter sur rien.

Dans l'état de somnambulisme, la sensibilité morale est ordinairement beaucoup plus vive, et les somnambules sont souvent disposés à s'abandonner à des idées ou à des sentimens qui les ont affectés dans l'état de veille ; tâchez de les en distraire, ou du moins ne dites et ne faites rien qui puisse favoriser cette disposition.

Il est des somnambules doués d'une clairvoyance surprenante, et qui se porte sur des objets éloignés, entièrement étrangers à ce qui les intéresse dans l'état de veille ; mais ces somnambules sont rares, et ce n'est qu'avec beaucoup de précaution et de réserve qu'on doit s'en rapporter à eux. Je revien-

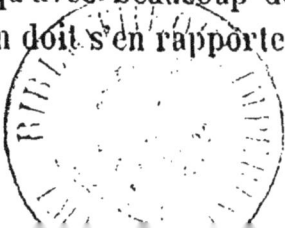

drai sur ce sujet après avoir terminé ce que j'ai à dire sur les somnambules ordinaires.

Il serait avantageux que le somnambule fût seul avec son magnétiseur. Comme dans la plupart des circonstances cela ne peut convenir, vous aurez soin de n'avoir qu'un témoin, qui soit toujours le même, et qui prenne intérêt au malade. Vous écarterez tous les témoins inutiles, tous les curieux, et surtout les incrédules. Il serait impossible qu'ils ne détournassent pas votre attention. Celui qui sait qu'on le regarde n'agit point avec la même simplicité, avec la même liberté, que celui qui se croit seul. L'idée du jugement que porteront les spectateurs l'occupe de temps en temps malgré lui, et cela l'empêche de concentrer toutes ses facultés sur un seul objet. Vous magnétiserez d'autant moins bien qu'on vous observera davantage.

Si vous avez un médecin à qui vous ayez fait part de l'essai que vous faites du traitement magnétique, et qui vous ait même engagé à y avoir recours, vous aurez sûrement le désir de lui montrer votre somnambule, soit pour le convaincre des effets que vous produisez, soit pour le faire raisonner sur le caractère de la maladie ; gardez-vous de céder à cette fantaisie, qui se présente à vous comme ayant un but utile, et qui a réellement sa source dans la vanité. Rien n'est plus nuisible à un somnambule que la présence d'un médecin qui

n'est pas familiarisé avec les procédés et les phénomènes du magnétisme. Le médecin et le somnambule ne parlent pas le même langage ; ils ne voient
pas de la même manière. Votre somnambule voudra convaincre le médecin ; il mettra dans sa conversation beaucoup d'adresse, il cherchera à répondre à toutes les difficultés, il perdra cette simplicité qui est nécessaire pour sa clairvoyance, il
sortira de la route que la nature lui traçait, il fera
usage de toutes les ressources de son esprit, et il
cessera d'avoir, au même degré, les facultés qui
lui sont vraiment utiles. Rendez compte au médecin de ce qui se passe ; vous ferez bien : mais bornez-vous à des récits simples et sincères. Ce qu'il
ne croira pas sur votre rapport, il ne le croira
pas mieux quand il l'aura vu, à moins qu'il n'ait
fait des expériences, et toute expérience est extrêmement nuisible.

Aux raisons que je viens de donner pour écarter
toute espèce de témoins, je puis en ajouter une qui
est encore plus forte que les autres.

Il y a chez la plupart des somnambules un développement de sensibilité dont nous ne pouvons nous
faire une idée. Ils sont susceptibles d'éprouver l'influence de tout ce qui les environne, et principalement des êtres vivans. Ils sont non-seulement affectés par les émanations physiques ou effluves des
corps, mais aussi, et à un degré bien plus éton-

nant, par la pensée et par les sentimens de ceux qui les entourent ou qui s'occupent d'eux.

Si vous êtes seul avec un somnambule, et qu'on laisse entrer quelqu'un, le somnambule s'en aperçoit ordinairement; quelquefois la personne qui entre lui est indifférente, d'autres fois il éprouve pour elle de la sympathie ou de l'antipathie : dans tous les cas cela diminue sa concentration. S'il y a sympathie, son attention est partagée : s'il y a antipathie, il souffre. Si l'étranger est un incrédule qui ait des soupçons sur la bonne foi du somnambule, ou qui se moque intérieurement de ce qu'il voit, le somnambule se trouble, il perd sa lucidité. Si plusieurs témoins environnent le somnambule et s'occupent de lui, le fluide de chacun d'eux agit sur son organisation, et comme ces divers fluides ne sont point en harmonie, il en éprouve des effets discordans. Si l'on n'a autour de soi que des personnes qui désirent la guérison du malade, qu'on les magnétise toutes pour les mettre en rapport, et que toutes soient en bonne santé, le somnambule pourra n'en être nullement inquiété; mais on empêchera difficilement que plusieurs des spectateurs ne s'occupent souvent d'autre chose que de lui. Or, chaque fois qu'ils s'occuperont d'autre chose, ils rompront le rapport, et ces interruptions produisent des secousses qui dérangent la marche tranquille du somnambulisme. Quelquefois parmi les spectateurs il

se trouve quelqu'un qui inspire au somnambule une
affection particulière, et qui va jusqu'à l'exaltation;
et cela le détourne de s'occuper de lui-même :
la volonté du magnétiseur n'étant plus seule agissante, il n'exerce plus le même empire, et le somnambulisme prend un caractère désordonné. La
plupart des somnambules, même entre les mains
de bons magnétiseurs, ont perdu une partie de leurs
facultés parce qu'on les a laissés voir successivement
à plusieurs personnes.

J'ai dit, à la fin du chapitre précédent, que dans
un traitement magnétique il ne devait y avoir qu'une
seule volonté agissante, à laquelle toutes les autres
seraient subordonnées. C'est surtout lorsqu'on a des
somnambules que l'observation de cette règle est
essentielle. M. de Puységur n'a pas manqué d'en
avertir ; et cependant plusieurs magnétiseurs instruits n'y font pas toujours assez d'attention. Quant
à ceux qui essaient pour la première fois, il est
presque impossible qu'ils en sentent l'importance,
et que le désir même de s'éclairer sur les moyens
de faire plus de bien ne les écarte pas de la route
qui les conduirait le plus sûrement à leur but.

Je crois devoir entrer dans quelques détails à ce
sujet.

Lorsqu'une personne qui n'a point d'expérience
obtient pour la première fois quelques-uns des effets
singuliers qui précèdent ordinairement le somnam-

bulisme lucide, elle pense qu'il lui serait utile de connaître un magnétiseur exercé; si elle peut en découvrir un, elle le prie de venir assister aux séances, pour lui donner des conseils. Cette conduite qui est inspirée par un motif très-louable, exige pourtant des précautions, et je ne puis indiquer ces précautions qu'en appelant l'attention sur deux phénomènes dont un grand nombre d'expériences magnétiques démontrent la réalité.

1° Les somnambules, ou les personnes qui sont dans l'état magnétique, sentent l'influence de ceux qui les approchent, surtout si ceux-ci ont une volonté active.

2° Les personnes qui ont l'habitude de magnétiser émettent naturellement le fluide hors d'elles, et agissent fortement, même sans intention déterminée, sur celles qui sont dans l'état magnétique.

Il suit de là que la présence d'un magnétiseur n'est jamais indifférente, et que dans certaines circonstances elle peut être plus nuisible que celle d'un simple curieux. Si le magnétiseur désapprouve quelques-uns de vos procédés, s'il contrarie votre action d'une manière quelconque, il fera mal à votre somnambule. Toutefois cet inconvénient peut être évité s'il en est prévenu, s'il est attentif sur lui-même, et si de votre côté vous prenez les précautions nécessaires.

Lors donc que, désirant prendre les conseils

d'un magnétiseur, vous l'aurez appelé pour qu'il voie votre somnambule, il faut que ce magnétiseur se mette en rapport avec vous, qu'il soumette sa volonté à la vôtre, qu'il se garde bien d'agir par lui-même, qu'il ne s'occupe que de concourir au bien que vous voulez faire, qu'il ne cherche point la raison des procédés que vous employez, qu'il ne prétende nullement vous diriger, que rien de lui n'arrive à votre somnambule que par vous. Lorsque la séance sera finie, ce magnétiseur pourra vous faire ses observations, vous donner ses conseils, et, après avoir réfléchi sur les principes qu'il vous aura donnés, vous pourrez vous les approprier et en faire usage.

J'ai raconté dans mon *Histoire critique*, tom. I, chapitre IV, ce qui m'arriva la première fois que je produisis le somnambulisme. J'étais bien novice. J'invitai un magnétiseur, élève de Mesmer, et qui avait beaucoup de force, à m'indiquer les moyens de faire parler mon somnambule ; il vint le voir, il ne le toucha point, et cependant il exerça sur lui une telle influence, que la marche du somnambulisme fut entièrement dérangée, et que mon jeune somnambule, qui aurait été dans quelques jours de la clairvoyance la plus extraordinaire, cessa de développer ses différentes facultés, pour acquérir subitement celle de s'exprimer par des paroles, et qu'il ne fit plus aucun progrès. Puisse l'instruction que je donne aujourd'hui faire éviter aux autres les nombreuses fautes que j'ai commises avant ne m'être éclairé par ma propre expérience !

Je pourrais entrer ici dans beaucoup de détails sur le caractère essentiel du somnambulisme, sur la cause générale des innombrables modifications qu'il présente, sur ce qui le distingue des états de veille, de sommeil, de délire, et sur les passages de l'un de ces états à l'autre; mais j'ai résolu de m'abstenir de toute théorie et de me borner à donner les préceptes que je crois vrais, sans expliquer les raisons qui me les ont fait adopter. Je dirai donc tout simplement :

Si votre malade devient somnambule, n'ayez auprès de vous que le témoin que vous avez admis dès le commencement, et qui est en rapport avec vous. Refusez absolument de le montrer à des curieux, et ne laissez approcher personne de lui que dans le cas où cela serait utile, et avec les précautions que j'indiquerai bientôt. Ne lui faites que des questions relatives à sa santé, et graduez ces questions de manière à ne pas le fatiguer. Ne cherchez point à voir des merveilles; défendez-vous surtout de la fantaisie de raconter celles que vous aurez vues. Vous pourrez vous donner cette satisfaction quand le traitement sera fini ; mais jusqu'alors vous ne devez songer qu'à la guérison.

Si votre somnambule se prescrit des remèdes,

vous combinerez avec lui les moyens qu'il faut prendre pour le déterminer à les faire lorsqu'il sera
éveillé.

Si parmi ces remèdes il en est que vous ne puis-
siez vous procurer, ou dont l'emploi présente de
trop grandes difficultés, vous l'engagerez à en substituer d'autres. S'il vous demandait de le magnétiser à une heure ou dans une circonstance où cela
ne vous serait pas possible, vous lui expliqueriez
les raisons qui s'y opposent, et vous le détermine-
riez à chercher le moyen de suppléer à votre présence dans le moment où il croit qu'elle lui serait
nécessaire.

Il est des somnambules qui, après avoir annoncé
que leur état est extrêmement grave, le considèrent
avec une sorte d'indifférence, et ne veulent pas se
donner la peine de chercher le remède. Il en est
d'autres qui éprouvent de la répugnance à examiner leur mal; la vue du désordre qu'ils aperçoivent dans leurs organes intérieurs les effraie. Si ce
cas se présente, vous ne partagerez point les craintes de votre somnambule; vous emploierez la puissance de votre volonté pour le déterminer à porter
l'examen le plus scrupuleux sur sa maladie, à considérer sans effroi l'intérieur de son corps, comme
si son corps lui était étranger, à faire des efforts
pour découvrir les moyens de guérison. Si vous avez
du calme, si vous savez vouloir, votre somnambule

vous obéira certainement, il se rassurera, il vous
expliquera le danger actuel et les moyens d'y remédier : peut-être ne réussirez-vous pas à le guérir, mais vous lui procurerez tout le soulagement
possible, et vous saurez à quoi vous devez vous
attendre : ne perdez pas l'espérance lors même
qu'il vous affirmerait que sa maladie est incurable :
on a vu souvent des somnambules dire dans les premières séances qu'il était impossible de les arracher à la mort, et trouver ensuite les moyens de
se rétablir.

Lorsque votre somnambule vous fera la description de sa maladie, vous l'écouterez sans l'interrompre : vous lui demanderez ensuite de vous exposer plus clairement et plus en détail ce que vous
n'aurez pas bien compris : vous l'interrogerez sur
les choses qu'il est nécessaire que vous sachiez pour
le bien conduire, mais vous n'irez pas au-delà. Ne
lui faites point de questions anatomiques : il sent
où est le siége de son mal : il voit la lésion qui
existe dans une partie; mais il est rare qu'il voie
la situation, la forme et le tissu des organes, surtout de ceux qui ne sont point attaqués. Si vous le
faites parler là-dessus, vous n'obtiendrez de lui que
des aperçus vagues et peut-être erronés. Il ne se
trompera ni dans l'annonce d'une crise, ni dans
l'indication d'un remède, ni dans celle des effets
que ce remède doit produire; mais il pourrait bien

vous donner des explications d'autant plus ridi-
cules que vous l'écouteriez avec plus d'intérêt. Ce
n'est point pour dissiper vos doutes que vous interrogez votre somnambule, car vous ne devez
point avoir de doutes, et si vous en aviez vous
magnétiseriez fort mal; ce n'est pas non plus pour
satisfaire votre curiosité, car elle vous détournerait
de l'objet principal; ce n'est pas enfin pour acquérir
des connaissances de physiologie, d'anatomie ou de
médecine, car ce que dit un somnambule ne peut
s'appliquer qu'à lui. Bornez-vous à savoir ce qui
est nécessaire pour sa guérison, et prenez garde de
ne pas laisser errer son imagination sur des objets
étrangers. S'il s'occupe de personnes absentes, ra-
menez-le à ce qui le regarde, sans vous émerveiller
de la faculté qu'il a de voir à distance, et sans chercher de nouvelles preuves de cette faculté.

Il y a des circonstances qui autorisent le magnétiseur à admettre quelqu'un à son traitement; il y
en a même qui lui en font un devoir. Je vais en
citer des exemples, et dire comment on doit se
conduire dans ces cas-là.

Si votre somnambule vous parle souvent d'une
personne qui l'intéresse, qu'il vous prie de l'amener
auprès de lui, et que vous n'y voyiez aucun inconvénient, vous céderez à ses désirs. Ainsi une femme
somnambule pourra se montrer continuellement
occupée de sa fille, dont l'état de santé l'inquiète,

et à qui elle veut donner des conseils ; vous ne vous refuserez point à la faire entrer et à la mettre en rapport ; j'en dis autant pour son mari, pour une amie intime, etc.

Si votre somnambule donne des preuves d'une lucidité remarquable, et qu'il vous affirme qu'il est en état de connaître la maladie d'un autre comme la sienne, et que cette consultation ne le fatiguera point, vous pouvez y consentir, pour rendre service à une personne qui le désire et qui a de la confiance. Mais ces consultations doivent être rares, et l'on ne doit jamais se permettre d'en faire deux le même jour. On doit éviter aussi de confier à la fois au somnambule la direction de plusieurs malades. Il serait difficile qu'il prît à tous le même intérêt, qu'il s'identifiât alternativement avec chacun d'eux, et qu'il les conduisît bien. Au reste, cela dépend des facultés du somnambule (1). Dans tous les cas il faut prendre garde de ne pas le fatiguer.

Avant de présenter un malade à votre somnambule, vous lui ferez toucher quelque chose que ce malade aura porté, pour qu'il vous dise s'il n'éprouve point de répugnance, et s'il ne voit aucun

---

(1) La sensibilité, la clairvoyance, la capacité d'attention, diffèrent prodigieusement dans les divers somnambules, et dans le même somnambule à diverses époques.

danger à se mettre en communication avec lui. Quand vous aurez introduit le malade, vous exige- rez qu'il ne parle que de sa santé; et si la conver- sation prenait une autre tournure, vous vous y op- poseriez.

Vous ne permettrez pas qu'on donne à votre som- nambule des marques de reconnaissance; il faut qu'il ne soit mû par aucun autre intérêt que celui de faire du bien.

Vous ne laisserez magnétiser votre somnambule par qui que ce soit; les somnambules qui sont en rapport avec plusieurs magnétiseurs finissent par perdre leur lucidité.

Si des affaires indispensables vous forçaient à interrompre le traitement de votre somnambule, vous vous entendriez avec lui pour trouver quel- qu'un qui pût vous remplacer. Si l'interruption ne devait être que de quelques jours, le magnétiseur qui vous remplacerait n'agirait qu'en votre nom, d'après vos vues et votre méthode, et sous votre direction. Si l'interruption devait être longue, vous lui céderiez entièrement votre somnambule.

Si votre somnambule a des caprices, vous vous y opposeriez en lui exprimant votre volonté, sans discussion, sans dispute. Vous ne devez jamais vous laisser dominer par lui; vous devez lui céder dans tout ce qui est pour son bien, et résister à ses fantaisies. Vous êtes pour lui une Providence attentive et bienveillante, mais juste et inflexible.

Si votre somnambule a des peines morales qui aggravent sa maladie, vous chercherez avec lui le moyen de les alléger ; vous le consolerez et vous profiterez de sa confiance pour adoucir ses chagrins et pour en détruire la cause. S'il avait quelques inclinations que vous désapprouvassiez, vous emploieriez votre ascendant sur lui pour les vaincre.

Vous éviterez avec le plus grand soin de pénétrer les secrets de votre somnambule, lorsqu'il n'est pas évidemment utile pour lui que ces secrets vous soient connus. Je n'ai pas besoin d'ajouter que si votre somnambule vous dit des choses qu'il ne vous dirait pas dans l'état de veille, vous ne vous permettrez jamais d'en faire confidence à qui que ce soit, pas même à votre ami le plus intime.

J'ai dit que si le somnambule se prescrivait des remèdes qui parussent contraires à son état, le magnétiseur ne devait pas s'en rapporter à son premier aperçu ; je dois insister sur ce point.

Il est infiniment rare qu'un somnambule s'ordonne un remède qui lui serait nuisible, et même qu'il se trompe sur les doses ; cependant cela peut arriver, car il y en a des exemples ; et quand cela n'arriverait qu'une fois sur mille, ce serait toujours une raison de prendre les plus grandes précautions.

Je vais exposer les causes possibles des méprises, et le moyen d'en prévenir les conséquences.

L'état de somnambulisme n'est pas toujours accompagné d'une clairvoyance parfaite, et cette clairvoyance, lorsqu'elle se manifeste de la manière la plus surprenante, est souvent relative à un certain ordre d'idées, et variable dans son intensité. Pour qu'elle s'exerce, il faut que le somnambule concentre ses facultés sur un seul objet, sans distraction, sans trouble, sans qu'une influence étrangère dérange la marche de son intelligence. Il faut que l'intérêt qu'il prend à ce dont il s'occupe le détermine à faire des efforts d'attention, à vaincre sa paresse, à s'affranchir de tous les préjugés de l'état de veille. On me dira que l'intérêt que le somnambule prend à sa santé doit l'emporter sur tout; qu'il doit voir son propre corps plus distinctement que toute autre chose, et que s'il existe en lui une faculté instinctive, c'est sur ses besoins qu'elle doit s'exercer. Cela paraît devoir être, et cependant cela n'est pas toujours.

Plusieurs somnambules aiment mieux s'occuper des autres que d'eux-mêmes, soit par un excès de bienfaisance, soit par vanité. D'autres répugnent à examiner leur maladie et les suites qu'elle peut avoir; d'autres enfin paraissent attacher peu de prix à leur guérison; ils pensent qu'ils seront plus heureux lorsque leur âme sera affranchie des liens

de la matière. Le magnétiseur, au lieu de s'émerveiller de cette sorte d'exaltation, doit employer
toute la puissance de sa volonté à la faire cesser, et
à déterminer le somnambule à s'occuper uniquement de sa santé. Tout ce que j'ai dit dans ce chapitre tend à faire sentir l'importance de ces principes, et si mes lecteurs m'accordent de la confiance, ils se garantiront de l'enthousiasme, qui est
bien plus dangereux que l'incrédulité.

Mais en supposant qu'un somnambule ne s'occupe
que de son état physique et de sa guérison, en supposant que sa clairvoyance soit réelle, et qu'il parle
d'après ses sensations actuelles, et non d'après des
préjugés antérieurs, il peut encore se tromper dans
le traitement qu'il se prescrit, et cela tient à une
cause sur laquelle il est essentiel d'appeler l'attention.

Il arrive souvent qu'un malade qu'on a mis en
somnambulisme est atteint à la fois de plusieurs
maladies très-dangereuses, et que le traitement
qui conviendrait à l'une ne convient pas à l'autre.
Le somnambule s'occupe d'abord de l'organe le
plus affecté, de la maladie la plus grave et la plus
douloureuse; il fixe son attention sur ce qui l'inquiète
le plus, et se prescrit des remèdes en conséquence,
sans examiner s'ils ne sont pas nuisibles d'ailleurs.
J'en ai vu dernièrement un exemple. Une somnambule, qui avait la poitrine attaquée et l'estomac

absolument délabré, s'est ordonné pour son estomac un remède qui aurait probablement aggravé
la maladie de poitrine. Le magnétiseur lui a fait
des observations ; elle est convenue que ces observations étaient justes ; elle a différé l'emploi du
remède qu'elle s'était ordonné, et quinze jours après
elle s'est écriée d'elle-même : « Oh ! que je suis
» heureuse que vous m'ayiez détournée de prendre
» le remède auquel j'avais pensé ; maintenant l'état
» de ma poitrine me permet d'en faire usage. » Elle
s'est en effet guérie ; elle ne le serait pas si le magnétiseur eût été moins prudent. Règle générale : lorsqu'un somnambule est affecté de plusieurs maux, il
est naturellement porté à fixer son attention sur celui
qui lui paraît le plus grave.

Voici maintenant les précautions par lesquelles
on est assuré de prévenir les dangers qui peuvent
naître de trop de précipitation ou d'une aveugle
confiance.

Si votre somnambule se prescrit un remède qui
vous paraisse contraire à son état, vous lui ferez
vos objections, vous l'engagerez à examiner successivement, et avec la plus grande attention,
l'état de ses organes, et à vous en rendre compte ;
vous lui demanderez de vous expliquer les motifs
qui l'ont déterminé à choisir tel ou tel remède, et
de vous décrire avec précision les effets qu'il en
attend. Vous lui présenterez le remède, vous le lui

ferez toucher et goûter; vous lui demanderez de vous indiquer la dose, non-seulement par le nom d'une mesure ou d'un poids, mais en vous montrant la quantité dont il veut faire usage. Si, après toutes ces précautions, il persiste, vous pouvez vous en rapporter à lui.

Il me semble impossible que, dans l'état de somnambulisme, un individu ait le projet criminel de terminer son existence, et je ne saurais croire qu'après avoir soigneusement examiné une substance délétère, il ne la repousse pas. Cependant s'il arrivait que la prescription du somnambule présentât un danger imminent pour sa vie, il est évident que le magnétiseur ne devrait pas s'y conformer. Des preuves réitérées d'une grande clairvoyance et d'une grande pureté d'intention sont sans doute des motifs de confiance bien puissans; mais elles ne nous donnent point cette entière certitude qui peut seule nous autoriser à faire usage d'un moyen occulte dans le cas où une erreur aurait des conséquences funestes (1).

---

(1) Une épileptique, qu'on traitait par le magnétisme à la Salpêtrière, a indiqué, comme le seul moyen de la guérir, d'exciter chez elle, dans les circonstances les plus critiques, et par des moyens violens, une frayeur qui devait naturellement mettre sa vie dans le plus grand danger. Elle a pendant trois mois persisté à demander la même chose; on s'est enfin décidé à suivre son avis, et on a obtenu la guérison. Mais ceux

Les somnambules s'ordonnent souvent des remèdes dont ils ont entendu parler, ou dont ils ont autrefois fait l'essai, et auxquels on pourrait en substituer d'autres beaucoup plus efficaces. On doit alors appeler leur attention sur ce qui paraît mieux convenir, et discuter les motifs de leur choix.

Je pourrais ajouter beaucoup de choses sur la direction des somnambules, mais je crois qu'elles se déduisent naturellement des principes que j'ai établis.

Je reviens à la manière d'employer les procédés lorsqu'on a produit le somnambulisme.

Le somnambule indique toujours les procédés qui lui conviennent; ainsi il ne peut y avoir d'incertitude là-dessus. Quelquefois ces procédés sont très-pénibles et très-fatigans pour le magnétiseur; ils exigent de sa part de la patience, du courage et du dévouement; et pourtant ils sont indispensables pour développer et terminer heureusement une crise essentielle à la guérison; mais cela est assez rare. La plupart du temps la nature travaille seule

---

qui ont pris ce parti étaient d'habiles médecins; ils connaissaient l'état désespéré de la malade; ils ne l'avaient jamais vue se tromper; ils jugeaient que la secousse indiquée pouvait produire une crise salutaire qu'on n'aurait pu obtenir par aucun autre moyen, et leur profession les autorisait à calculer les chances de danger et de succès. Un magnétiseur non médecin n'aurait pu prendre sur lui une telle responsabilité.

pendant le somnambulisme, et l'on n'a besoin que
de tenir les pouces au somnambule, ou de lui poser
la main sur les genoux, ou même de s'occuper de
lui.

Il ne faut le magnétiser qu'autant de temps qu'il
le juge utile; aux jours et aux heures qu'il indique.
S'il est essentiel de ne point interrompre une crise
commencée, il est souvent nuisible de la prolonger
au-delà du temps nécessaire.

Il est des somnambules qui craignent l'impression d'une lumière trop vive : j'en ai vu même qui
se faisaient mettre un bandeau; mais il en est d'autres qui éprouvent de la fatigue par la clôture des
paupières, et qui demandent qu'on leur ouvre les
yeux; le magnétiseur y réussit en faisant sur les
yeux des passes en travers, sans que cela diminue
l'intensité du somnambulisme. Le somnambule
semble alors être dans l'état naturel; mais il faut
veiller sur lui avec les précautions qu'il indique. Il
est des cas où ce somnambulisme non apparent peut
être fort utile, comme nous le verrons bientôt.

Lorsqu'on veut demander quelque chose au somnambule, il faut exprimer sa volonté par des paroles. Les bons somnambules entendent la volonté
sans qu'on leur parle. Mais pourquoi employer ce
moyen sans nécessité? C'est une expérience; et l'on
doit s'être fait une loi de s'interdire toute expérience. Je conviens qu'il y a des cas où il est utile

d'employer la seule influence de la volonté. Par exemple, vous aurez auprès de vous un tiers, et vous verrez votre somnambule, qui se croit seul avec vous, disposé à dire des choses que ce tiers ne doit pas savoir; vous lui imposerez silence par votre volonté.

Lorsqu'en terminant la séance vous voudrez réveiller votre somnambule, vous ferez d'abord des passes sur les jambes pour dégager la tête, ensuite vous ferez quelques passes en travers sur les yeux pour les ouvrir, en disant au somnambule : *Réveillez-vous*. Souvent les yeux restent encore fermés après le réveil ; vous ferez cesser cet état en passant plusieurs fois et avec patience les doigts en travers sur les yeux. Puis vous écarterez le fluide de la tête, et même du reste du corps, par des passes en travers faites à distance, comme pour chasser et secouer le fluide au dehors. Vous aurez grand soin de ne cesser que lorsque votre somnambule sera parfaitement éveillé.

Il est de la plus grande importance d'établir une ligne de démarcation bien prononcée entre l'état de somnambulisme et celui de veille. Le somnambule, quand il est éveillé, ne doit rien conserver, absolument rien, des sensations qu'il éprouvait, ni des idées qui l'occupaient en somnambulisme. Le somnambulisme prolongé au-delà du temps nécessaire donne une susceptibilité nerveuse qui a les plus grands inconvéniens; il doit cesser après la guérison. S'il continuait et se renouvelait spontanément, il serait lui-même une maladie.

J'ai déjà averti qu'il fallait, autant que possible, laisser ignorer au malade qu'il était somnambule, et que, hors certains cas fort rares, il ne fallait jamais lui répéter ce qu'il avait dit. Cela établirait entre les idées de la veille et celles du somnambulisme, une relation qui est contraire à l'ordre naturel, et qui altère également les facultés habituelles et les facultés somnambuliques. Si vous avez su donner de l'empire à votre volonté, votre malade ne s'informera de rien de ce que vous croyez devoir lui laisser ignorer.

Les somnambules parfaitement isolés, et dont les facultés intérieures ont acquis beaucoup d'énergie, se trouvent souvent dans une disposition dont on peut tirer le plus grand parti, pour leur faire suivre un régime ou pour leur faire exécuter des choses utiles pour eux, mais contraires à leurs habitudes ou à leurs inclinations. C'est que le magnétiseur peut, après en être convenu avec eux, leur imprimer, pendant le somnambulisme, une idée ou une volonté qui les détermineront dans l'état de veille, sans qu'ils en sachent la cause. Ainsi le magnétiseur dira au somnambule : « Vous rentrerez chez vous à telle heure; vous n'irez point ce soir au spectacle; vous vous couvrirez de telle manière ; vous ne ferez aucune difficulté de prendre tel remède ; vous ne prendrez point de liqueurs, point de café ; vous ne vous occuperez plus de tel objet ; vous chasserez telle crainte ; vous oublierez telle chose, etc. Le somnambule sera naturellement porté à faire ce qui lui a été prescrit ; il s'en souviendra sans se douter que c'est un souvenir ; il aura de l'attrait pour ce que vous lui avez conseillé, de l'éloignement pour ce que vous lui avez interdit. Profitez de cet empire de votre volonté uniquement pour le bien du malade, et de concert avec lui. Votre volonté n'agit probablement qu'en modifiant la sienne ; et vous pourriez obtenir de lui des choses indifférentes auxquelles il se prêterait pour vous faire plaisir ; mais ce serait agir contre l'esprit et le but du magnétisme.

On profite souvent de l'heure du somnambulisme pour faire prendre au malade un remède pour lequel il a de la répugnance. J'ai vu une dame, qui avait de l'horreur pour les sangsues, s'en faire appliquer aux pieds pendant le somnambulisme, et dire à son magnétiseur : « Défendez-moi maintenant de regarder mes pieds lorsque je serai éveillée. » En effet, elle ne s'est jamais doutée qu'on lui eût posé des sangsues.

Plusieurs somnambules sont doués d'une adresse inconcevable, et peuvent se faire eux-mêmes certaines opérations aussi bien que le meilleur chirur-

gien. Je connais une dame qui, dans l'état de somnambulisme, s'est ouvert un dépôt au-dessous du
sein, et a pansé la plaie jusqu'à la guérison.

Cette adresse des somnambules peut être utile à
d'autres comme à eux, surtout lorsqu'elle est accompagnée de clairvoyance; il est même des cas
où elle peut rendre les plus grands services. Je citerai à ce sujet une sage-femme qui, étant devenue
somnambule dans une maladie pour laquelle elle
s'était fait magnétiser, a conservé les mêmes facultés depuis sa guérison. Lorsqu'elle est appelée pour
exercer sa profession, si la circonstance lui paraît
présenter quelques difficultés, elle va trouver son
magnétiseur, qui la met en somnambulisme et lui
ouvre les yeux. Elle m'a affirmé que, dans cet état,
elle agissait avec beaucoup plus d'adresse, de force
et de sûreté. C'est ainsi qu'elle a très-heureusement
délivré, au mois de janvier dernier, une femme
grosse de trois enfans, et dont l'état était fort
dangereux.

Parmi les phénomènes qu'a souvent présentés le
somnambulisme, il en est un dont on peut, dans
certaines circonstances, tirer le plus grand avantage : c'est celui de l'insensibilité absolue. On a vu
beaucoup de somnambules qu'on pouvait pincer et
piquer très-fortement sans qu'ils le sentissent. Une
des somnambules qu'on a eues à la Salpêtrière n'é-
prouvait aucune impression d'un flacon d'alcali-

volatil qu'on lui mettait sous le nez ; et lorsqu'on
a fait à l'Hôtel-Dieu des expériences sur le magnétisme, on a appliqué le moxa à deux somnambules
qui ne se sont point réveillés. On a conclu de ces
expériences dangereuses, que si une opération chi-
rurgicale est nécessaire à un malade susceptible
de somnambulisme, on peut la faire sans causer de
la douleur, et cela est vrai dans certains cas. Mais
quoique cette insensibilité se soit montrée chez presque tous les somnambules qu'on a vus à l'Hôtel-
Dieu et à la Salpêtrière, il s'en faut de beaucoup
qu'elle soit générale ; je pense même qu'elle n'aurait jamais lieu si on ne chargeait pas trop, et si
on avait soin d'entretenir l'harmonie. Mes somnambules ne me l'ont jamais présentée ; leur sensibilité était au contraire plus délicate que dans l'état
de veille, le contact d'un corps non magnétisé leur
était désagréable, et l'attouchement d'une personne
étrangère leur faisait beaucoup de mal. J'ai même
la certitude que des somnambules ont éprouvé des
convulsions et se sont réveillés pour avoir été tou-
chés brusquement par quelqu'un qui n'était point
en rapport.

Je sais qu'un magnétiseur peut à volonté paraly-
ser tel ou tel membre de son somnambule ; mais
c'est une expérience qu'on ne doit jamais se permettre. Au reste, si un malade qu'on a rendu somnambule a besoin qu'on lui fasse une opération dou-

loureuse, on saura de lui si cette opération doit
être faite pendant le somnambulisme ou pendant la
veille, et quelles précautions il faut prendre pour
le succès.

L'insensibilité absolue des organes des sens et de
ceux du mouvement, réunie à l'exaltation du sentiment et de la pensée, annonce quelquefois que la
vie se retire vers le cerveau et vers l'épigastre.
L'âme semble alors se dégager des organes, et le
somnambule devient indépendant de la volonté du
magnétiseur.

Cet état, auquel on a donné le nom d'extase ou
d'exaltation magnétique, et que plusieurs auteurs
allemands ont considéré comme le stade le plus
élevé du magnétisme, est infiniment dangereux. On
ne peut réveiller subitement celui qui s'y trouve,
et si l'on y parvenait, il resterait dans un état de
faiblesse excessive, et peut-être de paralysie, qu'on
ne ferait cesser qu'à force de travail. Je ne saurais
donc trop recommander aux magnétiseurs de s'opposer au développement de cette crise; je crois
même qu'elle ne se présentera presque jamais, si
on n'occupe le somnambule que de sa santé, et si
l'on a soin de dégager la tête et de rétablir l'harmonie lorsqu'on voit que les membres se refroi-
dissent et deviennent insensibles. Je reviendrai plus
tard sur ce sujet.

Les détails dans lesquels je suis entré me pa-

raissent suffisans pour faire connaître le somnambulisme, tel qu'il se présente fréquemment à la
suite des traitemens magnétiques, et pour indiquer
les moyens de le diriger vers un but utile, et d'en
éviter les inconvéniens. J'ai dit assez clairement
que cette crise pourrait devenir aussi funeste si
l'on contrariait la nature, qu'elle serait salutaire
si on avait la sagesse de l'écouter et de la seconder. Je sais qu'on peut citer quelques exemples de
succès obtenus par une hardiesse imprudente ; mais
ces exemples sont rares ; une sage réserve ne peut
jamais nuire, et lorsqu'on s'en écarte on s'expose
aux plus grands dangers. Il ne reste donc rien d'essentiel à dire sur l'application du somnambulisme
au traitement des maladies ; et lorsque j'ai commencé à écrire ce chapitre, il n'entrait pas dans
mon plan d'aller au-delà (1). J'avais résolu de passer
sous silence les phénomènes extraordinaires ; j'avais
pensé que ceux qui n'en avaient pas vu d'analogues
me regarderaient comme un visionnaire, et que
non-seulement cette réputation serait affligeante

---

(1) Les divers somnambules présentent des phénomènes
très-différens ; et le seul caractère distinctif et constant du
somnambulisme, c'est l'existence d'un nouveau mode de perception. Ainsi il est des somnambules isolés, d'autres qui ne
le sont pas ; il en est qui sont mobiles comme des aimans,
d'autres n'ont que des facultés intérieures ; il en est chez lesquels toutes les sensations sont concentrées à l'épigastre,

pour moi, mais qu'elle pourrait encore mettre
obstacle au bien que je voudrais faire; car on ne
se guide pas plus par les conseils d'un homme sujet aux illusions que par ceux d'un homme qui
manque de bonne foi. Mais, après y avoir réfléchi,
j'ai cru devoir céder à des considérations plus importantes, et m'élever au-dessus des craintes de
l'amour-propre. Je me décide donc à parler d'un
état fort singulier, parce qu'il peut se présenter à
d'autres, comme il s'est présenté à moi et à plusieurs de mes amis, et qu'il est essentiel de le connaître pour ne pas le confondre avec l'exaltation
dont j'ai montré le danger, et pour ne pas en contrarier le développement.

Je vais d'abord décrire l'espèce de somnambulisme dont je veux parler. Je dirai ensuite comment on doit se conduire avec ceux qui y sont parvenus, si l'on veut en tirer quelque avantage pour
eux et pour soi-même.

Dans cet état la circulation est régulière, la chaleur est égale par tout le corps, et les membres

---

d'autres font usage de quelques-uns de leurs sens; il en est
enfin qui, après le réveil, conservent pendant un certain
temps le souvenir des impressions qu'ils ont reçues et des
idées qu'ils ont eues en crise. J'ai dû me borner à exposer ce
qui a lieu le plus communément, et à enseigner ce qu'il faut
savoir pour seconder la nature, et pour tirer du somnambulisme les plus grands avantages.

conservent leur sensibilité. Le somnambule est tellement en rapport avec son magnétiseur qu'il lit dans sa pensée, mais il ne reçoit aucune impression par les organes des sens. Ce ne sont plus les sensations qui produisent des idées; ce sont au contraire les idées qui produisent des sensations. Dans l'état ordinaire tout part de la circonférence pour arriver au centre, dans celui-ci tout part du centre pour aller à la circonférence, et cette circonférence s'étend quelquefois à des distances illimitées. Mais ce n'est pas encore là ce qui caractérise le degré de somnambulisme dont je parle; c'est l'indifférence absolue pour ce qui tient aux objets terrestres, aux intérêts de fortune ou de réputation; c'est l'absence des passions et des opinions par lesquelles on est dominé dans l'état de veille, et même de toutes les idées acquises, dont on peut bien conserver le souvenir, mais auxquelles on n'attache plus d'importance; c'est le peu d'intérêt qu'on prend à la vie; c'est une nouvelle manière de voir les objets; c'est un jugement prompt et direct accompagné d'une intime conviction. Le somnambule semble avoir perdu les facultés par lesquelles nous nous dirigeons, les impressions et les notions qui viennent du dehors n'arrivent plus jusqu'à lui; mais, pendant ce silence de ce qui est étranger à son âme, il sent se développer en lui-même une nouvelle lumière dont les rayons peuvent se porter sur tout ce qui est pour lui d'un intérêt réel. En même temps le sentiment de la conscience s'éveille et détermine seul le jugement qu'il doit porter. Ainsi le somnambule possède à la fois le flambeau qui l'éclaire et la boussole qui le dirige. Ce flambeau et cette boussole ne sont point le produit du somnambulisme; ils sont toujours en nous; mais les distractions du monde, les passions, et surtout l'orgueil et l'attachement aux choses périssables, nous empêchent d'apercevoir l'un et de consulter l'autre.

Lorsque le somnambule est arrivé à ce degré d'isolement, sa manière de s'énoncer est presque toujours différente de celle qu'il a dans l'état de veille; sa diction est pure et simple, élégante et précise; son accent n'a rien de passionné; tout annonce chez lui un état de calme, une vue distincte de ce dont il parle, et une entière conviction; on n'aperçoit dans ses discours pas la moindre teinte de ce qu'on nomme exaltation ou enthousiasme, et j'insiste sur ce point, parce que ceux qui ont parlé de cet état sans l'avoir observé ont supposé qu'il avait un caractère opposé à celui qu'il a réellement, et qui sert même à le distinguer.

Dans cette nouvelle situation, l'esprit est rempli d'idées religieuses dont il ne s'était peut-être jamais occupé; il voit partout l'action de la Providence; cette vie ne lui paraît qu'un voyage pendant lequel nous devons recueillir ce qui nous est nécessaire pour notre éternelle demeure. L'indépendance de l'âme, la liberté de l'homme, l'immortalité sont pour lui des vérités évidentes. Il est convaincu que Dieu nous entend, et que la prière est le moyen le plus efficace pour obtenir son secours, et pour réussir à écarter les malheurs qui nous menacent, ou du moins à les faire tourner à notre profit. L'attention à offrir à Dieu les travaux dont on est chargé, comme les peines qu'on éprouve, lui paraît un moyen de les convertir en bonnes œuvres. La charité est pour lui la première des vertus, celle qui nous facilite les moyens d'expier nos fautes, et qui suffit souvent pour les faire pardonner. Il en est tellement pénétré qu'il s'oublie lui-même pour les autres, et que nul sacrifice ne lui coûte pour faire du bien. Ce sentiment de bienveillance s'étend à tous, et il fait des vœux pour ceux qui ont les opinions les plus opposées aux siennes. Quelquefois la prodigieuse différence qu'il aperçoit entre sa nouvelle manière d'envisager les objets et celle qu'il avait dans l'état de veille, les nouvelles lumières qui l'éclairent, les nouvelles facultés dont il se trouve doué, l'immensité de l'horizon qui s'ouvre devant ses yeux lui persuadent qu'il est inspiré; ce qu'il dit lui semble dicté par une voix intérieure, ce qu'il voit lui est montré; il se regarde comme l'organe d'une intelligence supérieure, et il n'en tire aucune vanité. Il se plaît à réfléchir en silence, et il ne vous parle que pour vous dire des choses utiles à votre direction morale.

Heureux l'homme à qui le hasard a fait rencontrer un somnambule de cet ordre; car il n'est aucun moyen de faire naître chez un somnambule ordinaire les facultés que je viens de décrire. C'est une horloge fabriquée par la nature; nous pouvons facilement la déranger, mais nous ne pouvons ni la monter ni la régler, parce que nous n'en connaissons pas les ressorts. Il faut la consulter, et ne pas se permettre d'y toucher pour accélérer ou retarder son mouvement.

Si donc vous voyez se manifester l'état dont je parle, vous écouterez attentivement votre somnambule; vous ne lui ferez aucune question, car, du moment où vous voulez le diriger, vous le faites sortir de la sphère dans laquelle il se trouve; vous détournez ses facultés de l'objet pour lequel elles sont destinées, et vous le transportez dans le champ immense des illusions. La puissance de votre volonté, si forte qu'elle soit, ne saurait le faire voir au-delà du cercle dans lequel il est placé. Si vous mêlez vos idées aux siennes, vos conjectures à ses aperçus, vous troublerez sa clairvoyance : le seul moyen que vous ayiez d'en favoriser le développement et l'application, c'est la confiance et la simplicité que vous lui montrez, non par vos paroles, maîs par les dispositions de votre âme, qui n'ont pas besoin d'être exprimées pour être senties et reconnues par lui.

On me dira sans doute : mais où est la preuve que cet état de mon somnambule n'est pas dû à une disposition particulière de son imagination, qui lui fait prendre des idées chimériques pour des notions vraies? Dois-je faire abstraction de ma raison pour lui accorder une aveugle confiance? Et comment m'assurer de la vérité de ce qu'il me dit, si je ne combats ses opinions, pour entendre ses réponses et pour en apprécier la justesse et la valeur?

Voici ce que j'ai à vous répondre. Je suis bien loin de vous conseiller de renoncer à votre raison pour adopter les idées et pour suivre les conseils d'un somnambule; il faut, au contraire, que votre raison, votre bon sens combinent tout, et c'est d'après vous-même que vous devez vous décider. Mais il faut distinguer deux circonstances. Pendant que votre somnambule expose ses idées, vous le laisserez dire sans l'interrompre ; non-seulement vous ne lui ferez aucune objection, mais vous écarterez de votre esprit toutes celles qui se présenteraient à vous; vous ne ferez aucun usage de votre volonté pour l'influencer ou le diriger ; vous ne lui demanderez d'explication de ce qu'il vous a dit qu'autant que vous ne l'auriez pas bien compris; vous ne voudrez savoir que ce qu'il veut de lui-même vous apprendre; vous tâcherez même de ne pas vous étonner de ce qui vous paraît extraordinaire; vous ne chercherez point à pénétrer ce qui vous paraît incompréhensible; vous éviterez par-dessus tout de mettre votre somnambule à l'épreuve, et de prendre des moyens détournés pour vous assurer de sa clairvoyance. Vous l'écouterez avec abandon, confiance et simplicité, comme un enfant écoute les récits que lui fait sa mère pour former son cœur et son intelligence en amusant son esprit : mais après qu'il sera rentré dans l'état ordinaire, et que vous vous serez éloigné de lui, vous récapitulerez tout ce qu'il vous a dit, vous examinerez la liaison de ses idées, vous apprécierez la justesse de ces raisonnemens, vous pèserez le degré d'utilité de ses conseils. Vous pourrez vous étonner alors de la pénétration avec laquelle il a lu dans le fond de votre âme, de la sincérité de ses vœux pour votre véritable bonheur, de l'exactitude qu'il vous a montrée en vous parlant d'un passé qu'il ne connaissait pas, de la probabilité de ses prévisions sur un avenir qu'il vous est utile de connaître; mais cet étonnement ne doit point entraîner votre conviction. Plus un fait est merveilleux, plus il faut craindre d'être séduit par les apparences, se méfier de l'impression qu'elles font d'abord sur nous, et rechercher les circons

tances qui peuvent en donner une explication naturelle. On a vu plusieurs somnambules, lorsque
leurs facultés étaient exaltées, lire dans la pensée,
avoir des prévisions, être exempts de vanité, et
mus seulement par le désir d'éclairer les autres,
et cependant être dupes d'illusions qui se mêlaient
aux aperçus les plus lumineux. Il faut donc vous
assurer que ses opinions ne sont pas produites par
d'anciens souvenirs, par des préjugés de la première jeunesse, par des lectures ou des conversations qui avaient autrefois agi momentanément sur
son esprit, enfin qu'aucune influence extérieure n'a
contribué à donner un caractère particulier à sa
manière d'envisager les objets (1). Si, dans tout
ce qu'il vous est possible de vérifier, vous recon-
naissez évidemment qu'il ne s'est pas trompé, que
la lumière dont il est éclairé n'a point été vacillante,
alors votre confiance sera motivée sur une suite de
faits et d'observations qui déterminent votre raison,

---

(1) Il est des somnambules qui se retracent avec une facilité surprenante les idées qu'il ont reçues dans leur enfance,
et sur lesquels ces idées exercent plus d'empire que celles
qu'ils ont acquises depuis. Une somnambule très-lucide, magnétisée par M. de Lausanne, m'a offert un exemple remarquable de ce phénomène. C'était une femme d'environ quarante ans. Elle était née à Saint-Domingue, d'où elle était
venue en France à l'âge de six ou sept ans, et depuis cette
époque elle ne s'était plus trouvée avec des créoles. Aussitôt

et non sur des discours plus ou moins éloquens, sur des exhortations plus ou moins touchantes, sur des phénomènes inexplicables, mais qui se sont montrés ailleurs, sur des images ou des tableaux plus ou moins propres à vous émouvoir. Ce sera seulement après cet examen, fait avec réflexion et dans la solitude, que vous fixerez votre jugement. Il est essentiel que votre croyance soit appuyée sur des faits bien démontrés pour vous, qu'aucune objection ne puisse désormais se présenter qui n'ait été résolue d'avance, parce que cette croyance, loin d'être une opinion fugitive, doit, à certains égards, décider de votre conduite.

Alors s'il arrive que votre somnambule rentre plusieurs fois de suite dans le même état, vous continuerez à l'écouter, sans le remercier, sans lui donner aucun éloge, mais avec le désir de profiter de ce qu'il vous dira, et peut-être aurez-vous en lui un guide qui ne vous égarera point; il vous convaincra du moins de l'existence d'un ordre de

---

qu'elle était en somnambulisme, elle ne parlait absolument que le patois qu'elle avait appris de la négresse qui l'avait élevée. C'est dans ces souvenirs de l'enfance, dans ce retour vers les premières années de la vie, qu'il faut chercher la cause des opinions de quelques somnambules; il en est qui semblent oublier les notions acquises par le raisonnement et l'observation, en rétrogradant peu à peu vers l'époque où leur esprit était en quelque sorte une table rase.

choses étranger à l'ordre actuel, et vous fera connaître la source de la félicité pure et durable que ne peut ne donner rien de ce qui est hors de nous, et qui est terrestre et passager.

L'espèce de somnambulisme que je viens de décrire est extrêmement rare, et plusieurs personnes jugeront que dans un ouvrage destiné à enseigner l'usage du magnétisme, j'aurais dû m'abstenir d'en parler, parce qu'il est peu probable qu'il se présente à mes lecteurs A cela je réponds que si cet état est rare, c'est notre faute : il suppose sans doute un développement extraordinaire des facultés de l'âme ; mais ce développement a souvent lieu, et presque tous ceux qui ont pratiqué le magnétisme ont été plus ou moins à même de l'observer : s'il n'a pas été suivi de cette lucidité si pure dont j'ai vu des exemples, c'est parce qu'on en a troublé ou dérangé la tendance naturelle. Je suis convaincu que sur dix somnambules qui, livrés à eux-mêmes, seraient parvenus à cet état, il en est neuf qu'on a poussés dans une fausse direction. Leurs étonnantes facultés leur ont alors fait parcourir mille et mille routes dans le vaste domaine de l'imagination. Il en est résulté que, parmi ceux qui ont eu l'occasion de voir ce somnambulisme extraordinaire, les uns l'ont regardé comme la suite d'une communication avec les esprits, les autres comme un don de prophétie, les autres comme l'effet d'une exaltation de l'âme, d'autres enfin comme une démence passagère. Tantôt on y a reconnu les illusions les plus bizarres, sans aucun fondement réel, tantôt un mélange de croyances superstitieuses avec des prévisions très-étonnantes, tantôt un langage métaphorique et des images incohérentes; et l'on a jugé diversement cet état, selon qu'on était plus frappé de ce qu'il offrait de lumineux et de vrai, ou de ce qu'il montrait de ténébreux et d'illusoire. Rien de tout cela n'aurait eu lieu si le somnambule eût été bien dirigé, ou plutôt s'il n'eût pas été égaré par l'ignorance, la vanité, la curiosité de son magnétiseur, si on n'eût pas interrompu l'enchaînement naturel de ses idées pour l'occuper d'objets qui lui étaient absolument étrangers.

La plupart de mes lecteurs jugeront sans doute que je me suis fait illusion sur les phénomènes dont je viens de rendre compte, et je dois m'y attendre d'autant plus que je n'y croyais pas moi-même avant d'en avoir été témoin; je n'en ai reconnu la réalité que fort tard, et long-temps après avoir publié mon *Histoire critique;* mais alors ils se sont plusieurs fois renouvelés sous mes yeux, et j'ai été bien convaincu que je les aurais vus plus tôt si je m'étais conduit avec plus de simplicité. Ceux qui voudront suivre les conseils que j'ai donnés pourront avoir le même bonheur que moi, et cette considération m'a seule déterminé à les instruire des précautions qu'ils ont à prendre pour profiter des circonstances favorables, et pour ne pas laisser échapper une occasion qui ne se présente pas lorsqu'on la cherche, mais qu'on peut saisir lorsqu'on la rencontre.

Je dois avertir encore qu'il est fort rare que cet état se prolonge beaucoup, et que le magnétiseur n'est nullement maître de le reproduire lorsqu'il a cessé de se manifester. Quand le somnambule vous a dit ce qu'il croit essentiel de vous dire, sa clairvoyance cesse, ou du moins elle ne se porte plus sur des notions du même genre. Il faut profiter du moment.

Je ne prétends en aucune manière découvrir les causes des phénomènes dont je viens de rendre compte; chacun peut les expliquer comme il voudra; le plus sage est de ne pas en chercher l'explication, car dans notre état de veille nous pouvons bien reconnaître, par les effets, l'existence d'une faculté nouvelle chez les somnambules, mais nous ne pouvons pas plus en déterminer la nature que les aveugles de naissance ne peuvent concevoir le phénomène de la vision.

On me demandera peut-être si les somnambules dont je parle peuvent nous donner quelques lumières sur les dogmes de la religion, sur le choix entre les diverses formes de culte, et sur certaines questions qui ont malheureusement divisé les hommes. Je pourrais répondre simplement que je ne le crois pas; mais il est trop essentiel de prévenir mes lecteurs contre une curiosité toujours inutile et souvent dangereuse, pour que je n'ajoute pas ici quelques observations aux principes que j'ai déjà posés; ces détails même serviront à faire mieux distinguer l'espèce de somnambulisme sur laquelle j'ai appelé l'attention.

J'ai dit que le somnambule était éclairé par une lumière que notre âme a reçue de Dieu en même temps que l'existence. Cette lumière, antérieure à l'éducation humaine, montre à l'homme ce qui est le fondement de toute religion, comme la conscience lui dévoile ce qui est le fondement de toute morale; mais elle ne lui enseigne pas plus les dogmes révélés que les lois positives.

Quelles sont les vérités qui se montrent avec évidence au somnambule? Ce sont l'existence, la toute-puissance, la bonté du Créateur, l'immortalité de l'âme, la certitude d'une autre vie, la récompense du bien et la punition du mal que nous avons fait dans celle-ci, la providence, la nécessité de la prière et son efficacité, la prééminence de la charité sur les autres vertus : à cela se joint l'idée consolante que ceux qui nous ont précédés sur la terre, et qui ont mérité de jouir du bonheur éternel, entendent nos vœux, prennent intérêts à nous et peuvent être nos intercesseurs

auprès de Dieu ; la conviction intime que Dieu ne
refuse jamais de nous éclairer sur ce qu'il nous importe de connaître, lorsque, soumis à sa volonté,
nous lui demandons son secours ; la ferme persua-
sion de l'utilité d'un culte qui, en réunissant les
hommes pour rendre hommage à Dieu, prescrit à
tous des règles et des pratiques d'après lesquelles
ils prient de concert pour obtenir les grâces du
ciel. Voilà les idées communes à tous les somnambules religieux ; ils ne vont point au-delà, si ce
n'est pour vous dire, d'une manière générale, de
remplir les devoirs que la religion vous impose.
Mais une fois que vous serez pénétré de ces principes, manquerez-vous de moyens d'instruction
pour savoir ce que vous devez croire, ce que vous
devez pratiquer ?

Je voudrais bien cependant, me dira-t-on, interroger mon somnambule et profiter de ses lumières
pour dissiper tel ou tel doute, pour répondre à
telle ou telle objection. Vous n'y gagnerez rien ;
vous perdrez même tous les avantages que vous
pouvez retirer de sa lucidité. Il est très-possible
que vous le fassiez parler sur tous les objets de
votre indiscrète curiosité ; mais alors, comme je
vous en ai averti, vous le ferez sortir de sa sphère
pour l'introduire dans la vôtre ; il n'aura plus que
les mêmes moyens que vous ; il pourra vous faire
des discours fort éloquens, mais ils ne seront plus

dictés par l'inspiration intérieure, ils seront le produit de ses souvenirs ou de son imagination; peut-être même éveillerez-vous sa vanité; alors tout est perdu; il ne rentrera plus dans le cercle duquel il est sorti. Et comment voulez-vous qu'une lumière innée dans tous les hommes aille au-delà de ce que la révélation nous apprend? Ne suffit-il pas qu'elle nous conduise à reconnaître les bienfaits de cette révélation? Si vous êtes dans un labyrinthe obscur, votre guide se sert de son flambeau; mais une fois qu'il vous a conduit dans le lieu que le soleil éclaire, son flambeau vous est inutile. Si, dans une circonstance embarrassante, vous aviez à choisir entre différens devoirs, votre somnambule pourrait vous éclairer; mais si vous lui disiez : « M'est-il permis de me soustraire à tel impôt? » sa réponse serait tout simplement : « Consultez les lois. »

Je sais bien qu'on a vu et qu'on voit encore des somnambules discourir sur la religion, et même sur l'organisation sociale; mais ils ne ressemblent point à ceux dont je viens de parler; l'imagination dominant chez eux les autres facultés, leur manière de s'énoncer, et le caractère de leur physionomie, les font reconnaître pour des enthousiastes. Il est impossible de confondre ces deux états, si l'on veut bien se conformer aux règles que j'ai données. D'ailleurs ces somnambules sont évi-

demment influencés par les personnes qui les entourent, par les circonstances dans lesquelles ils
sont placés ; les erreurs auxquelles ils se livrent,
les illusions dont ils sont les dupes, les extrava-
gances qu'ils peuvent dire, sont le résultat d'une
excitation nerveuse qu'ils n'auraient point éprouvée
si leurs facultés s'étaient développées naturellement
dans le silence, dans la solitude et sans influence
étrangère (1).

Beaucoup d'hommes éclairés parmi ceux qui se
sont occupés de physiologie, et qui ont quelques
notions des phénomènes du magnétisme, ne man-
queront pas d'affirmer que l'état que j'ai décrit

(1) J'ai dit que le somnambule parvenu au plus haut degré
de la concentration, s'imaginait quelquefois qu'il était inspiré ; mais il ne saurait se faire une idée des êtres auxquels il
croit devoir cette inspiration. Lorsqu'un somnambule a des
visions, on doit les regarder comme des fantômes semblables
à ceux qui se montrent dans les rêves. Les corps seuls ont
des formes. Si des esprits pouvaient communiquer avec nous,
ce serait en exerçant une influence immédiate sur notre âme.
Socrate, qui se croyait inspiré par un bon génie, affirmait
qu'il était impossible de le voir non plus que rien de ce qui
est divin (*Voyez* PLUTARQUE, *du Démon de Socrate*, § 35).
Il disait qu'on pouvait entendre une voix intérieure, parce
que la pensée ne se manifeste à nous que par le langage.
Dans le somnambulisme la sensibilité propre aux organes
de la vie intérieure s'exalte ; elle devient perceptible de latente
qu'elle était ; et ces organes sont alors les instrumens de notre âme (comme M. le docteur Bertrand l'a fort bien exposé

n'est qu'une des variétés du somnambulisme ordinaire, qui diffère des autres par la concentration sur les idées religieuses, et que cela ne prouve rien pour la vérité des opinions de ceux qui y sont entrés. Je ne discuterai point cette question. parce que le but de cet écrit n'est ni de rechercher la nature des phénomènes du magnétisme, ni de prouver la vérité des notions qu'il nous donne ; j'ai seulement voulu indiquer comment l'état particulier que j'ai fait connaître devait être observé lorsqu'il se présentait, et quelle conduite il fallait tenir pour n'en pas troubler ou changer la direction : ceux qui le verront comme moi, et qui prendront les précautions convenables, décideront ensuite par eux-mêmes du degré de confiance qu'on doit lui accorder. J'ai voulu enseigner le moyen d'éviter les erreurs qui viennent de nous, mais je ne prétends point donner des caractères certains pour discerner la vérité ; j'ai dit quand et comment on verrait des faits ; mais c'est à chacun à tirer de ces

---

dans son *Traité du Somnambulisme*). Mais ce nouveau mode de perception peut nous induire en erreur, comme celui dont nous jouissons dans l'état de veille. Il est donc essentiel de distinguer ce qui tient au développement naturel des facultés intellectuelles, aux notions fournies par de nouveaux instrumens, de ce qui peut être produit par l'imagination ou par une influence étrangère. J'ai tâché de donner les moyens de ne pas confondre ces deux ordres de phénomènes.

faits, par sa propre raison, les conséquences qui lui paraissent les plus probables et les mieux fondées. Je ferai seulement observer que la doctrine que m'ont exposée les somnambules parvenus au plus haut degré de la concentration et de l'isolement est aussi éloignée de la mysticité que du matérialisme, aussi opposée à l'intolérance qu'à l'incrédulité ; qu'elle n'innove rien, et ne fait que confirmer des opinions énoncées de tout temps par quelques sages ; que, loin de proscrire la philosophie, elle la met en accord avec la religion ; enfin que, soit qu'on la regarde comme produite par l'imagination ou comme inspirée par le sentiment intérieur, on est forcé de convenir que les conséquences qui en découlent donnent une haute idée de la dignité de l'homme, favorisent le bonheur des individus, et tendent à établir la paix et l'harmonie dans la société. Il est doux, il est beau d'avoir un motif de plus d'espérer une autre vie, de croire que la Providence veille sur nous, que nos peines, supportées avec résignation, auront une récompense ; que tous les hommes, fils d'un père commun, doivent être unis par les liens de la charité ; que ceux qui nous ont précédé sur la terre entendent nos vœux et prennent intérêt à nous, et que tous les gens de bien seront un jour réunis dans une communauté de sentimens et de jouissances, où les délices d'un amour pur et la lumière d'une

vérité sans nuages combleront tous les vœux de nos
âmes, qui ont été créées pour connaître et pour
aimer.

Parmi les hommes qui se sont occupés du magnétisme, il y a malheureusement quelques matérialistes ; je ne puis concevoir comment plusieurs
des phénomènes dont ils ont été témoins, tels que
la vue à distance, la prévision, l'action de la volonté, la communication des pensées sans le secours
des signes extérieurs, ne leur ont pas paru des
preuves suffisantes de la spiritualité de l'âme; mais
enfin leur opinion est opposée à la mienne; ils sont
de bonne foi, puisqu'ils n'ont aucun intérêt à la soutenir ; ils sont plus instruits que moi dans les sciences physiques ; mes raisonnemens ne pourraient
changer leur manière de voir, et je serais bien présomptueux si, en les combattant, je me flattais de
les vaincre. Bien persuadé qu'ils sont dans l'erreur,
je dois faire des vœux pour que de nouveaux phénomènes les éclairent. Peut-être s'ils avaient observé le développement du somnambulisme dans
toute sa simplicité, s'ils n'avaient exercé aucune
influence sur leurs somnambules, s'ils n'avaient pas
excité leur imagination ou leur vanité en exigeant
d'eux des choses extraordinaires, s'ils les avaient
abonnés à l'ordre naturel de leurs idées, ils auraient
obtenu des résultats tout différens. Je les invite à
suivre la marche que j'ai tracée; c'est une expé-

rience digne de leur sagacité, comme il est digne de leur courageuse franchise de rétracter leurs premières opinions s'ils viennent à se convaincre qu'ils s'étaient trompés.

Je crois avoir donné sur l'emploi du magnétisme et sur la direction du somnambulisme tous les conseils nécessaires aux personnes qui ne sont pas déjà éclairées par l'expérience ; tout se réduit à n'avoir qu'un seul but, celui de rendre service, à se dévouer au malade qu'on traite, à faire une entière abnégation de soi-même, à s'affranchir de tout intérêt personnel, de toute vanité, de toute curiosité ; mais il faut convenir que ce n'est pas peu de chose. Celui qui, d'après le vœu d'une famille, et avec le consentement du médecin, s'est chargé du traitement d'une maladie grave, doit s'abstenir de tout autre travail que celui que lui imposent les devoirs de son état, être indifférent aux plaisanteries des hommes du monde, s'imposer silence sur les phénomènes dont il est témoin, renoncer à presque tous les plaisirs, éviter ce qui peut causer des émotions vives, ménager habituellement ses forces, pour les employer au besoin sans craindre la fatigue, enfin s'occuper continuellement du malade qui lui a donné sa confiance, et qu'il doit considérer comme un autre lui-même.

Quel sera le dédommagement de tant de peines, de tant de sacrifices ? La satisfaction d'avoir fait du bien ; il n'est point de jouissance au-dessus de celle-là. Si les services qu'on a rendus sont bientôt oubliés, si l'on s'expose à des plaisanteries, au ridicule, et même à l'accusation de charlatanisme, on se rappellera qu'on a Dieu pour témoin de ses actions, et qu'on est trop heureux qu'il daigne se charger seul de la récompense.

D'après ce que j'ai dit, on voit que l'exercice du magnétisme exige des qualités assez rares, et que l'amour du bien est le seul motif qui puisse engager à s'y livrer ; on voit aussi qu'on doit mettre la plus grande prudence dans le choix d'un magnétiseur.

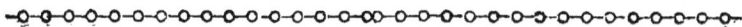

CHAPITRE VI.

DES PRÉCAUTIONS QUE LES MALADES QUI VEULENT SE
FAIRE MAGNÉTISER DOIVENT PRENDRE POUR LE CHOIX
D'UN MAGNÉTISEUR, ET POUR LE SUCCÈS DU TRAI-
TEMENT.

Après avoir indiqué à ceux qui veulent pratiquer
le magnétisme les principes qui doivent les diriger,
les procédés qu'ils doivent employer d'abord, et la
conduite qu'ils doivent tenir dans le cas où le somnambulisme se présente, je crois devoir donner
aussi quelques conseils aux personnes qui, étant
malades, désirent essayer du magnétisme pour recouvrer la santé, et qui ne connaissent dans leur
société aucun magnétiseur en qui elles aient une
entière confiance.

Je n'ai pas besoin d'avertir que dans les incommodités légères et récentes, telles qu'une contusion,
un coup d'air, une migraine, un mal d'estomac,
en un mot dans celles qui n'ont pas besoin d'un
traitement prolongé pendant plusieurs jours, on
pourra se dispenser des précautions que je vais indiquer.

Cherchez dans votre famille ou parmi vos amis

quelqu'un qui, s'il n'est pas convaincu de la réalité du magnétisme, soit du moins disposé à y croire, d'après les témoignages de ceux qui en ont vu les effets, et d'après le désir d'avoir en lui-même un moyen de soulager ses semblables, et qui joigne à cette disposition de l'esprit, les qualités physiques et morales que j'ai dit être essentielles aux magnétiseurs, c'est-à-dire une bonne santé, de la discrétion, l'amour du bien, un caractère tranquille uni à de la constance, et qui ait le loisir de vous donner le temps nécessaire pour votre guérison.

Il y aura toujours un grand avantage à trouver un magnétiseur dans sa famille. Les liens du sang contribuent à établir le rapport par une sympathie physique. La confiance et l'amitié qui existent entre un mari et sa femme, entre une mère et sa fille, entre de proches parens, ont déjà produit cette affection et cet abandon qui doivent unir le magnétiseur au somnambule, et qui autorisent la continuation de ces sentimens lorsque le traitement a cessé.

J'ai dit que les femmes devaient être préférées pour magnétiser les femmes; je dis plus : c'est que, hors les cas où le simple bon sens démontre que la chose est indifférente, elles doivent seules en être chargées. Je vais en donner les raisons.

1° Il est clair que les procédés du magnétisme ne présentent jamais le moindre embarras entre des personnes du même sexe, et que lorsqu'un homme magnétise une femme il est obligé d'être attentif pour qu'aucun de ses procédés ne blesse la décence, ou même les usages. Un homme, par exemple, ne peut se placer vis-à-vis d'une femme et fixer ses yeux sur elle ; s'il arrive qu'elle ait quelques crises, il est obligé d'appeler une femme pour lui donner des soins.

2° Le magnétisme, lorsqu'il est accompagné de somnambulisme, donne ordinairement au somnambule une affection très-vive pour son magnétiseur ; et cette affection continue dans l'état de veille, même après que le traitement est fini. Je sais bien que cette affection est du même genre que celle qu'on ressent pour ses plus proches parens, et qu'il ne s'y mêle aucune idée qui puisse blesser la modestie. Mais il est contre toutes les convenances qu'une jeune femme ait une amitié très-vive pour tout autre que son père, ses oncles ou ses frères. Si elle a ce sentiment, elle est obligée de le modérer, et surtout de ne pas l'exprimer, pour conserver la décence.

3° Les maladies chroniques sont quelquefois accompagnées de symptômes sur lesquels la pudeur fait garder le silence, et qu'un médecin devine plutôt qu'on ne les lui explique : elles ont souvent pour cause des chagrins secrets, des peines morales, des sentimens contraints, etc. Le somnam-

bule a et doit avoir une entière confiance en son
magnétiseur ; mais, comme il ne perd point le
sentiment des convenances, il est bien des choses
qu'une femme somnambule n'osera point dire à un
homme ; il est aussi beaucoup de questions qu'un
homme ne peut faire à une femme, beaucoup de
conseils qu'il ne peut lui donner, beaucoup de détails dans lesquels il ne peut entrer avec elle.

4° Enfin le magnétisme produit quelquefois dans
les maladies nerveuses des mouvemens spasmo-
diques ou autres crises dont il n'est pas décent qu'un
homme soit témoin, et dans lesquels il ne peut employer les procédés les plus propres à les calmer.

Ainsi ceux qui ont dit que, pour éviter tous les
inconvéniens du magnétisme entre les personnes
de différent sexe, il suffisait que le magnétiseur et
le magnétisé fussent l'un et l'autre d'une honnêteté
et d'une délicatesse au-dessus de tout soupçon, n'ont
point considéré la chose sous son vrai point de vue.
Tout ce que je viens de dire est indépendant de la
crainte que le magnétisme ne produise des sentimens ou des liaisons que la morale réprouverait (1).

---

(1) Je dois plusieurs de ces réflexions à madame Chambon
de Montaux, qui, en pratiquant le magnétisme d'après les
instructions que je lui ai données, a obtenu les succès que
méritait son ardente charité. M. Chambon de Montaux était,
en 1784, l'un des docteurs de la Faculté qui se prononcèrent
contre le magnétisme. Il n'avait alors rien vu. Je lui ai mon-

Toutes choses égales d'ailleurs, le meilleur magnétiseur pour une femme c'est son mari, pour un mari sa femme, pour une demoiselle sa sœur ou sa mère.

tré des faits, et ses anciennes préventions ne l'ont point empêché de se rendre à l'évidence. Sa femme l'a plusieurs fois aidé à sauver des malades, pour lesquels les ressources de son art lui paraissaient insuffisantes.

Malheureusement, madame de Montaux est d'une santé délicate : ses forces physiques ne répondent point à son énergie morale, et l'exercice du magnétisme lui cause une fatigue dont elle s'aperçoit toujours trop tard. Après le traitement d'une fièvre maligne, qu'elle avait guérie en joignant, sur l'invitation de son mari, le magnétisme aux remèdes de la médecine, je l'ai vue si malade, qu'elle n'aurait pu se rétablir si elle ne s'était fait magnétiser elle-même. Une chose plus extraordinaire, et qu'il m'est impossible d'expliquer, c'est qu'elle prend ordinairement le mal de ceux qu'elle magnétise : ce n'est pas que la cause du mal passe chez elle, mais elle en a, pendant plusieurs jours, la sensation et les symptômes. J'en ai vu l'exemple dans un accès de goutte et dans une ophtalmie, qui ne sont pas des maladies contagieuses.

En réfléchissant sur les effets qu'elle a produits et sur ceux qu'elle a éprouvés, madame de Montaux a découvert d'elle-même les principes du magnétisme ; elle en a tiré les conséquences les plus utiles. Elle a écrit ses observations, et m'a communiqué son manuscrit, dont j'ai profité. J'y ai trouvé des remarques très-justes, de la simplicité, et, par-dessus tout, l'amour de l'ordre et le zèle du bien. C'est le même caractère qu'on remarque dans l'ouvrage qu'elle a publié sous le titre de *Réflexions morales et politiques sur les avantages de la Monarchie.*

Il est encore une autre considération qui doit faire désirer qu'une femme trouve un magnétiseur dans sa famille, ou parmi les amies qu'elle voit le plus fréquemment et avec qui elle est le plus intimement liée. Les motifs dont je vais parler n'existeront plus lorsque la pratique du magnétisme sera généralement répandue, et que les médecins en conseilleront l'usage; mais dans l'état actuel des choses, ils ne sont pas sans importance.

Il est presque impossible, surtout dans une petite ville, qu'un homme se rende tous les jours chez une femme pour passer une heure avec elle, sans qu'on s'en aperçoive et qu'on en pénètre la raison. Alors les curieux font au magnétiseur beaucoup de questions qui l'embarrassent, et, à moins que la maladie ne soit très-grave, les incrédules se permettent des plaisanteries fort déplacées; des personnes indiscrètes parlent à la malade du parti qu'elle a pris, et peuvent lui donner des inquiétudes. Une femme n'aime point à fixer l'attention, et ceux qui l'entourent et qui ont approuvé l'usage du magnétisme ont bien de la peine à empêcher qu'elle n'éprouve quelques contrariétés. Il ne faut point de mystère dans la pratique du magnétisme, sans doute; mais il est inutile d'en parler à ceux qui n'y croient pas.

Une fois que vous aurez choisi la personne à qui vous voulez accorder votre confiance, et qu'elle aura consenti à vous donner ses soins, vous la prierez de lire attentivement ce petit ouvrage. Si, après l'avoir lu, elle en adopte les principes, et qu'elle persiste à vouloir vous rendre le service que vous désirez, vous la prierez de n'en parler qu'à ceux de vos amis à qui vous ne pouvez en faire un secret, afin d'éviter les propos des incrédules, et surtout les sollicitations des curieux qui désireraient assister aux séances ; et vous vous arrangerez de manière à fixer une heure commode pour elle et pour vous, afin qu'une fois le traitement commencé il n'y ait jamais d'interruption.

Lorsque vous serez d'accord avec votre magnétiseur, et qu'il vous aura donné sa parole de ne tenter sur vous aucune expérience de curiosité, et d'agir uniquement pour votre guérison, vous vous abandonnerez à lui avec une entière confiance, et comme vous êtes sûr de sa discrétion, vous ne lui cacherez rien de ce qui est relatif à la cause de vos maux.

Si vous avez déjà fait des remèdes, et que vous ayez un médecin, vous lui ferez part de votre résolution, en lui demandant le secret, et vous le prierez de trouver bon que vous employiez le magnétisme comme auxiliaire à la médecine. Je ne doute pas que, lors même que le médecin regarderait le magnétisme comme une chimère, et qu'il en attribuerait tous les effets à l'imagination, il ne

consente à observer de temps en temps les changemens que cet agent peut produire sur vous, à
combiner et modifier en conséquence les remèdes
qu'il vous prescrit, et même à suspendre l'usage
de ceux qui ne lui paraissent pas absolument nécessaires, pour mieux juger l'influence du nouveau
moyen dont vous voulez essayer.

Il est essentiel que le médecin soit informé du
parti que vous avez pris, pour qu'il n'attribue point
au traitement rationel de la médecine, les crises
que le magnétisme pourrait produire.

Dans les maladies graves, l'action du magnétisme
est souvent insuffisante ; elle a besoin d'être aidée
par des remèdes que le médecin peut seul indiquer. Le magnétisme produit quelquefois l'effet
qu'on désirerait obtenir d'un médicament qui devient alors inutile ; ainsi on devait donner au malade un vomitif à six heures du matin, vous magnétisez à cinq, le vomissement a lieu, et vous
ne donnez pas l'émétique. On avait prescrit de l'o-
pium le soir, pour calmer de vives douleurs et
amener le sommeil ; après la séance du magnétisme, les douleurs ont cessé, le malade dort paisi-
blement, et vous ne donnez pas l'opium. Vous faites
fort bien. Mais le médecin n'aurait-il pas raison d'être
blessé si vous lui laissiez ignorer que vous n'avez
pas suivi ses ordonnances, et si vous lui faisiez un
mystère des motifs qui vous ont déterminé ?

Dans le cas de somnambulisme lucide, les avis du médecin ne sont plus nécessaires ; mais alors il est de l'honnêteté de l'informer des phénomènes que vous avez obtenus : et c'est même un devoir de lui donner l'occasion de s'éclairer sur les effets du magnétisme, pour qu'il puisse, selon les circonstances, en joindre l'usage aux moyens qui lui sont connus par ses études et par son expérience.

Je viens d'indiquer les résolutions et les mesures qu'on doit prendre avant de commencer le traitement ; voyons maintenant comment on doit se conduire lorsque le traitement est commencé.

Si vous vous endormez, et que votre magnétiseur vous prescrive des remèdes, vous les ferez avec une entière sécurité, avec une exactitude rigoureuse, et sans lui en demander la raison. Il ne vous aura prescrit ces remèdes qu'autant qu'il vous aura rendu somnambule, et qu'il aura reconnu que votre somnambulisme est accompagné de clairvoyance. C'est de quoi vous ne devez nullement vous occuper qu'après votre guérison. Dans le même cas, vous ne vous alarmeriez nullement de quelques crises ou de quelques indispositions passagères, et vous vous en rapporteriez sans réserve à votre magnétiseur.

Si vous ne vous endormez pas, il peut arriver de trois choses l'une, ou vous ne sentirez rien, ou vous éprouverez soit du soulagement, soit quel-

ques-uns des effets encourageans que j'ai décrits,
ou vous vous trouverez plus mal.

Dans le premier cas, vous essaierez pendant environ un mois; dans le second, vous continuerez
avec patience tant que votre magnétiseur ne se lassera point; dans le troisième, qui est assez rare,
vous renoncerez au magnétisme après quelques
jours, pour vous en tenir à la médecine ordinaire.

Mais il faut bien prendre garde de prononcer légèrement que la maladie s'est aggravée; on pourrait, sur de fausses apparences, renoncer au magnétisme au moment où il va faire le plus de bien.
Un médecin qui aurait étudié et pratiqué le magnétisme ne se méprendrait sûrement pas sur la
nature et les conséquences des effets qu'il produit;
mais un tel médecin n'est pas facile à rencontrer.
Je vais présenter quelques observations d'après lesquelles on pourra fixer son jugement selon les circonstances, et se conduire avec toute la prudence
possible, sans se laisser troubler par des craintes
mal fondées.

En décrivant les effets par lesquels le magnétisme manifeste son action, j'ai dit qu'il produisait
souvent des douleurs très-vives. Ces douleurs indiquent qu'il agit puissamment; elles sont nécessaires
pour triompher de la maladie. S'il arrive donc
que vous éprouviez des souffrances, vous aurez le
courage de les supporter, vous n'en parlerez à per-

sonne, vous les regarderez comme la preuve d'un travail salutaire; vous ne demanderez pas même à votre magnétiseur de les calmer. Si vous n'avez pas pris d'avance la ferme résolution de résister aux premières douleurs que le magnétisme pourra vous faire ressentir, si votre magnétiseur n'a pas assez de confiance et de force de caractère pour ne pas s'en alarmer, il vaut mieux que vous ne commenciez pas. Le mouvement qui a été imprimé, n'étant plus soutenu et régularisé, deviendrait nuisible.

Je conviens qu'on a vu quelquefois le magnétisme exciter une irritation nerveuse et un malaise qui durent après la séance, sans être suivis d'aucune crise. On est alors fondé à supposer que le fluide du magnétiseur ne convient pas. Mais cette irritation et ce malaise ne ressemblent point aux douleurs dont je parle, ni même aux convulsions qui ont lieu dans les maladies nerveuses, et que le magnétiseur peut toujours calmer.

Dans le chapitre suivant, où je traiterai de l'application du magnétisme aux diverses maladies, j'examinerai plus particulièrement dans quelles circonstances il est à propos d'en suspendre l'usage.

Pendant la durée du traitement magnétique, vous aurez soin de suivre un régime doux, d'éviter les excès de tout genre, les veilles, la fatigue de corps et d'esprit, et tout ce qui peut exciter des émotions vives et troubler la paix de l'âme. Vous ferez usage de l'eau magnétisée, autant que cela se pourra, sans qu'on y fasse attention.

Si vous éprouvez une amélioration notable dans votre état, et que les gens de votre connaissance s'en aperçoivent, ne leur dites pas pour cela le moyen que vous avez employé; attendez que votre guérison soit assez avancée, pour qu'il n'y ait aucun doute sur l'efficacité du magnétisme.

Il est aussi utile que consolant de se flatter qu'on obtiendra une guérison complète; mais il s'en faut de beaucoup qu'on parvienne toujours à ce résultat. Dans les maladies anciennes il arrive souvent qu'on éprouve d'abord un mieux sensible qui se soutient, mais qui n'augmente pas; alors, après quelques mois de traitement, on cessera de se faire magnétiser tous les jours, on éloignera graduellement les séances, et l'on finira par n'avoir recours au magnétisme que lorsqu'on sentira quelque nouvelle douleur qu'il peut facilement dissiper.

Il faut éviter de se faire magnétiser lorsque cela n'est plus nécessaire. Si l'on continue après la guérison ou même après qu'on a obtenu du magnétisme tout le bien qu'il peut produire, on en prend l'habitude, et c'est un grand inconvénient chez les personnes sensibles à cette action et surtout chez celles qui sont susceptibles de somnambulisme.

Quoique le magnétisme consiste dans l'influence qu'un individu exerce sur un autre, plusieurs ma-

gnétiseurs pensent qu'on peut se magnétiser soi-
même : cela est vrai, mais seulement pour certaines personnes et dans certains cas.

Lorsqu'un homme qui a l'habitude de magnétiser a une douleur locale, par exemple au bras, ou
à la jambe, ou à l'estomac, il peut la dissiper ou
l'adoucir en employant, avec attention, sur lui-
même, les procédés magnétiques ; mais il faut
pour cela qu'il soit en bonne santé. Quand on est
atteint d'une maladie générale, quand on a la fièvre
ou une affection organique, il est clair qu'on ne peut
tirer de soi-même le remède, puisque le fluide dont
on dispose n'a plus les qualités nécessaires.

Parmi les personnes qui ont été long-temps magnétisées, il en est qui, par leur volonté, peuvent
se mettre dans l'état magnétique. Je crois que c'est
une faculté dont il ne faut jamais faire usage,
parce qu'en l'exerçant on prend une habitude de
concentration qui peut fatiguer le système nerveux
et devenir fort nuisible, comme nous le dirons en
parlant des dangers du magnétisme.

Je ne crois pas devoir terminer ce chapitre sans
répondre à une demande qui m'a été souvent adressée.

Dans l'état actuel des choses, m'a-t-on dit, le
magnétisme est si peu ou si mal connu, que beaucoup de malades ne sauraient trouver, ni dans leur
famille, ni parmi leurs amis, quelqu'un qui puisse

ou qui veuille les magnétiser. Parmi ceux à qui
l'on s'adresserait volontiers, les uns sont incrédules,
d'autres croient à la réalité de l'agent, mais non
à leur propre puissance ; d'autres manquent de loisir ; d'autres n'ont pas les dispositions physiques et
la santé nécessaires pour suivre un traitement. Quelques médecins ont confiance au magnétisme, mais
il en est bien peu à qui leurs occupations permettent de le pratiquer. Ne pourrait-on avoir un magnétiseur dont on reconnaîtrait les soins et qu'on
dédommagerait du sacrifice de son temps ?

A cela je réponds qu'il y a à Paris plusieurs personnes qui se sont entièrement vouées à la pratique
du magnétisme, et qui, lorsqu'elles ne sont pas déjà
chargées de plusieurs malades, se rendent chez
ceux qui les appellent. Dans ce nombre, il en est
qui ont beaucoup d'expérience, qui sont douées des
facultés les plus heureuses, et qui s'attachent vivement aux malades qu'elles ont entrepris de soigner.
J'en connais qui sentent le siége du mal, et modi-
fient leur action en conséquence. J'en connais même
qui entrent dans un demi-somnambulisme, pendant
lequel elles magnétisent avec beaucoup de discernement et d'efficacité. Les personnes dont je parle
n'ont point choisi l'exercice du magnétisme comme
une profession lucrative. Après avoir été guéries
elles-mêmes par le magnétisme, elles ont essayé
de rendre service à leurs amis, et ceux qui ont été

témoins des succès qu'elles ont obtenus les ont en-
gagées à continuer. Obligées alors de renoncer à
tout autre moyen d'existence, il a bien fallu qu'elles
en trouvassent un dans le parti qu'elles avaient pris.

Mais il ne suffit pas que quelqu'un soit connu pour
exercer le magnétisme pour qu'on soit fondé à
s'adresser à lui ; il faut auparavant s'informer si
le magnétiseur proposé a réellement, et indépen-
damment de tout intérêt, une inclination décidée
pour le magnétisme ; s'il est disposé à s'attacher à
ses malades ; s'il a quelques facultés instinctives ;
s'il a les qualités morales qu'on désirerait dans un
ami ; s'il n'est pas déjà chargé de plusieurs malades ;
s'il n'est pas livré à d'autres occupations qui le dis-
traient. En supposant qu'on soit satisfait sur tous
ces points, on peut avoir recours à lui pour essayer
d'abord de son influence, et pour s'y livrer ensuite
si l'on s'en trouve bien, et si le médecin qui a approuvé qu'on entreprît le traitement juge qu'il produit des effets salutaires.

Alors le magnétisé traitera le magnétiseur avec
amitié ; car s'ils n'ont pas de l'affection l'un pour
l'autre, il est impossible qu'il s'établisse un rapport parfait. Quoique le magnétiseur reçoive des
honoraires comme un chirurgien qui viendrait
panser une plaie, ce ne sera point ce motif qui le
fera agir, mais le désir de faire du bien ; et quoique le magnétisé paye une rétribution, il ne se

montrera pas moins sensible aux soins qu'on lui donne. Les relations peuvent cesser après la fin du traitement ; mais tant que le traitement dure , elles doivent être de confiance et d'amitié. Si le malade devenait somnambule , il aurait auprès de lui un parent ou un ami qui prendrait note de ce qu'il aurait dit en somnambulisme , et qui s'adresserait à un médecin pour savoir ce qu'il faut penser de sa clairvoyance. Il ne faudrait pas permettre qu'on admît à la séance un autre témoin que celui qu'on aurait d'abord choisi. De son côté, le magnétiseur doit s'engager à ne jamais faire connaître aucun des phénomènes qui ont eu lieu pendant le traitement, à moins qu'on ne l'y ait librement autorisé. Le traitement fini, il pourra publier ceux des phénomènes dont la connaissance serait utile, mais avec la précaution de taire le nom des personnes, et de dissimuler les circonstances qui pourraient les désigner.

Ce que j'ai dit des rapports que le magnétisme établit entre celui qui agit et celui qui reçoit l'action, et de l'influence que le premier exerce momentanément sur le second, montre assez que, dans l'état actuel de la société, il serait presque toujours inconvenant qu'un maître se fît magnétiser par son domestique. Toutefois cela se peut lorsque le maître joint à de l'amitié pour son domestique une entière confiance en lui, et que le domestique a pour son maître l'affection, le respect et le dévouement qu'il aurait pour un père (1). Il n'est pas rare qu'une femme de chambre magnétise sa maîtresse avec autant de zèle que d'intelligence, sans jamais se prévaloir du bien qu'elle lui fait.

J'ai vu plusieurs fois des domestiques devenus somnambules magnétiser à merveille dans l'état de somnambulisme. C'est un grand bonheur d'avoir auprès de soi un somnambule dont on peut disposer ; mais quelque reconnaissance qu'on ait pour

---

(1) M. le marquis de Puységur a depuis quarante-cinq ans, à son service, un valet de chambre nommé Ribault, qui le supplée dans ses traitemens magnétiques, qui a fait, de concert avec lui, des guérisons surprenantes, et qui l'a magnétisé, avec autant de succès que de zèle, dans plusieurs maladies graves. C'est un homme de bien qui, s'étant instruit et parfaitement convaincu en voyant agir son maître, magnétise avec beaucoup de calme et d'énergie, sans chercher la raison des effets qu'il produit. Voici comment M. de Puységur s'exprime à son sujet dans une note de l'ouvrage qu'il a publié en 1811. « Cet honnête homme est le même
» que j'avais pour aide magnétiseur en 1784 et 1785, et dont
» j'ai parlé dans mes Mémoires d'alors. Son attachement
» pour moi depuis plus de trente ans, et l'estime et l'amitié
» que je lui porte établissent entre nous ce rapport d'intention et de volonté reconnu si nécessaire à l'unité d'action
» magnétique. »

Je n'ai pas besoin de faire observer que cette note est aussi honorable pour celui qui l'a écrite que pour celui qui en est l'objet. Pourquoi de tels exemples ne sont-ils pas plus fréquens ?

les services qu'on reçoit de lui, on doit, autant que possible, lui cacher qu'il est somnambule : il est surtout très-essentiel de ne pas lui laisser soupçonner qu'il magnétise en somnambulisme.

--o-o-o-o-o-o-o-o-o-o-o-o-o-oo-o-o-o-o-o-o-o-o-o-o-o-o--

CHAPITRE VII.

DE L'APPLICATION DU MAGNÉTISME AUX DIVERSES MALADIES, ET DE SON ASSOCIATION A LA MÉDECINE.

Depuis Hippocrate jusqu'à nos jours, la médecine a été exercée par des hommes qui avaient consacré leur vie à l'étude, qui avaient appelé à leur secours toutes les sciences naturelles et physiques, et qui, doués du talent de l'observation et d'un zèle infatigable, réunissaient à leur propre expérience celle de leurs contemporains et celle de leurs prédécesseurs. On a recueilli des faits innombrables, on les a discutés, comparés; on a trouvé des bases positives dans l'anatomie, dans la connaissance des signes extérieurs qui indiquent l'altération de tel ou tel organe, dans celle de l'action constante que certaines substances exercent sur le corps humain, dans la comparaison des effets obtenus par les diverses méthodes de traitement, dans la classification des maladies, et dans quelques principes généraux fondés sur l'expérience, et sur lesquels tout le monde est d'accord. Et cependant la médecine est encore incertaine. Quoique depuis deux mille ans elle soit enseignée dans les écoles,

16*

les médecins ne sont d'accord ni sur la cause des
maladies, ni sur le choix des remèdes qui peuvent
les guérir. La doctrine a changé cent fois depuis
Galien, et des opinions opposées ont régné successivement dans les écoles. Il n'est presque aucune
maladie dont on n'ait triomphé par différens
moyens; il n'est aucun système qui ne soit appuyé
sur des faits. Telle méthode qu'on a préférée dans
un siècle a été rejetée dans un autre, et dans le
même temps on a vu diverses sectes se combattre,
et chacune soutenir qu'elle était dans la bonne
route. Quelques médecins se sont prononcés pour
la médecine expectante, d'autres pour la médecine
agissante : les uns ne veulent que peu de remèdes,
d'autres en conseillent beaucoup. Les remèdes les
plus actifs ont été prônés avec enthousiasme ou
condamnés comme dangereux, d'après le système
de tel ou tel chef d'école. Aujourd'hui même, où la
clinique a été si bien enseignée, où les observations
les plus exactes ont été recueillies, classées, com-
parées, où l'anatomie pathologique est arrivée au
plus haut degré de perfection, on voit encore les
médecins différer d'opinion sur l'emploi de la saignée, des sangsues, des purgatifs, du quinquina
dans telle ou telle maladie; et les élèves d'un
maître, sans doute très-habile, soutiennent que
jusqu'à lui on n'a rien entendu à la médecine,
tandis que ceux d'une autre école, tout en recon-

naissant qu'il a répandu les plus grandes lumières sur la nature et le siége de plusieurs maladies, tout en convenant des succès qu'il obtient lui-même par sa méthode, le considèrent cependant comme un novateur hardi, dont les principes, trop généralisés, seraient erronés et dangereux.

Puisqu'il y a tant d'incertitude dans la médecine, qui, depuis plus de deux mille ans, forme une science régulière, et dont les principes, fondés sur d'innombrables observations, ont été sans cesse rectifiés par des observations nouvelles, combien ne doit-il pas y avoir d'incertitude sur le magnétisme, qui, s'il a été pratiqué empiriquement dès la plus haute antiquité, ne forme du moins une doctrine particulière que depuis un petit nombre d'années, et ne peut s'appuyer que sur un petit nombre d'observations? Encore la plupart de ces observations ont été recueillies par des hommes étrangers à la médecine, et qui ont pu se tromper et sur la nature des maladies, et sur les effets qu'ils ont obtenus. Plusieurs d'entre eux ont même été égarés par l'enthousiasme. Enfin, si nous avons des relations bien circonstanciées et bien sûres des guérisons opérées par le magnétisme dans tel ou tel cas, on a passé sous silence les cas semblables où l'on en a fait usage sans en obtenir aucun succès.

Le magnétisme a sans doute une puissance curative vraiment prodigieuse. Mais dans quels cas faut-il en faire usage? Comment doit-on en modifier l'action pour lui donner le degré d'énergie convenable aux circonstances? Quand doit-on l'employer seul; quand et comment doit-on l'associer à d'autres remèdes? Quelles modifications doit-il apporter dans les traitemens de la médecine ordinaire? Quand agit-il comme palliatif; quand guérit-il radicalement? Dans quels cas les effets qu'il produit autorisent-ils à croire qu'il opérera seul une guérison parfaite? N'y a-t-il pas des cas où il peut faire du mal; n'y en a-t-il pas où il est absolument insuffisant? Doit-il être employé de même dans les maladies chroniques et dans les maladies aiguës? Quelles sont, dans ces deux classes de maladies, celles qu'il guérit le mieux et le plus sûrement? Les crises qui suivent son action doivent-elles être toujours considérées comme des effets salutaires? Plusieurs somnambules voulant qu'on ne les magnétise que pendant un certain nombre de minutes, et à des intervalles plus ou moins éloignés, doit-on conclure que des personnes très-sensibles, mais qui ne sont pas somnambules, peuvent ne pas se trouver bien d'une action trop prolongée ou trop fréquemment renouvelée; et, dans cette supposition, d'après quels symptômes devrait-on fixer l'époque et la durée des séances? Toutes ces questions, et mille autres non moins importantes, ne peuvent encore être résolues d'une manière positive; et celui à qui elles ne présentent aucun embarras est ou un enthousiaste qui franchit toutes les difficultés, ou un ignorant qui ne les connaît pas.

Le magnétisme ne pourra prendre son rang parmi les sciences, et présenter une doctrine dont on puisse faire l'application dans tous les cas, que lorsque les médecins s'en seront occupés sérieusement, pour déterminer les effets qu'il produit selon les tempéramens, selon les maladies, selon le mode d'application, et pour comparer ces effets à ceux que d'autres remèdes produisent dans les mêmes circonstances.

Il suit de là qu'il y aurait de la témérité à s'en rapporter uniquement au magnétisme pour la guérison des maladies graves, excepté dans quelques cas désespérés, où l'impuissance de la médecine est bien reconnue. Aussi suis-je bien loin de conseiller le magnétisme comme un moyen exclusif : je le conseille seulement comme un auxiliaire à la médecine ordinaire.

J'ajouterai encore ici une considération morale que j'ai présentée dans mon *Histoire critique*. C'est que si, dans une maladie grave, vous vous confiez au magnétisme sans appeler le médecin, vous prenez sur vous une grande responsabilité; et si le malade succombe, vous aurez des reproches à vous faire. La médecine ne l'aurait pas mieux guéri : cela se peut; mais vous auriez suivi la marche ordinaire : vous auriez fait ce qu'on a fait de tout

temps, et vous ne seriez point troublé par là crainte
d'avoir négligé des moyens plus efficaces que ceux
que vous avez employés ; des parens ou des amis
ne seraient pas autorisés à vous blâmer d'avoir
livré le malade à un traitement de votre choix.

Faut-il conclure de là qu'on doit être fort réservé
dans l'emploi du magnétisme , qu'on ne doit y avoir
recours que dans les incommodités légères ou dans
les cas désespérés ? Point du tout : il faut au con-
taire en faire usage toutes les fois qu'on le peut ;
mais avec prudence , et sans écarter la médecine.

Je sais bien qu'il se trouvera des cas où le magnétisme employé seul , avec une confiance sans
bornes, avec toute l'énergie possible , aurait guéri
un malade , qui ne le sera point , parce qu'on a trop
modéré son action, parce qu'on ne s'est pas entièrement abandonné à lui , parce qu'on lui a associé
des remèdes qui ont balancé ou contrarié son influence. Mais comment savoir à l'avance si l'on doit
renoncer à tout autre moyen ? Et ne vaut-il pas
mieux s'exposer au danger de ne pas faire à un
malade tout le bien possible , qu'à celui de le laisser
périr en renonçant aux méthodes généralement reçues ? Un homme qui est lassé de la médecine par
des essais inutiles , qui , n'ayant obtenu aucun
soulagement des remèdes, s'est déterminé à n'en
plus faire , peut bien se vouer exclusivement au
magnétisme , et réclamer pour cela les soins d'un

parent ou d'un ami ; mais nul autre qu'un médecin n'est en droit de lui en donner le conseil.

J'ai cru ces réflexions nécessaires pour combattre l'enthousiasme de ceux à qui plusieurs guérisons étonnantes ont persuadé que le magnétisme pouvait triompher de toutes les maladies ; qu'il était la médecine de la nature, et la seule médecine vraiment salutaire.

Je vais maintenant exposer les règles de pratique qui me paraissent les plus sages, en considérant d'abord les dérangemens de santé en général, ensuite les diverses maladies (1).

Dans les indispositions légères et récentes, dans celles qui ne présentent absolument aucun danger, et lorsqu'il est seulement question de dissiper une douleur locale, de prévenir les suites d'une contusion, de faciliter la circulation en rappelant la chaleur aux extrémités, d'accélérer une guérison que la nature opérerait seule, on peut employer le magnétisme sans autres précautions que celles que j'ai indiquées et sans aucune crainte : le seul inconvénient serait de ne pas réussir.

Ainsi, quelqu'un a une migraine, on essaie de la dissiper ; une femme a des coliques, on les fait passer ; ou si un accident a depuis peu arrêté chez

---

(1) Avant de livrer ce chapitre à l'impression, je l'ai soumis au jugement de plusieurs médecins.

elle la marche de la circulation, on fait reprendre
au sang son cours naturel. On magnétise pour une
fluxion, pour un mal d'aventure, pour une blessure
légère, pour une foulure, pour une douleur rhuma-
tismale, pour un mal d'estomac, pour un étouffement, etc., etc. On n'a besoin de consulter personne; il suffit que le malade le désire. On continue
tant qu'on le croit utile, et si l'on n'a pas de succès on n'est pas étonné de n'avoir pas réussi, et
l'on espère être plus heureux une autre fois. Je n'ai
rien à dire sur ces sortes d'indispositions, si ce
n'est que le magnétiseur doit s'occuper à les guérir
le plus promptement et le mieux possible, en aidant simplement l'action de la nature, sans chercher aucun phénomène, sans se permettre aucune
expérience, sans songer à montrer la puissance
dont il est doué, ni à prouver à des incrédules la
réalité et l'efficacité du moyen qu'il emploie.

Je veux parler des maladies pour lesquelles, si
on n'avait pas recours au magnétisme, il faudrait
suivre un autre traitement; et je dis qu'il est de la
prudence de faire part à un médecin de la résolution qu'on a prise d'essayer du magnétisme, en le
priant d'observer les effets que produira ce nouvel
agent, afin de modifier son traitement en conséquence. Voilà une règle générale; venons maintenant aux cas particuliers.

Quoique nous n'ayons pas encore un grand nombre d'observations faites par des hommes habiles sur les effets du magnétisme, il y en a cependant qui sont bien constatées, et dont on peut tirer des conséquences : il y en a aussi qui prouvent l'efficacité plus particulière de cet agent dans certains cas : je vais entrer dans quelques détails à ce sujet.

En Allemagne, en Prusse, en Suède, en Hollande, les médecins s'étant occupés du magnétisme, ils ont publié les faits dont ils ont été témoins, et ils en ont tiré des résultats instructifs ; mais comme je ne sais point les langues dans lesquelles ils ont écrit, je n'ai pu lire leurs ouvrages. Je suis donc obligé de m'en tenir aux observations que j'ai pu recueillir dans les livres français, latins ou anglais, à celles qui m'ont été communiquées par des hommes éclairés, et à celles que j'ai faites moi-même pour servir de base à mes principes. Je suis sûr du moins que je n'irai point au-delà du vrai, et qu'on ne pourra me reprocher d'avoir poussé la confiance trop loin. J'invite les médecins qui ont étudié le magnétisme à rectifier mes idées, et à donner des règles au moyen desquelles on puisse agir avec plus de hardiesse.

On a cité des guérisons de presque toutes les maladies par le magnétisme ; on aurait tort d'en conclure que le magnétisme est un spécifique contre toutes. Il est beaucoup d'individus sur lesquels il agit très-peu, et peut-être point du tout, comme il en est d'autres qui y sont extrêmement sensibles. Ainsi on ne peut pas dire que le magnétisme guérit telle ou telle maladie, mais seulement qu'il a guéri tels ou tels individus qui en étaient atteints : ce qui est très-différent.

D'ailleurs, ceux qui ont écrit sur le magnétisme ont ordinairement donné la relation des cas où il avait produit des effets remarquables, sans parler de ceux où son action avait été impuissante.

Ainsi les diverses relations qu'on a publiées des guérisons opérées par le magnétisme sont très-propres à nous révéler la puissance inconcevable de cet agent; mais elles ne nous font connaître ni les limites de cette puissance, ni les obstacles qui s'opposent à son efficacité. Nous ne pouvons nous instruire à cet égard que par notre propre expérience, ou par celle des hommes qui, après avoir long-temps pratiqué le magnétisme, n'ont pas plus oublié les tentatives inutiles qu'ils ont faites, que les cas désespérés dans lesquels ils ont réussi.

Cependant, si nous ne pouvons affirmer d'avance que tel individu sera sensible au magnétisme et qu'il en éprouvera des effets salutaires, nous savons quelles maladies ont le plus souvent cédé à son action, et de quelle manière on doit en modifier l'emploi pour en tirer tout l'avantage possible.

Je vais donc parler des diverses maladies et indiquer la conduite qui me paraît la plus sage, se-

lon les circonstances, et les cas où, d'après les expériences faites depuis quarante ans, on est le plus
fondé à espérer du succès.

Il y a deux grandes classes de maladies : les maladies aiguës, qui ont une marche rapide, et qui,
lorsqu'on a surmonté les dangers qu'elles présentent dans leur développement, se terminent après
une période connue, à laquelle succède la convalescence; et les maladies chroniques, dont la durée
est illimitée, dont la marche est incertaine, et
dont les crises et les symptômes varient, sans
qu'on connaisse aucun moyen bien sûr d'en déterminer la guérison. Ces maladies font quelquefois périr le malade à la longue; plus souvent elles
rendent son existence douloureuse ou languissante :
quelques-unes sont incurables, mais pour aucune
on ne peut dire à quelle époque se fera une crise
qui annonce la guérison ou la mort.

La conduite du magnétiseur sera toute différente
dans ces deux classes de maladies.

Dans les maladies aiguës, appelez le médecin
aussitôt que vous le pourrez, et suivez les remèdes
qu'il prescrit; mais dites-lui que vous désirez employer le magnétisme comme auxiliaire. Je ne crois
point qu'un médecin sage puisse trouver mauvais
que vous passiez les mains sur le malade avec le
désir de le guérir. S'il regarde cette pratique
comme absolument inutile, il ne peut la regarder

comme dangereuse, pourvu que cela ne vous empêche pas de faire les remèdes qu'il ordonne. Si
vous obtenez quelques effets remarquables, si vous
produisez des crises quelconques, telles que des
transpirations, des évacuations, etc., si vous cal-
mez la fièvre ou les douleurs, vous en ferez part
au médecin, en le priant d'y faire attention; et
vous continuerez à suivre ses avis, à moins que
vous n'eussiez le bonheur d'obtenir un somnambulisme bien prononcé et accompagné de lucidité :
car dans ce cas le médecin pourrait vous éclairer
et vous indiquer des questions à faire à votre somnambule; mais le somnambule devrait être écouté
de préférence à lui.

Vous observerez attentivement les sensations
qu'éprouve le malade à mesure que vous établissez
des courans et que vous faites lentement des passes
sur tout le corps. Ces sensations, qui indiquent
souvent le siége du mal, seront pour vous un motif
de modifier, d'adoucir ou de renforcer votre action, et de la diriger de préférence vers telle ou
telle partie. Les indications fournies par le médecin pourront aussi vous être très-utiles, en vous
engageant à déterminer une révulsion vers tel ou
tel point, à l'avantage d'un organe essentiel gravement menacé. Vous aurez soin de bien magnétiser
toutes les boissons qu'on donnera à votre malade.
Vous examinerez si l'action du magnétisme lui est

agréable; dans le cas où elle le contrarierait, il faudrait cesser. Tâchez de mettre dans vos procédés la plus grande simplicité, pour qu'ils ne causent à votre malade ni trouble, ni inquiétude, ni étonnement. Si votre médecin n'est pas bien convaincu de la réalité du magnétisme, vous éviterez de magnétiser en sa présence. Le désir que vous auriez de produire des effets sensibles et propres à convaincre, vous distrairait de votre objet principal, et pourrait nuire à votre malade. Si vous êtes trop fatigué, si vos forces sont épuisées, discontinuez : vous n'agiriez plus. Si l'inquiétude que vous cause l'état de votre malade, ou le défaut de sommeil, vous ont mis dans un état nerveux, cessez de magnétiser : vous lui feriez mal. Attendez que vous soyez dans un état de calme, et que la confiance l'emporte sur la crainte.

Si vous aviez à votre disposition un somnambule qui vous eût déjà donné des preuves de clairvoyance, vous pourriez le consulter ; mais il faudrait vous faire une loi de n'exécuter aucune de ses prescriptions sans le consentement du médecin. Il peut arriver que le somnambule affirme que le médecin a mal jugé le caractère de la maladie, et que d'après la description qu'il fera des circonstances qui en ont précédé la manifestation, ou d'après celle des symptômes qui se montrent chez le malade, et dont il n'avait aucune connaissance,

17*

vous soyiez fondé à présumer qu'il a raison. Dans ce cas, vous vous trouverez embarrassé. Il faut vous en expliquer avec le médecin, en conservant les égards qui lui sont dus, mais avec franchise et confiance, et le prier d'examiner de nouveau : s'il ne se rend pas, vous appellerez un second médecin pour consulter avec lui. Si les médecins rejettent l'avis du somnambule, vous devez, quelle que soit votre opinion, vous en rapporter à eux. J'excepte seulement le cas où, les médecins jugeant la maladie désespérée, le somnambule parfaitement désintéressé répondrait de la guérison et appuierait ses assertions sur des raisonnemens et des preuves.

Dans la convalescence, vous soutiendrez les forces par le magnétisme.

Ni pendant la maladie, ni pendant la convalescence, il ne faut magnétiser trop long-temps de suite. Deux ou trois séances de demi-heure ou trois quarts d'heure doivent suffire dans presque tous les cas ; et vous vous fatigueriez inutilement en en donnant davantage.

Je dis dans presque tous les cas, parce qu'il se rencontre quelquefois des circonstances où l'on doit, sans interruption, soutenir un mouvement imprimé ou terminer une crise commencée. Ainsi la goutte s'étant portée à la tête, vous serez parvenu à la faire descendre jusqu'à la poitrine ; il faut continuer jusqu'à ce que vous l'ayez entraînée aux pieds. Mais alors l'effet qu'on produit suffit pour indiquer ce qu'on doit faire, sans qu'il soit besoin d'avoir eu d'instruction pour cela.

Dans les maladies aiguës les plus violentes, on a vu souvent le magnétisme calmer les mouvemens nerveux, les spasmes et les accès de douleur, dégager la tête, faire cesser l'état comateux, produire des crises salutaires, et mettre le malade en état de prendre des remèdes ordonnés par le médecin, et qu'il était auparavant impossible d'administrer.

Plusieurs médecins, qui ont fait employer le magnétisme sous leurs yeux, m'ont affirmé qu'il leur avait été d'un grand secours pour faciliter l'administration des remèdes et pour en assurer l'efficacité.

Souvent un malade qui était dans un abattement excessif, et qui pouvait à peine respirer, se ranime après une heure de magnétisme; il sent de nouvelles forces; il éprouve un bien-être qui le surprend; il demande même à prendre quelque nourriture que le médecin peut lui donner sans inconvénient. Presque toujours, lorsque le magnétisme agit bien, le pouls devient régulier. Ce changement est si notable que le médecin peut toujours s'en convaincre.

Très-souvent le magnétisme calme la fièvre, ou

du moins le redoublement ; il fait cesser le délire ; il donne des forces en même temps qu'il diminue l'agitation des nerfs. Cependant la violence de la fièvre s'oppose quelquefois à ce qu'on établisse le rapport ; elle paraît repousser l'action lorsque cette action n'a pas été précédemment établie (1).

Il n'y a pas de doute que c'est dans les maladies aiguës les plus graves que le magnétisme agit avec le plus de promptitude et d'efficacité. C'est dans ces sortes de maladies qu'il opère vraiment des prodiges. Il n'agit pas toujours ; mais une fois qu'il agit, il accélère la marche de la maladie ; il soutient et développe les forces que les médecins nomment *forces médicatrices ;* il amène rapidement les crises qui doivent déterminer la guérison.

Il est d'un grand secours dans la fièvre putride et la fièvre maligne : dans la première il soutient les forces ; dans la seconde il régularise les mouvemens. Il calme les nerfs dans les fièvres nerveuses ; il donne de la force à l'estomac et produit

---

(1) Un médecin, qui a pratiqué le magnétisme avec beaucoup de succès, m'a dit que, dans les fièvres très-violentes, il avait obtenu de bons effets d'un procédé que je dois indiquer. Ce procédé consiste à tremper ses mains dans de l'eau acidulée de vinaigre, et à faire ensuite les passes par la manipulation palmaire et à grands courans. Il m'a assuré que, par ce moyen, il produisait du calme et souvent de la transpiration,

des évacuations dans les fièvres bilieuses et gas-
triques.

Je n'oserais conseiller le magnétisme dans les
cas où une inflammation très-forte, accompagnée
d'un trouble général dans les fonctions, indique la
nécessité de ralentir le mouvement du sang et d'af-
faiblir le malade. Le mégnétisme convenablement
appliqué est calmant, en ce qu'il rétablit l'équilibre ; mais il n'en est pas moins vrai qu'il est tonique, qu'il accélère ordinairement la circulation, et
qu'il augmente l'action vitale. On peut cependant,
dans le cas d'irritation générale, magnétiser à distance, à grands courans, et par la manipulation
palmaire, avec l'intention de calmer, et en ayant
soin d'écarter le fluide sur les côtés. Si le magnétiseur sent que ses mains deviennent brûlantes, il
pourra de temps en temps les humecter avec de
l'eau acidulée.

Quand il y a seulement une inflammation locale,
comme dans l'esquinancie, on parvient facilement
à détourner le sang du lieu où il se porte ; en attirant vers les jambes et les pieds on dégage les parties supérieures. J'ai guéri une esquinancie sous les
yeux d'un médecin que j'avais appelé. Je magnétisai le second jour de la maladie ; l'inflammation se
dissipa, et le jour suivant le dépôt put être ouvert
sans qu'on employât d'autre moyen.

Dans certaines maladies inflammatoires, qui ont

leur siége dans les viscères les plus essentiels, le
magnétisme, employé à l'époque de l'invasion,
peut opérer des merveilles en rétablissant l'harmonie générale et produisant une crise. Ainsi plusieurs expériences prouvent qu'il a guéri prompt-
tement des pleurésies qui s'annonçaient par un point
de côté et un crachement de sang. Dans ce cas, on
commence par poser la paume de la main sur le
siége de la douleur ; on l'y laisse quelque temps,
puis on étend en faisant des passes à distance avec
la main ouverte. On continue ainsi pendant une
couple d'heures, et si la douleur n'est pas dissipée, ou du moins considérablement affaiblie, ou
si l'on n'a pas amené une crise salutaire, telle
qu'une transpiration générale, on a recours aux
moyens plus prompts de la médecine. Le temps qui
se passe entre l'instant où l'on a fait appeler le médecin et celui où il a pu se rendre chez le malade,
suffit pour s'assurer si le magnétisme agit bien et
s'il peut triompher de la maladie. Au reste, il est
rare qu'on n'ait pas besoin de joindre quelques remèdes au traitement magnétique, et c'est au médecin à les prescrire.

J'ai vu le magnétisme guérir très-vite, et par un
mode d'action qui lui est particulier, des maladies
inflammatoires extrêmement graves. En voici un
exemple.

Une dame, âgée d'environ cinquante ans, avait,

depuis plus d'un mois, une inflammation de l'estomac. On avait employé les sangsues et tous les remèdes indiqués par d'habiles médecins; cependant l'état de la malade devenait chaque jour plus inquiétant. Son fils, étudiant en médecine, étant venu me consulter sur l'emploi du magnétisme, je lui conseillai d'en faire usage en ne tenant que très-peu de temps les mains sur l'estomac, et en attirant beaucoup sur les cuisses et les jambes. Deux jours après le jeune homme vint me dire que les douleurs avaient quitté l'estomac pour se porter sur les entrailles, et que cela inquiétait le médecin. Je l'assurai qu'il s'était rendu maître de la maladie, et qu'il la ferait descendre aux extrémités. En effet, le jour suivant il y eut des picotemens dans les cuisses, puis dans les jambes, et le bas-ventre fut entièrement délivré de l'inflammation. Pendant la maladie l'estomac avait perdu les facultés digestives. Comme il n'y avait plus alors d'irritation à craindre, on agit fortement sur l'estomac par l'application des mains, et on lui rendit le ton qu'il avait perdu. La malade ayant été affaiblie par les saignées et par le régime, elle eut une convalescence assez longue, mais elle se rétablit parfaitement.

On peut recueillir dans les ouvrages sur le magnétisme, surtout dans ceux qui ont été publiés en Allemagne par des médecins, un grand nombre d'exemples de guérisons de maladies aiguës par le traitement magnétique. Je dois faire à ce sujet deux observations. 1° C'est que, pour fixer son opinion sur la puissance curative du magnétisme, il faut s'appuyer uniquement sur les relations données par des médecins qui ont été à même de juger le caractère de la maladie, la gravité des symptômes, et la marche de la guérison; 2° qu'il ne faut pas attribuer à la seule action du magnétisme les guérisons des maladies dans lesquelles le malade a été somnambule, et moins encore celles dans lesquelles il a consulté des somnambules, parce qu'alors cette action a été aidée par des remèdes.

J'ai vu quelquefois des maladies aiguës être promptement guéries par le magnétisme seul, au moment où elles étaient parvenues au plus haut degré de violence. Je crois devoir citer un fait de ce genre.

M. Boismarsas, ancien militaire, aujourd'hui garde du monument élevé à la place Vendôme, ayant été attaqué d'un choléra morbus, avec des douleurs atroces, des vomissemens et des convulsions, on avait inutilement employé les remèdes ordinaires, et l'on avait peu d'espérance de le sauver. M. Després, l'un des médecins appelés en consultation, proposa d'essayer du magnétisme, qu'il avait vu réussir dans un cas analogue; et les autres médecins y ayant consenti, quoiqu'ils n'en espérassent rien, il vint me chercher à l'instant. Je vis d'abord que le malade était sensible à l'action du magnétisme; et sa femme s'étant aperçue de l'effet que je produisais, je lui dis qu'elle pouvait guérir son mari, et je lui montrai comment il fallait s'y prendre. Les vomissemens et les convulsions cessèrent dès la première application de la main; un léger sommeil produisit du calme, on ne donna plus aucun remède, et dans quinze jours le malade fut guéri (1).

Je ne prétends point conclure de ce fait qu'on obtiendrait le même résultat dans tous les cas semblables; j'en conclus seulement que l'action calmante du magnétisme peut rétablir promptement l'équilibre, et c'est un motif d'en essayer dans les maladies les plus violentes : on est sûr qu'il ne peut nuire lorsqu'il est convenablement employé, mais son efficacité plus ou moins grande dépend d'une foule de circonstances que nous ne pouvons apprécier.

Parmi les preuves de la puissance du magnétisme, l'une des plus convaincantes c'est qu'on l'a vu ranimer la vie au moment même où elle paraissait s'éteindre, comme le gaz oxigène rallume un

(1) M. J. Dupotet a déjà rapporté ce fait dans son *Exposé des Expériences faites à l'Hôtel-Dieu en* 1820.

charbon sur lequel il ne reste plus qu'une faible étin-
celle (1). Quand les organes essentiels sont altérés
au point de ne pouvoir plus remplir leurs fonctions,
ce retour à la vie est de courte durée : mais il est
des cas où une telle puissance pourrait sauver un
malade qui paraît désespéré.

Si les médecins français veulent bien se donner
la peine de recueillir les faits publiés jusqu'ici, de
les soumettre à un examen critique, et d'y joindre
leurs propres observations, nous aurons bientôt des
données plus sûres sur l'efficacité du magnétisme
dans les maladies aiguës : il faut aujourd'hui l'employer avec prudence, et comme auxiliaire de la
médecine.

Venons aux maladies chroniques.

Le malade qui s'adresse à vous a une maladie
plus ou moins ancienne ; il a essayé de divers remèdes, ou n'en a point fait encore.

Si la maladie est récente, et si le malade n'a
fait aucun traitement, vous pouvez vous dispenser
d'appeler le médecin ; à moins que vous ne désiriez

---

(1) Il y en a plusieurs exemples dans les auteurs allemands. On en trouve un très-remarquable dans un ouvrage
intitulé *le Russe à Paris*, imprimé en 1814 (chez Barba, 2 vol.
in-12), tom. I, pag. 225. L'anecdote qui y est rapportée est
de la plus exacte vérité ; à cela près que l'auteur, témoin ocu-
laire, en a mis le récit dans ma bouche, quoique je ne
l'eusse racontée à personne.

avoir son opinion sur le genre de maladie, sur les chances et les moyens de guérison, pour apprécier dans la suite les effets que le magnétisme aura produits. Comme la marche de ces maladies est lente, il n'y a nul inconvénient à différer l'usage des remèdes ; et cela par plusieurs raisons : d'abord pour vous assurer que les changemens obtenus sont dus au magnétisme ; ensuite pour ne pas contrarier la marche de la nature par des agens étrangers ; enfin pour que rien ne trouble et ne dérange le malade qui doit s'abandonner entièrement à vous. Continuez ainsi pendant environ un mois, quand même vous n'obtiendriez aucun effet apparent ; à plus forte raison s'il se manifeste des crises : excepté dans le cas où vous verriez s'aggraver les symptômes essentiels du mal. En général, l'action curative s'annonce d'autant plus vite que la maladie est moins invétérée.

Si le malade a déjà fait des remèdes, vous l'engagerez à les suspendre pour quelques jours, afin de mieux observer l'action du magnétisme ; vous substituerez à ses boissons de l'eau magnétisée. Vous lui recommanderez seulement de vivre avec sobriété, et d'éviter la fatigue et les excès de tout genre.

Il y a enfin des maladies qui sont à la fois très-graves et très-anciennes, dont la cause primitive et le siége principal ne sont pas bien déter-

minés, qui ont pendant long-temps résisté à tous
les remèdes, dont les symptômes deviennent chaque
jour plus alarmans, et qui peuvent, à la longue,
faire craindre pour la vie. C'est pour ces maladies
qu'on désire le plus ordinairement essayer du magnétisme, comme d'une dernière ressource; mais
c'est aussi pour celles-là que le magnétiseur doit
faire le plus de réflexions et prendre le plus de
mesures avant de se charger du traitement. Il faut
d'abord qu'il s'assure que le malade est bien décidé à continuer tout le temps nécessaire, peut-
être pendant plus de six mois, et que les personnes
qui ont de l'influence ou de l'autorité sur lui ne
chercheront point à contrarier cette résolution.
Car, dans ces sortes de maladies, lorsqu'une fois
l'action est bien établie et que des crises se pré-
parent, il est très-fâcheux d'avoir à lutter contre
des obstacles, et très-dangereux d'interrompre le
traitement. Il faut encore que le magnétiseur s'ar-
range de manière à ce que ce traitement soit régulier, à ce qu'il soit regardé comme l'affaire la
plus importante pour lui, pour le malade et pour
la famille du malade, jusqu'à la guérison. Il faut
enfin que le malade s'engage d'honneur à donner
toute sa confiance à son magnétiseur, à ne prendre
de conseils que de lui, à suivre exactement le régime qui lui sera prescrit.

Si, comme je l'ai toujours recommandé, on veut

s'éclairer des lumières d'un médecin, il est essentiel d'en choisir un qui connaisse les effets du magnétisme pour qu'il n'ordonne pas des remèdes
qui pourraient contrarier le développement des
crises. Ce médecin ne doit point assister au traitement, à moins qu'il ne fût familiarisé avec les divers phénomènes du magnétisme; il pourra voir
le malade dans l'intervalle des séances, et faire ses
observations au magnétiseur : mais on ne l'admettra
jamais pour satisfaire sa curiosité ou pour augmenter sa croyance. Il est à propos que le magnétiseur se soit préparé un bon substitut pour le cas
où une circonstance, telle qu'une maladie ou un
voyage indispensable, le mettrait dans la nécessité
de suspendre pendant quelques jours. Il serait enfin très-avantageux que, jusqu'à la guérison, le
traitement qu'on a entrepris fût un secret pour
tout autre que les parens ou les amis intimes, à
qui l'on ne doit ni ne peut en faire un mystère, et
pour le médecin à qui l'on aurait accordé sa confiance en le priant de n'en rien dire.

Les préceptes que je donne ici sont bien rigou-
reux; mais il est des cas où ils sont très-importans.
On en modifiera l'application selon les circonstances et selon la gravité de la maladie.

Entrons maintenant dans quelques détails sur les
diverses maladies chroniques les plus communes.

Dans les maladies d'atonie, dans celles du système lymphatique, employez le magnétisme avec toute l'énergie possible. Aidez-vous de la chaîne si vous en avez la facilité.

On a de nombreux exemples de la guérison de l'hydropisie : j'en ai moi-même guéri trois. Le magnétisme produit des crises de sueur ou d'urine. Vous pouvez cependant seconder la nature par de légers sudorifiques ou de légers diurétiques, que vous choisirez d'après l'avis du médecin, et que vous aurez soin de bien magnétiser. Ils agiront alors, quoiqu'ils eussent cessé d'exercer une action lorsqu'on les donnait à plus forte dose avant le traitement magnétique.

Le magnétisme est souverain dans les engorgemens glanduleux. J'ai vu guérir plusieurs fois, et j'ai guéri moi-même, des glandes au sein, très-grosses, très-douloureuses, et dont les médecins et les chirurgiens les plus habiles avaient conseillé l'extirpation. J'en ai vu qui n'ont pu disparaître entièrement, mais qui ont été réduites à un très-petit volume, et qui, restées dans cet état plusieurs années après la cessation du traitement, n'ont plus causé la moindre gêne ni la moindre inquiétude. Lorsque l'action est établie, il est à propos d'employer, autant qu'on le peut sans se fatiguer, l'insufflation au travers d'un linge à plusieurs doubles. Ordinairement, lorsque la glande commence à se dissoudre, il s'opère une crise qui se

manifeste par de l'inflammation et des douleurs
locales. Cette crise est passagère : il ne faut point
s'en effrayer : jusqu'à ce qu'elle soit terminée, vous
emploierez le magnétisme à grands courans pour
calmer les douleurs et l'inflammation.

Dans les obstructions ou engorgemens des viscères, le magnétisme est le plus puissant de tous
les remèdes. On présente les doigts en pointe, on
tourne pour diviser, on emploie l'insufflation : on
entraîne ensuite. Le traitement est quelquefois très-
long. Des douleurs critiques se manifestent dans le
siége de l'obstruction ; mais le malade se trouve
mieux chaque jour, et l'obstruction se dissout peu à
peu. On facilite l'évacuation de ce qui a été dissous
par l'usage de quelques laxatifs; et l'insensibilité
au magnétisme prouve que la guérison est complète.

Cependant, lorsque l'obstruction d'un organe essentiel est parvenue à un tel point qu'il ne rem-
plit plus aucune de ses fonctions, et que son tissu
est détruit ou entièrement changé, le magnétisme
peut être dangereux. En réveillant la sensibilité.
en excitant un mouvement vif dans l'organe obs-
trué, il peut produire une crise que la nature n'aura
pas la force de supporter, et le malade périra
beaucoup plus tôt qu'il ne l'aurait fait si l'obstruction fût restée indolente. J'ai des exemples de ce
malheur. Pour ne pas s'y exposer, il suffit de consulter un médecin, qui distinguera si l'obstruction

est parvenue à ce degré, où elle est reconnue incurable; et dans ce cas, on n'entreprendrait pas le traitement. On pourrait cependant essayer deux ou trois fois, non de concentrer le magnétisme sur l'obstruction, mais de magnétiser à grands courans, pour voir si le malade est susceptible de somnambulisme; car s'il devenait somnambule, il dirait ce qu'il faut faire, et nous ne savons pas s'il ne pourrait se guérir.

Le magnétisme a opéré des guérisons étonnantes dans les maladies scrophuleuses. L'histoire de Gréatrakes suffit pour le prouver. Lorsque ces maladies sont anciennes et invétérées, il faut une grande patience; lorsqu'elles sont héréditaires, je doute qu'on puisse les guérir radicalement.

On a plusieurs fois guéri, par le magnétisme, des ulcères pour lesquels on avait épuisé les ressources de la médecine. Je vais en citer quelques exemples.

Une femme de cinquante-huit ans avait un ulcère à la jambe : on la guérit en apparence par des topiques. Mais deux mois après il lui survint, au sommet de la tête, un bouton qui, ayant acquis la grosseur d'un œuf, s'ouvrit et laissa échapper une matière verdâtre, purulente et fétide, mêlée quelquefois de caillots de sang corrompu. Bientôt les os du crâne s'exfolièrent : il se fit un trou, l'ulcère s'agrandit, et les médecins le jugèrent incu-

rable. La malade était depuis cinq ans dans cet
état; elle souffrait continuellement, elle était privée de sommeil et ne désirait que la mort, lorsque
M. le chevalier Brice, ingénieur géographe attaché
aux postes, voulut la traiter par le magnétisme,
dont elle n'avait aucune idée. Il calma d'abord la
violence des douleurs; il lui rendit du sommeil; il
produisit des crises, et malgré la répugnance que
devait lui inspirer cette affreuse maladie, malgré
la fatigue qu'il éprouvait, il eut le courage de continuer, et le bonheur de réussir après quatre mois
de soins non interrompus. La cure étant terminée,
il magnétisa encore une fois par semaine pendant
plusieurs mois. Ce fait est d'autant plus digne d'attention, qu'il n'y a eu ni somnambulisme ni aucun
phénomène propre à exciter la curiosité. Cette
femme a constamment fait usage de l'eau magnétisée, et elle n'a employé aucun remède. Elle fut
un jour magnétisée par un homme très-fort qui
l'endormit; mais cela lui fit mal.

Voici quatre faits qui viennent de se passer à
Corbeil, et dont je suis allé vérifier l'exactitude.

1° Une femme, qui depuis dix ans avait un ulcère à la jambe, a été guérie en trente-cinq séances.

2° Un homme de soixante-quinze ans, qui craignait, il y a trois mois, qu'on ne lui coupât la
jambe, à cause d'un ulcère large comme la main,
et qui s'agrandissait de jour en jour, est aujour-

d'hui presque guéri. L'ouverture n'a plus que trois lignes de diamètre (1).

3° Un homme avait depuis deux ans, par suite d'une blessure, une plaie dans laquelle on mettait de la charpie. Cette plaie a été fermée en peu de jours.

4° Un soldat avait perdu un bras à l'armée en 1813. L'hiver dernier sa blessure s'est ouverte, et il souffrait beaucoup. Il a été rétabli avec une promptitude qui l'a fort étonné. « J'ai parcouru » bien du pays, me disait-il, je n'ai jamais rien » vu de pareil. »

Dans la phthisie pulmonaire parvenue au dernier degré, je ne crois point que le magnétisme puisse opérer la guérison : il est au-dessus de sa puissance de régénérer un organe essentiel qui est presque détruit. S'il y a toux, oppression, difficulté de respirer, affaiblissement, il facilite la respiration, apaise la toux, ranime les forces, diminue les souffrances et amène promptement un soulagement notable; mais il n'empêche point la marche de la maladie : peut-être même est-il à craindre qu'en augmentant l'activité il n'accélère

---

(1) M. de Puységur vient de publier la relation d'un fait analogue; mais le malade ayant été somnambule, il s'est ordonné des remèdes, et ce n'est point uniquement à l'action du magnétisme qu'il doit sa guérison.

la dernière crise. Il faut donc beaucoup de prudence et de modération, et ne continuer l'usage du magnétisme qu'autant que le malade le désire et qu'il en éprouve du calme.

Il est à propos d'essayer du magnétisme dans la fièvre lente : si cette fièvre est de nature nerveuse, on parviendra peut-être à rétablir l'équilibre; si elle est produite par une suppuration intérieure, la guérison est peu probable, à moins qu'on n'obtienne le somnambulisme. Mais comme le magnétisme porte directement son action sur le siége du mal, il doit seconder puissamment les remèdes de la médecine, et même avoir une efficacité particulière.

Les accès d'asthme sont presque toujours calmés par le magnétisme, et je suis persuadé que la maladie se guérirait entièrement par un traitement prolongé.

On a vu le magnétisme produire des effets merveilleux dans le vomissement essentiel et chronique, lorsque tous les moyens de la médecine avaient échoué.

M. Barbier, qui demeure à Reims, était depuis vingt ans attaqué de cette cruelle maladie. Il ne pouvait conserver pendant un quart d'heure le plus léger aliment dans l'estomac. Il eut recours au magnétisme, d'après mon avis. Dès le second jour, le vomissement cessa, et deux mois de traitement lui ont rendu une santé parfaite.

Deux filles, dont une vomissait depuis quinze mois, l'autre depuis dix, ont été dernièrement magnétisées à l'Hôtel-Dieu : l'une et l'autre ont cessé de vomir dès la seconde séance (1).

Dans les maladies nerveuses, s'il y a prostration de forces, atonie, engourdissement, le magnétisme est souverain. Il agit sans produire des crises apparentes.

S'il y a spasme, convulsions, etc., il calme ordinairement, pourvu qu'il soit bien administré, et il produit souvent des crises plus ou moins singulières.

S'il y a irritation générale, agacement, fièvre nerveuse, il arrive souvent qu'il n'agit point ; quelquefois il augmente l'irritation. En général, il est moins efficace dans les affections nerveuses qu'on nomme vapeurs, que dans la plupart des autres maladies, surtout lorsque ces affections sont anciennes, et qu'on a fait beaucoup de remèdes.

Quand le magnétisme agit bien sur les personnes nerveuses, il produit des phénomènes singuliers, mais cela ne prouve pas qu'il guérisse ni mieux ni plus vite. Le somnambulisme des personnes dont

_____

(1) Voyez *Exposé des Expériences sur le Magnétisme animal* faites à l'Hôtel-Dieu de Paris, pendant les mois d'octobre, novembre et décembre 1820, par J. DUPOTET. Paris, chez Béchet jeune, libraire, place de l'Ecole-de-Médecine.

les nerfs sont très-délicats présente des crises bizarres, des traits de clairvoyance merveilleux ; mais le malade dont l'imagination est très-mobile, et dont l'attention se porte sur mille objets, ne voit pas aussi distinctement son mal et le remède. C'est avec ces sortes de somnambules qu'on a le plus besoin de calme et de prudence, c'est avec eux qu'on doit le plus craindre de se laisser éblouir par le merveilleux et entraîner par la curiosité. Il faut surtout être attentif à ce que le malade ne reste point dans l'état magnétique pendant l'intervalle des crises.

De toutes les maladies, la plus effrayante dans ses accès, la plus redoutable par les dangers auxquels elle expose, et la plus rebelle aux remèdes, est précisément celle qui offre les preuves les plus convaincantes de la puissance du magnétisme : je veux parler de l'épilepsie. Ce n'est pas qu'on soit sûr d'en triompher. Si plusieurs épileptiques ont été radicalement guéris, chez beaucoup d'autres on a seulement diminué la violence et la fréquence des accès, et j'en ai traité moi-même qui sont dans ce cas ; mais il est certain que, sur le grand nombre d'épileptiques qui ont eu recours au traitement magnétique, on a obtenu beaucoup plus de guérisons parfaites qu'on ne l'eût fait par la médecine. Il ne faut donc jamais balancer à l'employer. Les essais peuvent être infructueux, mais ils n'ont aucun inconvénient. Dans plusieurs autres maladies anciennes on ne doit commencer un traitement qu'autant qu'on est sûr de le continuer ; si l'on a excité une crise il est essentiel de la terminer. Dans celle-ci le pire est de laisser le malade dans l'état où il était.

Un bon magnétiseur réussit presque toujours à faire cesser promptement une attaque d'épilepsie : on aurait tort d'en conclure que la guérison de la maladie est facile. Le traitement de l'épilepsie exige de la part du magnétiseur beaucoup de confiance, de courage, de persévérance et de dévouement.

L'épilepsie peut être héréditaire ou accidentelle, ancienne ou récente. Elle peut être produite par un vice d'organisation, par un dérangement du système nerveux, par un mouvement désordonné du sang ou des humeurs, par la suppression d'une évacuation, et par plusieurs autres causes ; ainsi l'on ne peut savoir à l'avance si elle cédera au traitement magnétique. Les accès étant ordinairement irréguliers, et se renouvelant à des époques plus ou moins éloignées, ils peuvent être suspendus pour un temps plus ou moins long sans que la cause soit détruite. Cependant on a plus de raisons d'être rassuré lorsque les attaques étaient fréquentes que lorsqu'elles étaient rares avant l'emploi du magnétisme. Par exemple, celui qui avait des accès tous les jours peut être regardé comme guéri s'il passe deux

ou trois mois sans en avoir, tandis qu'il faut attendre au moins un an pour porter le même jugement
sur celui qui n'avait des accès que tous les mois.

Il suit de là que lorsque le malade est délivré de
ses attaques, il faut continuer à le magnétiser pour
en empêcher le retour et en détruire la cause.
Lorsque plusieurs des époques auxquelles le malade
éprouvait ordinairement ses attaques se seront pas-
sées sans qu'il en ait eu le moindre sentiment, on
pourra discontinuer de le magnétiser tous les jours.
On mettra d'abord un, puis deux, puis trois jours,
enfin un mois d'intervalle entre les séances; mais
on continuera constamment l'usage de l'eau magnétisée, qui doit être employée dès le premier jour du
traitement, et long-temps après qu'on a disconti-
nué les séances. Il sera bien aussi que le convales-
cent porte sur lui un objet magnétisé, que le magnétiseur aura soin de charger de temps en temps
de fluide.

On a très-souvent obtenu le somnambulisme dans
l'épilepsie. S'il a lieu, le magnétiseur f..it ce qu'il
doit faire et ce qu'il doit espérer; il est même à
peu près sûr de la guérison du malade, pourvu
qu'il se conforme aux principes que j'ai donnés sur
la direction des somnambules.

Je connais une demoiselle de vingt ans, qui, depuis neuf ans, avait des attaques d'épilepsie très-
fréquentes à certaines époques, et qui a été traitée

sans succès par d'habiles médecins (1). Il y a trois
mois qu'elle a eu recours au magnétisme. Dès le
premier mois les accès se sont affaiblis et éloignés ;
à la fin du second mois ils ont entièrement disparu,
et sa santé est maintenant aussi bonne qu'on puisse
le désirer. Elle s'est interdit toute espèce de remèdes, et elle a dit qu'il fallait la magnétiser encore
pendant deux mois, de deux jours l'un, et que sans
cela la maladie reviendrait.

Malheureusement elle s'imagine que le magnétisme la fait chaque jour dormir trois heures du
sommeil naturel ; elle ne croit point au somnambulisme. Elle dit qu'elle est guérie, et sa mère a bien
de la peine à lui faire continuer un traitement qui
l'ennuie.

Comme la maladie a été causée par un accident,
et que la somnambule a donné des preuves d'une
grande clairvoyance, je ne doute pas qu'elle sera
radicalement guérie, à moins qu'elle n'interrompe
son traitement avant l'époque qu'elle a fixée.

Dans les maladies que les médecins nomment *affections histériques*, maladies longues, douloureuses, variables dans leurs symptômes, dont le siége

---

(1) J'ai lu quatre des consultations données par différens
médecins : dans les trois premières la maladie est désignée
sous le nom d'épilepsie symptomatique ou sympathique; dans
la quatrième, sous le nom d'affection hystérique *incurable*.

est dans les viscères abdominaux, et qui font le
désespoir de la médecine, le magnétisme exerce
l'action la plus puissante et la plus salutaire ; il
produit des effets merveilleux, et la guérison s'opère
ordinairement par des crises singulières, quelquefois très-violentes et dont il ne faut point s'effrayer.
C'est dans cette maladie qu'on obtient le plus souvent un somnambulisme très-lucide accompagné de
phénomènes extraordinaires ; mais il ne faut oublier aucune des précautions que j'ai indiquées. Le
magnétiseur doit mettre un frein à sa curiosité,
conserver du calme, s'interdire toute expérience,
éviter avec soin d'exciter l'imagination du somnambule, l'empêcher de s'occuper de choses étrangères à sa santé, ne point flatter sa vanité en paraissant s'étonner de sa clairvoyance, ne point
céder à ses caprices, veiller à ce qu'il suive le régime convenable, ne point pousser l'action du
magnétisme au-delà de ce qui est nécessaire, et
rompre absolument toute communication entre l'é-
tat magnétique et l'état de veille. Lorsque dans
cette maladie le somnambulisme cesse naturellement, c'est une preuve du parfait rétablissement
de la santé. Je répète ici plusieurs choses que j'ai
dites dans mon chapitre du somnambulisme ; mais
c'est parce qu'il n'est aucune maladie dans le traitement de laquelle le magnétiseur soit plus exposé
à se laisser entraîner au-delà des bornes par le mer-

veilleux des phénomènes, et qu'il n'en est aucune où ces écarts soient plus dangereux.

L'affection hypocondriaque a beaucoup de rapport avec l'affection histérique, et cède de même au magnétisme, mais avec cette différence que la guérison s'opère souvent sans crises apparentes, et par une diminution graduelle des symptômes de la maladie. Les forces, la gaîté, l'appétit, les couleurs, l'embonpoint reviennent peu à peu. Le même effet a lieu dans les pâles couleurs ou chlorose.

Le magnétisme est indiqué dans toutes les espèces de paralysie. Presque toujours il réveille la sensibilité et rétablit le mouvement; mais quelquefois des douleurs vives se manifestent à mesure que la sensibilité revient. Il faut alors que le magnétiseur et le malade aient de la patience. Dans la paralysie des membres, il est à propos de faire usage des frictions magnétiques. Si le magnétisme agit d'une manière sensible, et qu'il paraisse insuffisant, on s'aidera des remèdes indiqués par le médecin.

La paralysie des organes du mouvement est quelquefois accompagnée de douleurs que le magnétisme parvient à dissiper sans rétablir le mouvement. La paralysie des membres inférieurs a souvent pour cause une affection de la moelle épinière; il faut alors magnétiser en commençant derrière les reins, et conduisant l'action le long des cuisses jusqu'au bout des pieds. J'ai magnétisé un homme qui était dans ce cas ; je ne l'ai point guéri, mais je l'ai beaucoup soulagé. Après chaque séance, il avait les pieds rouges comme si on lui eût mis un sinapisme. Dans les paralysies qui ont pour cause la désorganisation d'une partie du cerveau, je présume que la guérison est impossible.

Dans les relations des cures opérées en France, on en trouve plus de soixante de paralysie, et dans ce nombre il n'est question que de trois somnambules. J'en fais la remarque, parce que rien ne prouve mieux l'efficacité du magnétisme dans cette maladie. D'un côté, les malades n'ayant pas été somnambules, ils ne se sont point ordonné de remèdes, et ils ont dû leur santé au magnétisme seul ; de l'autre, quand on a voulu publier des traitemens magnétiques, on a choisi de préférence ceux qui ont présenté des phénomènes singuliers ; et puisqu'on a cité soixante guérisons de paralysie, il est probable qu'il y en a eu dix fois plus.

Le magnétisme calme promptement les spasmes en rétablissant l'équilibre. Dans les spasmes, surtout lorsqu'ils ont pour cause une affection morale, il s'opère ordinairement vers l'intérieur une concentration des forces vitales, qui devient évidente par le froid et la pâleur des extrémités. Ces spasmes se terminent ordinairement par un flux d'urine que le magnétisme favorise, en même temps qu'il ramène la chaleur vers les parties qui en étaient privées.

On devrait essayer du magnétisme dans les aliénations mentales. Je ne crois cependant pas qu'il les guérisse lorsqu'elles sont héréditaires ou très-anciennes, lorsqu'elles tiennent à un vice d'organisation, et lorsqu'il y a constamment un état de frénésie ; mais quand la maladie est accidentelle et récente, on a tout lieu d'espérer le succès. J'en donnerai pour preuve un fait dont j'ai été témoin.

Un jeune homme de vingt ans était tombé dans un état de folie tel qu'on avait été obligé de le placer dans une maison de santé. Sa famille désolée s'adresse à un homme qui possède au plus haut degré toutes les qualités qui font le bon magnétiseur. Il va voir le malade, et après des tentatives réitérées pendant trois jours, il parvient à se mettre en rapport, à faire désirer sa présence, et à calmer entièrement les accès. En quinze jours la guérison a été complète, et il ne reste aucun symptôme de l'exaltation qui avait précédé la frénésie.

On voit souvent des aliénés éprouver du bien-être auprès de certaines personnes qui les dominent naturellement, et auxquelles ils se soumettent sans résistance ; ce sont ces personnes qui réussiraient le plus facilement à les guérir : celles qui les effrayent ou les repoussent n'y parviendraient pas. Il est probable que, chez plusieurs des fous dont les accès sont irréguliers, on produirait un calme suivi de sommeil, et enfin de somnambu-

lisme (1); alors la guérison serait à peu près sûre.
S'il y avait une idée fixe, le magnétiseur la chasse-
rait par sa volonté. Je crois bien que la plupart des
tentatives qu'on ferait en ce genre seraient infruc-
tueuses ; mais ici la chose est si importante, et la
médecine a si peu de ressources, qu'on ne doit pas
négliger un moyen dont le succès est possible.

Lorsque chez les femmes un organe très-essentiel paraît menacé d'un squirre ou d'un ulcère, le
magnétisme est le meilleur et le plus actif de tous
les remèdes ; mais je ne crois pas qu'il puisse opérer la guérison si la maladie a fait beaucoup de
progrès. Dans ce cas, il dissipe d'abord les douleurs ; il rétablit les forces ; mais le mal reparaît
ensuite et s'aggrave malgré tous les soins qu'on
se donne.

Plusieurs incommodités, et même quelques maladies assez graves, sont produites chez les femmes par la suppression ou le dérangement de la
marche de circulation à laquelle la nature les a sou-
mises. Dans ces cas très-fréquens l'efficacité du
magnétisme est prouvée par des faits innombra-

---

(1) L'histoire de la maladie et de la guérison du jeune
Hébert, que M. le marquis de Puységur a publiée, est un
des ouvrages les plus curieux et les plus instructifs qu'on
puisse consulter sur la puissance du magnétisme pour calmer
l'agitation des nerfs, et pour faire cesser les accès de folie
qui en sont la suite.

bles; il rétablit presque toujours la circulation, plus ou moins vite, selon que le mal est plus ou moins ancien. Il faut diriger l'action des flancs jusqu'aux pieds, en s'arrêtant sur les genoux (1). On évitera de poser les mains sur l'estomac, excepté en établissant les grands courans; on évitera surtout de les tenir trop long-temps sur la tête, dans la crainte d'y faire remonter le sang. Le somnambulisme s'étant fréquemment montré dans cette maladie, on peut espérer de l'obtenir; mais, par la raison que je viens de dire, il faut bien se garder de le provoquer en concentrant l'action sur le cerveau. Quand l'effet qu'on désire aura été produit, on se contentera de magnétiser légèrement pour établir l'harmonie générale.

Dans les fièvres intermittentes on emploiera d'abord les grands courans sur les bras, puis l'application sur l'estomac, d'où l'on attirera vers les pieds. Il faut choisir le moment où l'accès commence. On aura souvent la satisfaction d'arrêter le frisson dès la première fois, et la fièvre aura seulement lieu en chaud. On magnétisera également le jour où il ne doit pas y avoir d'accès. Assez ordinairement les fièvres cessent après quelques séances, de trois à six. Il est à propos de magnétiser

---

(1) On ne devrait pas employer ce procédé si l'on soupçonnait un état de grossesse.

encore quelques jours après, et de faire boire de l'eau magnétisée, pour empêcher le retour de la maladie.

Dans les maux d'estomac qui viennent de faiblesse, l'application de la main sur l'estomac produit une chaleur tonique et curative. S'il y a irritation, ce procédé ne convient pas; on doit alors agir à distance par les procédés les plus calmans. Si l'estomac est tapissé de bile ou de saburre, ce qui s'annonce par l'état de la langue, le magnétisme ne dispense point d'un émétique ou d'un purgatif; à moins que dès la première fois il n'excite une évacuation : ce qui peut arriver chez les personnes très-sensibles à son action.

Pour guérir les maux de tête accompagnés de froid aux pieds, on pose pendant quelques momens les mains sur la tête, on continue par les grands courans, et l'on fait des passes réitérées sur les jambes. Les pieds s'échauffent, la tête se dégage. Si le mal de tête est accidentel, il ne revient pas; s'il était ancien et habituel, on ferait usage de chaussons magnétisés. Les migraines qui ont leur siège dans l'estomac cèdent à l'application de la main sur l'estomac. Celles qui sont nerveuses sont plus difficiles à guérir; on essaie de divers procédés, et l'on soutire le fluide de la tête en le ramenant vers les côtés. Si la migraine est périodique, si elle existe depuis plusieurs années, si elle est la suite

d'un coup, si elle est produite par un dépôt dans
la tête, on doit la considérer comme une maladie
chronique qui exige un traitement prolongé. Dans
ce cas on peut bien la faire passer subitement,
mais on s'expose à des dangers si on ne continue
pas plusieurs jours de suite, pour détruire la cause
en amenant une crise. En général, lorsqu'on a en-
levé une douleur périodique, il est essentiel de
continuer l'usage du magnétisme jusqu'à l'époque
où l'accès devait revenir. La guérison ne peut
avoir lieu que par une crise qu'il ne faut pas laisser imparfaite, et l'on n'est fondé à croire qu'elle
s'est opérée, que lorsqu'on voit manquer l'accès
auquel on s'attendait. Le déplacement subit d'une
humeur qui s'était fixée depuis long-temps dans
un organe essentiel, peut produire une maladie
grave si l'on néglige de soutenir et de diriger le
mouvement qu'on a d'abord imprimé.

Les douleurs produites par une transpiration ar-
rêtée sont presque toujours guéries par le magnétisme, dont l'effet le plus ordinaire est de rétablir
la transpiration. Les maux causés par la suppression d'une sueur locale, comme aux pieds, aux
mains, etc., disparaissent de même par le retour
de cette sueur, qu'on provoque en attirant vers
les extrémités, et qu'il faut avoir soin d'entretenir.

Dans les rhumatismes, les sciatiques, etc., les
douleurs sont quelquefois considérablement soula-

gées, ou même emportées, dès la première séance ; d'autres fois elles sont seulement déplacées : le plus souvent elles se calment ou se dissipent peu à peu, après un traitement plus ou moins long. Le rhumatisme est ordinairement chronique ; mais il peut appartenir aux maladies aiguës, être accompagné d'une fièvre violente, et nécessiter un traitement médical analogue à celui des fièvres inflammatoires. Dans ce cas on magnétisera à distance, en attirant au-delà des extrémités et par les procédés les plus calmans ; et l'on se hâtera d'appeler le médecin qui, d'après les effets qu'on aura d'abord produits, jugera s'il peut se dispenser d'avoir recours à d'autres remèdes. C'est dans le rhumatisme aigu que, sur certains sujets, le magnétisme opère de la manière la plus prompte et la plus surprenante. J'ai vu des malades qui avaient dans tous les membres des douleurs si vives, que le moindre attouchement leur était insupportable, être tellement soulagés, après une demi-heure de magnétisme, à petite distance, que je pouvais leur faire des frictions sans qu'ils en éprouvassent la moindre gêne. Mais lorsque les douleurs sont ainsi calmées, il ne faut pas croire que la maladie soit guérie. Elle ne peut l'être que par une crise, ou par un traitement prolongé, et comme je l'ai dit, c'est au médecin à prononcer sur ce qu'il convient de faire pour dissiper entièrement l'inflammation, empêcher le retour des douleurs, et détruire la cause du mal.

Je dois ajouter que de toutes les maladies qu'on a traitées par le magnétisme, le rhumatisme est celle dans laquelle on a obtenu le plus de succès, quoiqu'on n'ait que très-rarement produit le somnambulisme.

J'ignore si le magnétisme guérirait la goutte fixée aux pieds et aux mains, lorsqu'il y a des nodus; mais j'ai vu un accès de goutte si violent, que le malade ne pouvait poser le pied à terre, soulagé à la première séance, et guéri à la troisième, assez bien pour que depuis dix-huit mois les douleurs ne soient pas revenues. J'ai vu aussi une somnambule guérir en quinze jours son magnétiseur, qui depuis long-temps souffrait de la goutte dans les genoux et dans les pieds. Elle n'a employé pour cela que des passes le long des jambes, continuées chaque jour pendant un quart-d'heure. Comme il ne s'est écoulé que six mois depuis cette guérison, je ne puis affirmer que la somnambule ne s'est point trompée en disant que la maladie ne reviendrait plus.

Lorsque la goutte est remontée à la tête ou à la poitrine, le magnétisme la ramène promptement aux pieds. Trois expériences que j'ai faites dans ce cas m'ont parfaitement réussi : il est vrai que la malade était très-sensible au magnétisme, et parfaitement en rapport avec moi.

Le magnétisme me paraît devoir être un excellent remède contre le scorbut produit par le mauvais air, par le mauvais régime, par la suppression d'une évacuation, etc. Quand cette maladie est constitutionnelle et parvenue à son dernier période, si la guérison est possible, elle doit du moins être fort difficile, mais on aidera beaucoup la puissance de la médecine. Le magnétiseur doit employer l'action la plus énergique et la plus soutenue.

Les maladies des yeux sont si nombreuses et si variées, qu'elles sont devenues l'objet d'une étude spéciale pour une classe de médecins qui s'en occupent exclusivement, et qui en jugent le traitement fort long, et souvent la guérison très-incertaine. Je crois que le magnétisme convient mieux que tout autre remède, parce qu'il porte directement son action sur l'organe de la vue, et qu'il pénètre dans l'intérieur du cerveau. Dans la plupart des cas il agit plus efficacement que les saignées, les purgatifs et les vésicatoires. Les yeux sont-ils affaiblis? il donne de la force. Dans les ophtalmies il dissipe l'inflammation en détournant l'humeur qui se porte sur les yeux. Dans une paralysie commençante du nerf optique, il serait très-propre à rendre à ce nerf du mouvement et de la sensibilité.

J'ai vu plusieurs fois guérir en peu de jours des ophtalmies pour lesquelles les oculistes les plus habiles avaient jugé nécessaire de faire un traitement compliqué. Les procédés doivent varier selon la nature du mal. S'il y a inflammation, on cherche à calmer et à entraîner, et l'on rétablit l'équilibre; s'il y a atonie on agit directement sur les yeux, en présentant les doigts réunis, ou bien on tourne le pouce sur les yeux, en posant les autres doigts sur la tempe. Dans tous les cas, il faut faire laver les yeux avec de l'eau magnétisée, qui excite presque toujours une sensation particulière. On peut aussi, pendant un quart d'heure, et plusieurs fois par jour, tenir dans ses mains une bouteille remplie d'eau magnétisée, dont on présente l'orifice devant les yeux, à trois ou quatre lignes de distance (1).

Lorsqu'une maladie des yeux est parvenue à un certain degré, ou lorsqu'elle tient à un vice de l'organe, il est tout simple qu'on ne réussisse pas. Dans une goutte sereine, où depuis sept ans la cécité était totale, j'ai rappelé, au bout de quinze jours, la faculté de voir la lumière et de distinguer certains objets. La pupille a repris la sensibilité qui la fait se contracter, mais je n'ai pu aller plus loin; et lorsque j'ai cessé de magnétiser, après dix

---

(1) En parlant de l'eau magnétisée dans mon 4e chapitre, j'ai oublié d'indiquer ce procédé dont j'ai vu des effets remarquables, surtout dans une inflammation de l'intérieur du nez.

mois de patience, la cécité est revenue peu à peu. Si la maladie eût été moins ancienne, il est probable que je serais parvenu à la guérir.

Je ne crois pas qu'il fût possible de détruire une cataracte bien formée : cependant j'ai vu à Corbeil une femme dont on attribuait la cécité complète à une cataracte, et qui a été guérie en quinze jours.

On a fréquemment fait disparaître des taies sur les yeux. Je connais une dame qu'une taie produite par la petite vérole avait privée d'un œil, et qui l'a recouvré en se faisant magnétiser pour une autre maladie. Voici un second exemple qui prouvera qu'on réussit quelquefois en continuant avec patience, quoiqu'on n'ait produit d'abord aucun effet.

M. Paul Geritz, médecin et professeur de l'institut des Georgicon à Keszthely, étant à Pesth, on le consulta pour une fille de huit à neuf ans, qui, par suite de la petite vérole, avait un œil entièrement couvert d'une taie si épaisse qu'elle ne voyait pas la lumière. Il jugea, comme tous les médecins qu'on avait déjà consultés, que la maladie étant incurable par les moyens ordinaires, il serait inutile de faire des remèdes, et la jeune fille lui ayant inspiré beaucoup d'intérêt, il résolut d'entreprendre son traitement par le magnétisme. Pendant deux mois l'action parut absolument impuissante; le troisième mois la taie s'amincit, et, dans le mois suivant, la guérison fut complète. C'est M. Geritz qui, pendant le séjour qu'il vient de faire à Paris, m'a raconté ce fait et m'a autorisé à le citer.

J'ai magnétisé pendant deux mois une demoiselle de dix-sept ans qui, depuis sa naissance, avait une taie sur l'œil droit, et dont l'œil gauche était si faible qu'elle ne pouvait, sans beaucoup de fatigue, lire ou travailler à la lumière d'une bougie ; la taie s'est considérablement amincie, et je ne doute pas qu'elle aurait entièrement disparu si je n'avais été obligé de discontinuer le traitement. Quant à l'œil gauche, il a acquis, et il conserve depuis dix ans, toute la force qu'on peut désirer.

La surdité accidentelle cède ou résiste au traitement magnétique, selon la cause qui la produit. Le procédé le plus convenable consiste à diriger le magnétisme dans l'orifice de l'oreille par les doigts réunis et par l'insufflation, et à déterminer ensuite des courans. On a quelquefois réussi sur des sourds-muets, apparemment dans le cas où la surdité avait pour cause l'atonie ou l'engorgement, et non l'absence ou la lésion de quelques parties essentielles de l'organe (1). Quant aux bourdonnemens et aux

_____

(1) Dans les établissemens où sont réunis soit des sourds-muets, soit dans aveugles-nés, il serait très-utile que le médecin voulût bien traiter par le magnétisme ceux qui sont malades, d'abord pour les guérir, ensuite pour savoir quelles idées se développeraient chez ceux qui deviendraient somnam-

douleurs d'oreille, on les dissipe souvent avec une promptitude surprenante. Il en est de même des douleurs de dents lorsqu'elles sont nerveuses.

Je n'ai point encore parlé d'une classe de maladies dont les unes sont chroniques et les autres aiguës. Ce sont les phlegmasies cutanées : comme la petite vérole, la rougeole, la petite vérole volante, les clous ou furoncles, le charbon ou anthrax, les boutons au visage, la teigne, etc. Je crois que le magnétisme convient à toutes. Dans la petite vérole et la rougeole il accélère et régularise la marche de la maladie, et facilite l'éruption. Si, par un accident, les boutons sont rentrés, ce qui est fort dangereux, il les fait reparaître. On en a plusieurs exemples.

Dans les furoncles, si l'on magnétise au moment où l'inflammation commence, il est possible qu'on la dissipe en facilitant la circulation et produisant une crise légère; si le furoncle est déjà formé, on apaise les douleurs et l'on hâte beaucoup la maturité en employant une action locale. J'en ai plusieurs fois fait l'essai avec un succès complet. Pour les panaris, on doit faire des passes le long du bras jusqu'à l'extrémité du doigt sur lequel on concentre l'action,

---

bules, et comment ils rendraient ces idées. Le résultat de cette expérience, qui ne présente aucun inconvénient, répandrait certainement des lumières sur la physiologie et sur la psycologie.

on attire ensuite au dehors ; et si l'on fait usage d'un cataplasme calmant ou résolutif, on a soin de le bien magnétiser. Pour les boutons au visage il faut employer les grands courans, et réitérer les passes sur les jambes.

Il est probablement des cas où le magnétisme serait insuffisant pour la guérison de la teigne ; mais on fera toujours bien d'en essayer avant de recourir aux remèdes de la médecine. J'ai vu un enfant de cinq ou six ans guéri en deux mois : on avait employé les grands courans, le baquet et surtout l'eau magnétisée qui le purgeait beaucoup.

Il est à présumer qu'on obtiendrait de bons effets du magnétisme dans les affections dartreuses, surtout si l'eau magnétisée produisait des évacuations.

L'état de grossesse ne doit jamais mettre obstacle à l'emploi du magnétisme : c'est même dans cet état qu'il peut rendre les plus grands services ; on l'a vu souvent remédier à des accidens graves , et qui faisaient craindre une fausse couche. On l'a vu aussi faciliter le travail de la nature dans l'accouchement ; et cela est tout simple, puisqu'il augmente les forces et qu'il calme les douleurs et les crises nerveuses.

Je crois que dans l'état de grossesse, surtout pendant les premiers mois, on ne doit point faire des passes sur les cuisses et les jambes. Elles pourraient imprimer au sang un mouvement qu'il est essentiel d'éviter.

Dans les suites de couches, le magétisme peut encore être d'un grand secours, surtout pour rétablir le cours naturel du lait lorsqu'il a été dérangé (1). Le choix des procédés dépend des circonstances, et peut être déterminé par les principes que j'ai donnés.

A la suite d'un accouchement très-laborieux, on voit quelquefois l'enfant qui vient de naître ne donner presqu'aucun signe de vie, parce qu'il n'a pas la force d'exécuter le mouvement des muscles inspirateurs nécessaires pour établir la respiration. Il périrait alors faute d'air si l'on ne parvenait à exciter ce mouvement par divers moyens, tels que les frictions et l'introduction de l'air dans la poitrine. M. Thiriat, professeur d'accouchemens et médecin des eaux de Plombières, s'est assuré, par l'expérience, que le magnétisme produisait très-vite l'effet désiré. Il l'a employé avec insufflation sur la poitrine au travers d'un linge. Il présume, avec raison, que le même moyen serait très-efficace pour rappeler à la vie les asphixiés. V. Bibl. Magnét., tom. 4, pag. 149.

Le magnétisme calme la plupart des douleurs des

---

(1) Il est clair qu'il faut s'abstenir du magnétisme lorsqu'on veut faire passer le lait.

enfans à la mamelle, il leur donne des forces et favorise le développement de l'organisation. Les mères l'emploient par une impulsion naturelle lorsqu'elles voient souffrir leurs enfans, et elles réussissent à les soulager. Elles obtiendraient bien plus de succès si elles avaient une entière confiance en la puissance dont la nature les a douées.

En général, les enfans sont fort sensibles au magnétisme; dès qu'ils en ont éprouvé du bien, ils reconnaissent que celui qui les a magnétisés a le pouvoir de les guérir par les procédés qu'ils lui ont vu employer, et ils sont les premiers à réclamer le même secours quand ils se trouvent incommodés. Un enfant de cinq ans, que je vois tous les jours, ayant été piqué au nez par une abeille, pendant que je me promenais avec lui, je lui enlevai la douleur en quelques minutes. Depuis ce moment, chaque fois qu'il avait le plus petit mal, il venait me demander de le guérir.

Un médecin, qui a, pendant dix-huit mois, suivi le traitement de M. Wolfart à Berlin, m'a raconté que ce célèbre magnétiseur avait, deux fois par semaine, une séance pour les enfans en bas âge; qu'après avoir fait ranger autour de son baquet les nourrices et les bonnes qui les portent dans leurs bras, ou les tiennent par la main, il faisait sur eux quelques passes, et que les enfans le regardaient avec plaisir. Il m'a ajouté qu'il ne se souvenait pas

d'en avoir vu pleurer pendant le temps de la séance.
Il m'a dit enfin qu'à l'heure du traitement, les enfans qu'on y avait menés plusieurs fois témoignaient,
par des gestes et des cris, le désir qu'ils avaient
qu'on les y conduisît encore.

Parmi les faits nombreux qui prouvent la promptitude et l'efficacité de l'action du magnétisme sur
les enfans, je vais en citer deux que j'ai vérifiés.

Une fille de dix-huit mois avait un orgelet qui lui
faisait mal. Son père la prend sur ses genoux, il la
magnétise en lui mettant la main sur les yeux, l'enfant s'endort aussitôt : une heure après elle se réveille, et l'orgelet avait disparu.

Madame ***, de Châlons-sur-Marne, avait un fils
de six ans dont les intestins étaient si relâchés qu'il
se salissait toutes les nuits. On avait employé tous
les moyens imaginables pour remédier à cette in-
firmité. Enfin sa mère prend le parti de le magnétiser. La première fois le magnétisme produisit une
évacuation extraordinaire, la seconde fois il y eut
encore un mouvement; mais le troisième jour l'enfant fut guéri. On continua quelques jours encore
sans qu'il éprouvât aucune sensation, et il n'a plus
eu le moindre symptôme de son incommodité.

On a souvent obtenu des effets surprenans du magnétisme sur de jeunes personnes rachitiques, ou
affectées de vices de conformation qui semblaient
exiger que, pendant un temps fort long, on joignît

à des remèdes internes les moyens mécaniques très-
perfectionnés de nos jours. Un habile médecin m'a
raconté qu'après avoir soigné sans succès une jeune
demoiselle qui était contrefaite par une déviation
considérable de l'épine du dos, il essaya de la faire
magnétiser, et qu'il fut très-étonné de voir, au bout
de quelques mois, la colonne vertébrale parfaitement redressée.

J'ai connu une fille de douze ans dont les vertèbres
lombaires formaient une saillie considérable; un
respectable ecclésiastique, qui lui avait fait faire sa
première communion, conseilla à sa mère de la magnétiser, et se chargea de diriger le traitement. En
quinze jours les vertèbres reprirent la situation
qu'elles devaient avoir. Cette fille avait la fièvre et
des douleurs intérieures depuis deux ans; elle avait
consulté plusieurs médecins et fait beaucoup de remèdes. Le magnétisme l'a constamment soulagée;
mais il n'a pu la guérir.

J'ai vu à Corbeil une fille de quinze ans qui, depuis sa première enfance, avait une jambe plus
courte que l'autre de six pouces, et une callosité
à la hanche de la grosseur du poing. En six semaines de traitement, la callosité a diminué de
moitié et la jambe s'est allongée de trois pouces en
même temps qu'elle a repris de la force.

Je ne m'étendrai pas davantage sur les effets que
le magnétisme produit dans les diverses maladies

et sur le mode d'application qui me semble préférable, selon les circonstances (1). Je reviens à des
observations générales.

J'ai dit que, pour magnétiser avec succès, il fallait unir la confiance à la volonté. Il est cependant
utile d'être prévenu que la puissance dont on fait
usage a des limites qu'il est impossible de franchir.
Dans plusieurs maladies chroniques, reconnues incurables parce qu'elles attaquent un organe essen-

---

(1) L'un des fondateurs de la société magnétique qui existait à Paris sous la présidence de M. le marquis de Puységur,
se propose de publier, par souscription, un exposé de toutes
les cures opérées en France depuis Mesmer jusqu'à nos jours.
Ce travail, dont j'ai lu le manuscrit, formera 2 vol. in-8° avec
des tableaux analytiques. Les ouvrages, dont il offre l'extrait,
feraient plus de 60 vol. On y trouvera tout ce qui peut éclairer sur le genre des maladies, sur le mode de traitement et
sur les crises qui ont amené le soulagement ou la guérison.
L'auteur s'est principalement attaché à rendre compte des
cures opérées par des médecins ou sous leurs yeux. Le nombre de ceux qui ont donné des attestations est de plus de
250. Ce recueil de faits dispensera de chercher les relations
répandues dans un grand nombre de livres dont quelques-
uns sont très-difficiles à trouver, et qui, presque tous, contiennent des détails inutiles ou des théories plus ou moins
hypothétiques. Ceux qui voudraient se procurer cet ouvrage,
dont le prix ne s'élèvera pas au-dessus de 15 fr., peuvent
envoyer leur soumission chez le libraire qui vend celui-ci :
ils ne paieront qu'en le recevant ; mais l'auteur ne peut commencer l'impression qu'après s'être assuré d'un nombre de
souscripteurs suffisans pour couvrir les frais.

tiel et qu'elles ont fait beaucoup de progrès, le
magnétisme produit souvent un changement dont
on est étonné, et d'après lequel on ne doute pas
qu'on s'est emparé de la maladie et qu'elle sera
guérie en peu de temps : mais bientôt le malade
retombe dans l'état où il était, et finit par succomber. C'est que le magnétisme, qui ne peut triompher d'une affection organique portée à un certain
degré, dissipe d'abord les maladies accessoires :
il donne des forces, il ramène le sommeil, il calme
les nerfs, il fait cesser les douleurs, il diminue les
engorgemens ; mais la maladie essentielle existe
toujours ; elle reparaît ensuite ; le magnétisme agit
moins, et le malade perd ordinairement toute confiance. Ce n'est point là une raison pour ne pas essayer du magnétisme ; mais c'en est une de ne pas
se flatter, de ne pas annoncer comme certaine la
guérison d'une maladie ancienne, parce qu'on a
produit en peu de jours un changement notable et
une amélioration qu'on n'avait pu obtenir par tous
les remèdes de la médecine.

Il est enfin beaucoup de maladies qui tiennent à
la constitution, ou qui proviennent d'un vice dans
le sang, ou qui attaquent principalement les nerfs,
dans lesquelles le magnétisme amène constamment
du mieux, sans pouvoir détruire la cause. Il ne
faut point alors lui demander plus qu'il ne peut
faire. On aurait tort de s'imaginer qu'on trouvera

un meilleur magnétiseur, ou qu'on réussira par des procédés plus actifs. Il faut que le malade sache se résigner à vivre avec son ennemi, comme on le dit vulgairement, et que le magnétiseur ait le courage de continuer un traitement qui fait plus de bien que tout autre et qui n'a point d'inconvénient. On peut, selon le genre de la maladie, se faire magnétiser un quart d'heure tous les jours, ou n'avoir recours au magnétisme que lorsque le besoin s'en fait sentir. Combien de gens de ma connaissance doivent au magnétisme une existence supportable, sans qu'on puisse se flatter de leur rendre une parfaite santé !

Il arrive assez souvent qu'après avoir produit d'abord une amélioration très-sensible, le magnétisme cesse d'agir ou du moins de manifester son action ; alors le malade s'en dégoûte, il y renonce, et il a recours aux remèdes : cela est très-sage, dans le cas où il n'en aurait point fait encore ; mais je dois avertir que je n'ai jamais vu une maladie pour laquelle on avait inutilement épuisé les ressources de la médecine, et qui avait ensuite été adoucie par le magnétisme, être guérie par de nouveaux remèdes après qu'on a renoncé à l'usage du magnétisme.

Quelquefois, au contraire, on voit une maladie s'atténuer et se guérir enfin par le magnétisme, après un temps fort long et lorsqu'on n'osait plus s'en flatter. Je vais en citer un exemple.

Une jeune femme, très-intéressante, née à Paris
et mariée dans une ville de province, était depuis
trois ans tourmentée par le tic douloureux; elle
avait consulté plusieurs médecins; elle avait essayé
d'un grand nombre de remèdes et fait beaucoup
d'usage de quinquina : son estomac était dans le
plus mauvais état. Ayant eu l'occasion de la voir
pendant un voyage qu'elle fit à Paris, je lui conseillai le magnétisme, et j'en fis l'essai deux mois
de suite; je l'endormis plusieurs fois sans obtenir
le somnambulisme; je réussis à dissiper les douleurs lorsque l'accès avait lieu; mais je ne parvins
point à en empêcher le retour. Lorsqu'elle repar-
tit, j'engageai son mari à continuer le traitement.
Pendant deux ans, il la magnétisa presque tous les
jours sans pouvoir la guérir; mais les accès devinrent moins fréquens et moins douloureux, et l'eau
magnétisée, dont elle faisait constamment usage,
rendit les digestions très-faciles : enfin, au bout de
quatre ans, elle a recouvré une parfaite santé qu'elle
doit à la persévérance de son mari.

Le sujet que je viens de traiter serait susceptible
de beaucoup de développemens. Lorsque d'habiles
médecins auront étudié le magnétisme, ils pourront nous donner de nouvelles lumières sur les modifications que le siége et les symptômes des différentes maladies doivent apporter dans son application. Toutefois, les détails dans lesquels je suis

entré me paraissent suffisans pour diriger les personnes qui veulent employer leurs facultés à faire du bien. Si j'ai cherché à exciter la confiance, j'ai mis encore plus de soin à maintenir cette confiance dans les limites de la sagesse. En suivant la marche que j'ai tracée, on n'aura jamais à se repentir d'avoir fait usage du magnétisme comme d'un auxiliaire à la médecine.

Il me reste à faire deux observations, dont une est applicable à toutes les maladies graves qui ont été guéries par le magnétisme ; l'autre à celles dans lesquelles le magnétisme a exercé une grande action.

J'ai dit que lorsqu'on avait rendu la santé à un malade, et que la convalescence était terminée, il fallait cesser de magnétiser ; mais on a remarqué dans plusieurs maladies, qu'un an après la guérison on éprouvait un malaise ou quelques accidens qui faisaient craindre que la cause du mal ne fût pas entièrement détruite ; lors donc qu'on a terminé le traitement d'une de ces maladies, je pense que c'est une précaution fort sage d'avoir de nouveau recours au magnétisme pendant une quinzaine de jours, quand il s'est écoulé environ un an depuis l'époque où l'on a terminé le traitement qui a amené la guérison. Cela n'est pas toujours nécessaire ; mais, dans le doute, on fera bien de s'imposer cette règle, surtout si l'on n'est pas éloigné du magnétiseur auquel on doit le retour de sa santé.

2° Lorsque le magnétisme a établi un rapport parfait entre le magnétiseur et le magnétisé ; lorsque celui-ci est entré dans l'état que nous avons nommé magnétique, et surtout lorsqu'il est devenu somnambule, il n'est pas douteux que le magnétiseur peut agir sur lui à distance, s'il s'en occupe fortement. Je dois avertir que l'exercice de cette puissance exige les plus grandes précautions, et qu'on ne doit jamais s'en permettre l'usage pour faire une expérience. Il est sans doute fort curieux d'essayer si l'on fera sentir son action à quelqu'un qui est éloigné et qui ne s'y attend pas ; mais cet essai peut avoir beaucoup d'inconvéniens ; il peut même produire des accidens graves. Les inconvéniens, lorsqu'il n'y a pas de somnambulisme, sont d'exciter des demi-crises qu'on ne peut ni développer ni soutenir. Sur celui qui est susceptible de somnambulisme, le danger est de produire cet état lorsque le malade se trouve avec des personnes qui ne sont point en rapport avec lui, et qui, en le touchant ou en cherchant à le réveiller, peuvent lui faire beaucoup de mal. J'ai dit que celui qui voulait exercer le magnétisme devait s'affranchir de toute curiosité, et c'est ici surtout qu'il est essentiel de faire l'application de ce principe.

Il est cependant des cas où le magnétiseur doit

faire usage de la faculté qu'il a d'agir de loin ; mais
ce sera après avoir pris les précautions convenables, et jamais par un motif de curiosité. Votre
malade a des douleurs vives, vous présumez qu'elles
l'empêcheront de dormir la nuit : vous avez éprouvé que vous calmiez ces douleurs par votre présence : occupez-vous de lui, et magnétisez-le par la
pensée, avec la seule intention de le calmer : il est
probable que vous y réussirez. Si votre malade est
somnambule, demandez-lui, pendant son somnambulisme, si vous lui feriez du bien à telle heure,
en agissant sur lui. S'il vous y engage, alors prenez
les précautions convenables pour que rien ne puisse
le déranger ; avertissez-le de l'heure à laquelle il
doit se trouver seul, ou avec la personne qui a cou-
tume d'assister aux séances et à qui vous aurez fait
part de votre projet. Dès-lors vous n'avez rien à
craindre, et la crise de somnambulisme, amenée
à l'heure où la nature en a besoin, lui fera beaucoup de bien. — Mais on dira que le somnambulisme a été produit par l'imagination du malade et
non par ma pensée et par ma volonté. — On ne dira
rien du tout ; car vous ne devez rendre compte à
personne des phénomènes, du moins jusqu'après la
guérison. — Mais je ne saurai pas moi-même si j'ai
réellement agi. — Eh ! qu'importe? Est-ce pour
vous convaincre que vous magnétisez, ou bien pour
guérir votre malade? Si c'est pour le guérir, il est

indifférent que vous le guérissiez par votre propre influence ou par celle de son imagination. D'ailleurs vous n'avez pas besoin de chercher des phénomènes extraordinaires pour fortifier votre croyance ; et, si vous avez un somnambule bien sensible, le hasard vous offrira tant de faits merveilleux, tant de preuves convaincantes, que vous en serez étonné. Encore une fois, quand vous magnétisez, ce n'est pas pour vous, c'est uniquement pour le malade qui s'est livré à vos soins, à votre bienveillance, à votre charité.

Il est fréquemment arrivé qu'un magnétiseur a continué le traitement d'un malade somnambule qui avait été obligé de se séparer de lui, et que ce malade lui a écrit en somnambulisme le détail de ses crises et ce qu'il fallait faire pour terminer sa guérison (1). Cela réussira toujours avec un magnétiseur prudent et un somnambule docile ; mais si les précautions ont été mal prises, si le magnétiseur néglige de s'occuper de son malade aux heures convenues, il vaudrait cent fois mieux rompre le rapport et abandonner le malade à la nature.

On peut, chez plusieurs sujets, renouveler le

---

(1) Je possède plusieurs lettres écrites dans l'état de somnambulisme ; elles sont bien supérieures à celles que les mêmes personnes écrivent dans l'état de veille, non-seulement pour le fonds des idées, mais encore pour l'élégance du style et le choix des expressions.

somnambulisme avec un objet magnétisé; cela facilite l'action du magnétiseur, mais cela ne le dispense point de penser à son malade pour soutenir et régulariser la crise.

Ceux qui ne connaissent pas les phénomènes du magnétisme regarderont comme des absurdités ce que je viens de dire : mais ceux qui auront une fois reconnu par eux-mêmes l'influence qu'ils peuvent exercer sur leurs somnambules, seraient exposés à commettre des imprudences si je ne les avertissais pas du danger. C'est donc un devoir pour moi d'exposer les vérités dont j'ai la certitude, sans m'inquiéter du jugement des incrédules. Je ne demande point aux personnes à qui j'adresse cette instruction de croire sur ma parole à la réalité des phénomènes extraordinaires : je leur demande seulement de suivre les conseils que je leur donne, s'il arrive que ces phénomènes se présentent à eux.

Après avoir parlé du magnétisme comme d'une faculté qui nous a été donnée pour guérir ou soulager les maux de nos semblables, et que nous devons employer avec prudence, mais avec confiance et avec tout le zèle de la charité, il ne sera pas hors de propos de dire un mot du parti qu'on peut en tirer pour guérir les animaux domestiques qui nous aident dans nos travaux, ou qui nous intéressent par l'attachement qu'ils ont pour nous.

Il paraît que tous les êtres vivants sont plus ou

moins sensibles à l'influence du magnétisme. Je ne
parlerai point ici de l'action que certains animaux
exercent les uns sur les autres ; ce serait me jeter
dans des discussions d'histoire naturelle et de physiologie fort étrangères au but que je me suis proposé, celui d'enseigner à tirer parti du magnétisme
pour faire du bien.

Le magnétisme peut être employé avec le plus
grand succès pour la guérison des animaux domestiques. Il paraît même que son action est plus sûre,
plus constante, plus efficace sur ces animaux que
sur les hommes ; soit parce que l'homme a, par
ses facultés, une grande supériorité sur les animaux, soit parce que ceux-ci n'opposent aucune
résistance, et s'abandonnent entièrement à l'influence qu'ils reçoivent.

Je n'ai point essayé de guérir des animaux ; je me
suis seulement assuré par moi-même que le magnétisme agit sur eux ; mais j'ai recueilli un grand
nombre de faits, j'ai été témoin de résultats évidens, et plusieurs de mes amis, observateurs
exacts, m'ont raconté les crises qu'ils avaient produites et les guérisons qu'ils avaient opérées avec
une promptitude surprenante sur des chiens, sur
des chevaux, sur des chèvres, sur des vaches, etc.
Les faits sur lesquels repose ma conviction me semblent certains, et je ne les affirmerais pas si je n'en
avais la preuve directe.

J'ai vu des chiens en bonne santé donner des signes de leur sensibilité au magnétisme, et quelquefois même paraître inquiétés de son influence; mais je n'ai pas poussé loin ces sortes d'observations, qui m'auraient fatigué sans me conduire à des résultats utiles. Elles ne sont concluantes que pour celui qui les fait lui-même, et je n'ai pas besoin de m'assurer d'une chose qui n'est pas douteuse pour moi. Les procédés à employer pour les animaux sont les mêmes que pour les hommes. Si on connaît le siége du mal, on concentre l'action sur la partie affectée, pour entraîner ensuite. Si on ne le connaît pas, on emploie les grands courans à distance.

Je connais des exemples vraiment étonnans de l'efficacité de l'eau magnétisée employée en lotion, et des compresses imbibées d'eau magnétisée pour la guérison des plaies aux jambes des chevaux.

Il n'y a sans contredit aucun inconvénient à faire des expériences sur les animaux; mais je crois qu'on réussira beaucoup mieux si on les magnétise d'après les mêmes principes que j'ai donnés pour magnétiser les hommes, c'est-à-dire avec la seule intention de les guérir.

On voit, dans les campagnes, des paysans qui prétendent avoir le secret de guérir certaines maladies des animaux domestiques, et qui, en effet, réussissent. Si on examine ce qu'ils font, on recon-

naîtra qu'ils magnétisent, et que les moyens accessoires qu'ils emploient ne sont absolument rien par
eux-mêmes. Des personnes éclairées obtiendraient
les mêmes résultats, si elles avaient la même confiance.

C'est toujours un bien de soulager des êtres
souffrans; et, en guérissant des animaux, on rend
souvent un grand service aux hommes.

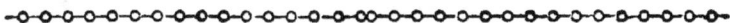

CHAPITRE VIII.

DES INCONVÉNIENS, DES ABUS ET DES DANGERS DU MAGNÉTISME, ET DES MOYENS DE LES PRÉVENIR.

Les antagonistes du magnétisme, après avoir prononcé qu'il n'existe pas, ont déclamé contre les dangers qui l'accompagnent. Je ne m'arrêterai point à prouver que ce qu'ils ont dit des procédés employés pour le mettre en action et des effets qu'il produit est bien loin de la vérité, et que les anecdotes qu'ils ont citées pour le rendre odieux lui sont absolument étrangères. Je conviendrai qu'on a quelquefois abusé du magnétisme, et qu'on peut en abuser encore. Mais un danger n'est plus rien lorsqu'on en est averti et qu'on a des moyens faciles et certains de l'éviter. Le magnétisme est un agent d'une puissance inconcevable; son utilité dépend de l'emploi qu'on en fait. On peut le comparer au feu dont on ne s'interdit pas l'usage par la crainte des incendies.

Ceux qui se conformeront à la doctrine exposée dans les chapitres précédens, n'auront jamais à craindre que le magnétisme fasse le moindre mal.

22

Cependant, comme plusieurs de mes lecteurs pourraient ne pas sentir l'importance des précautions que j'ai recommandées; que d'autres pourraient être alarmés par ce qu'on a raconté des suites fâcheuses de quelques traitemens; que d'autres, enfin, pourraient me reprocher d'avoir dissimulé les motifs de ceux qui condamnent le magnétisme, je crois devoir consacrer un article à résumer et à développer ce que j'ai dit sur ce sujet. J'aime mieux tomber dans des répétitions que de laisser la moindre incertitude sur des choses essentielles. Je vais donc signaler les inconvéniens, les abus, les dangers du magnétisme, et je montrerai que tous, sans exception, seront infailliblement écartés par l'application des principes que j'ai établis.

Pour mettre plus d'ordre et plus de clarté dans cette discussion, je considérerai le magnétisme sous trois points de vue, et je parlerai 1° des dangers que les traitemens magnétiques peuvent entraîner pour les bonnes mœurs et pour la paix de l'âme; 2° du désordre qu'une fausse direction du magnétisme ou le défaut de quelques conditions essentielles peuvent produire dans l'économie animale; 3° des inconvéniens qui naissent d'une confiance aveugle aux somnambules, et des opinions erronées auxquelles on est quelquefois conduit par la vue des phénomènes extraordinaires.

§ I. *Des dangers du Magnétisme relativement aux bonnes mœurs, et des moyens de les prévenir.*

En décrivant les procédés du magnétisme, j'ai dit qu'on employait des frictions légères, l'application des mains sur la poitrine, sur le cœur, sur les genoux, l'insufflation, le regard, etc. ; mais j'ai dit aussi que ces procédés, indiqués comme les plus actifs, peuvent être suppléés par d'autres qui, soutenus par la volonté et l'attention, auront la même efficacité. Lorsqu'un homme est prié d'essayer l'action du magnétisme sur une femme malade, il doit s'interdire tout ce qui pourrait blesser la modestie la plus scrupuleuse, ou causer le moindre embarras, et même tout ce qui pourrait sembler inconvenant aux spectateurs. Il ne se placera point vis-à-vis de la personne sur laquelle il veut agir ; il ne lui demandera point de le regarder ; il se contentera de l'inviter à s'abandonner à l'action ; il lui prendra les pouces pendant quelques momens, et il fera ensuite les passes à distance et sans la toucher. Il est inutile d'avertir que, lorsqu'un homme magnétise une femme, il ne doit jamais se trouver seul avec elle.

Si les procédés du magnétisme peuvent présenter quelques inconvéniens, ce n'est ni dans la société, où l'on est obligé d'éviter ce qui blesse les convenances, ni dans les traitemens publics, où tout est

ordonné de manière à ce que la décence soit res-
pectée : c'est dans les hôpitaux, et je dois fixer sur
ce point l'attention des médecins en chef, non pour
qu'ils restreignent l'emploi d'un moyen salutaire,
mais pour qu'ils en dirigent et surveillent la méthode ; car ce serait leur faute s'il se mêlait quelque chose de répréhensible au bien qu'on doit en
obtenir. Je vais m'expliquer.

Les médecins et les élèves internes des hôpitaux
commencent aujourd'hui à essayer l'action du magnétisme. Ils choisissent de préférence de jeunes
femmes ou de jeunes filles attaquées de maladies
nerveuses, parce qu'ils les croient plus susceptibles et plus propres à présenter des phénomènes
curieux. Comme ils sont accoutumés à toucher in-
distinctement tous les malades, soit pour s'assurer
du siége du mal, soit pour faire des pansemens,
et qu'ils n'ont jamais d'autre idée que celle de
remplir les fonctions dont ils sont chargés, ils ne
se doutent pas que les procédés du magnétisme
exigent une réserve particulière et des précautions
prises d'avance pour écarter tout ce qui pourrait
agir sur leur imagination ou sur celle de la malade. Je crois bien qu'ils se respectent assez pour
ne jamais se permettre la moindre chose qui blesserait la modestie, et pour repousser toute pensée
étrangère au but qu'ils se proposent ; mais l'effort
même qu'on fait pour chasser une idée inconve-

nante détourne de l'objet qui doit seul occuper l'attention. Ils doivent donc se méfier d'eux-mêmes, redouter également les impressions qu'ils pourraient éprouver et celles qu'ils pourraient produire, et prendre à l'avance des mesures telles que rien ne vienne troubler la pureté d'une action qui se porte à la fois sur le physique et sur le moral.

Voici les conseils que je dois donner à ce sujet en attendant que le magnétisme soit assez généralement connu, établi et pratiqué, pour qu'ils ne soient plus nécessaires.

Si un médecin veut magnétiser une malade qui garde le lit, elle doit être bien couverte; si elle peut se lever, elle doit être vêtue de la manière la plus décente. Le médecin ne la touchera que pour lui prendre les pouces, ou pour faire quelques frictions sur les pieds, par-dessus les couvertures. Toutes les passes seront faites à distance. Il est souvent nécessaire de concentrer l'action sur un organe; par exemple, sur le plexus solaire ou sur le foie, ou sur la rate; dans ce cas, il présentera les doigts en pointe, ou bien il fera usage d'une baguette d'acier ou de verre pour éviter le moindre attouchement. Il sera convenable qu'il y ait une garde-malade auprès du lit pendant la durée de la séance : personne ne sera introduit. Le magnétiseur ne se permettra aucune expérience, et, s'il obtient le somnambulisme, il n'interrogera la malade que sur sa maladie et sur les moyens de la guérir. Il rendra compte au médecin en chef des résultats qu'il aura obtenus.

Il peut arriver qu'une garde-malade, douée d'intelligence et de bonté, reconnaisse, par ses propres yeux, l'efficacité du magnétisme, et qu'elle sente en elle-même le désir et la faculté de faire du bien : dans ce cas, le magnétiseur excitera sa confiance et se fera suppléer par elle en prenant soin de la diriger ; toutefois il lui recommandera de n'en point parler. Le moment n'est pas encore arrivé où l'exercice du magnétisme pourra être une des fonctions les plus importantes des gardes-malades.

Je n'ai parlé ici de l'emploi du magnétisme dans les hôpitaux que parce qu'on en a tout récemment fait plusieurs essais. Je présume que si les jeunes médecins continuent de s'en occuper, ils ne négligeront pas de s'instruire des conditions essentielles au succès des tentatives qu'ils voudront faire pour fournir un puissant auxiliaire à la médecine thérapeutique.

Revenons à l'emploi du magnétisme dans la société. Les précautions que j'ai précédemment indiquées suffisent pour écarter tous les inconvéniens du magnétisme, lorsqu'on ne veut en faire usage que pendant quelques jours, et tant qu'il ne se présente ni somnambulisme, ni sommeil magnétique. Mais il en faut bien d'autres dans les maladies chroniques qui paraissent exiger un traitement fort long, et dont la guérison est ordinairement précédée par des crises et par un état magnétique très-prononcé.

Dans ces sortes de maladies, le magnétisme, entre des personnes de différent sexe, doit être proscrit, à moins que par des conditions réunies à la pureté des mœurs et à la sévérité des principes des deux individus. la différence des sexes ne puisse avoir aucune influence. Les seuls hommes qui puissent entreprendre le traitement d'une jeune femme sont le père ou le mari : j'en ai dit plus haut les raisons ; je crois inutile d'entrer dans de plus grands détails : je dois seulement indiquer ici les exceptions à ce que je donne comme une règle générale.

Il est évident que l'âge avancé de l'un des deux individus anéantit un danger qu'on ne saurait trop redouter ; mais il est une autre circonstance qui le rend à peu près nul pour des gens de bien. Un homme qui vit à la campagne voit une pauvre fille ou une pauvre femme malade, et il juge que le magnétisme leur rendrait la santé. Après s'être bien examiné pour être sûr que la charité seule le fait agir, qu'elle lui fera surmonter les fatigues et les dégoûts, que la curiosité et le désir de faire des expériences n'entrent pour rien dans sa détermination, il peut entreprendre le traitement.

Si la malade s'attache à lui ce sera par une respectueuse reconnaissance. La différence d'état et de fortune; en un mot, la nature des relations sociales s'opposent à ce qu'il s'éveille d'autres sentimens, d'autres idées chez de pauvres villageois. On ne s'occupe jamais de ce qui est hors du possible. Je recommanderai cependant au magnétiseur d'exciter chez la malade la confiance en Dieu et les sentimens de religion pour diriger sa sensibilité vers des objets d'un ordre supérieur, et qui sont à la portée de tout le monde. Quand elle sera guérie, elle s'occupera dans ses prières de celui qui a été l'instrument de la Providence pour lui rendre la santé, et le magnétiseur se rappellera toujours avec satisfaction le bien qu'il a fait.

Ici je prévois qu'on cherchera à me mettre en contradiction avec moi-même. Vous avez, me dira-t-on, cent fois émis le vœu que les médecins s'emparassent exclusivement du magnétisme, c'est demander que les femmes ne soient pas magnétisées, ou qu'elles le soient par des hommes. Voici ma réponse :

Il est à désirer que des médecins instruits soient seuls chargés de la direction des traitemens magnétiques ; mais autre chose est la direction d'un traitement, autre chose la manipulation individuelle.

Un médecin peut réunir autour d'un réservoir magnétique un grand nombre de malades de tout âge et de tout sexe, et donner au besoin ses soins à chacun d'eux, mais il ne peut se charger d'un traitement direct qu'en observant toutes les convenances, en écartant tous les dangers possibles, en prévenant même les soupçons les moins fondés. Il faut donc qu'il se fasse suppléer auprès d'une malade qui l'intéresse, et qu'il choisisse pour cela une femme instruite par lui et qui ait également sa confiance et celle de la malade.

Je dis plus, lorsque le magnétisme sera généralement reconnu, lorsqu'il fera une partie essentielle de la médecine, et ce temps n'est peut-être pas très-éloigné, le médecin qui en fera usage en grand aura deux traitemens, un pour les hommes, un pour les femmes; on évitera ainsi les réunions qui pourraient servir de prétexte à la critique.

Le magnétisme établissant des rapports de confiance et d'amitié entre le magnétiseur et le magnétisé, la précaution d'en interdire l'usage entre des personnes de différent sexe, n'est pas la seule que l'on doit prendre, surtout à l'égard des jeunes gens qui sont plus susceptibles de recevoir de nouvelles impressions. Si un père ou une mère ne peuvent eux-mêmes magnétiser leur fils ou leur fille, ils doivent connaître le caractère et les principes de la personne qu'ils prieront de les suppléer, non-seulement parce que les opinions se communiquent dans une liaison intime, mais parce que dans les traitemens prolongés, et particulièrement lorsqu'on

a produit le somnambulisme, le magnétiseur finit
à la longue par exercer, même à son insu, une
influence morale qui peut modifier l'humeur, les
sentimens et les principes de celui à qui il rend la
santé. Au reste, les personnes qui, sans aucun intérêt,
se déterminent à entreprendre le traitement d'une
maladie, sont poussées par le désir de faire du bien,
et la charité suppose presque toutes les vertus.

Ce qu'on a raconté de la dépendance où les somnambules sont de leur magnétiseur a inspiré contre
le somnambulisme des préventions mal fondées.
Cette dépendance n'est que relative, elle a des limites nécessaires, et ne peut avoir les conséquences qu'on a voulu faire redouter. Le somnambule
conserve sa raison et l'usage de sa volonté : lorsqu'il sent que le magnétiseur veut son bien, il lui
cède, et, fortifié par lui, il se détermine à vaincre
une mauvaise habitude, à résister à un penchant
ou à une fantaisie nuisible, à prendre un remède qui
lui répugne et qu'il a jugé nécessaire : il profite de
l'ascendant de celui-ci pour travailler sur lui-même
et se mettre dans une position avantageuse qui
puisse se continuer dans l'état de veille. Quelquefois il obéit aux ordres de son magnétiseur dans des
choses indifférentes, parce que le désir de le satisfaire l'emporte sur la contrariété qu'il éprouve ;
mais celui-ci n'obtiendrait de lui ni la révélation
d'un secret qu'il est de son devoir ou de son intérêt

de cacher, ni des choses essentiellement contraires
aux principes d'honnêteté auxquels il est attaché
dans l'état de veille : un acte de volonté répréhensible le révolterait et lui donnerait des convulsions (1). Les expériences qu'on s'est permises pour
montrer qu'on pouvait se faire obéir des somnambules ont toujours été des expériences de curiosité,
sans aucun danger pour la morale, mais fort imprudentes, en ce qu'elles fatiguaient inutilement
les malades et pouvaient s'opposer à leur guérison.
On se les interdira absolument lorsque le magnétisme sera assez connu pour qu'on ne s'étonne plus
des phénomènes qu'il produit, lorsqu'on sera bien
convaincu que c'est une sorte de profanation d'em-

---

(1) « Des agens extérieurs peuvent, malgré nous, porter
» le désordre dans notre organisation physique; mais notre
» organisation morale ne dépend que de notre volonté. Aussi
» long-temps que l'homme veut être libre, il le demeure tant
» en somnambulisme qu'en l'état de veille. On peut blesser,
» on peut tuer; mais on ne peut vicier un être humain sans
» son consentement. »

C'est ainsi que s'exprime M. Passavant, en citant à l'appui
de son opinion plusieurs faits remarquables.

Supposons toutefois la possibilité d'un somnambulisme lé-
thargique et l'existence d'un être assez dépravé pour se permettre des choses contraires à la pudeur; il est inutile d'examiner s'il en résulterait quelque danger, puisque nous avons
établi comme une règle sans exception qu'un homme qui
magnétise une femme ne doit jamais se trouver seul avec elle.

ployer comme amusement une faculté que Dieu nous a donnée pour faire du bien à nos semblables.

Je terminerai cet article par une remarque intéressante : c'est que, parmi ceux que la curiosité porte à essayer de magnétiser, les uns y renoncent aussitôt que leur curiosité est satisfaite, les autres au contraire s'attachent de plus en plus à la pratique à mesure que leur curiosité s'éteint. Ces derniers ont été captivés par le seul plaisir de faire du bien. Les jouissances de l'esprit s'affaiblissent en perdant de leur nouveauté ; celles du cœur deviennent d'autant plus vives qu'on les a goûtées plus long-temps : la source en est intarissable.

§. II. *Des dangers qui peuvent naître pour l'économie animale, soit de l'abus, soit de la fausse application du Magnétisme, et des moyens de les éviter.*

Ceux qui ont voulu inspirer des craintes contre l'emploi du magnétisme comme moyen curatif, se sont fondés sur un raisonnement assez spécieux, et qui serait très-juste s'il était question de la médecine ordinaire. Puisque le magnétisme a une action très-puissante, ont-ils dit, cette action doit être salutaire ou nuisible, selon le genre de maladie. S'il est tonique, il augmentera le mal lorsqu'il y a déjà trop d'excitation; s'il est calmant, il ne fera aucun bien dans les cas d'atonie.

Les défenseurs du magnétisme ont répondu qu'on ne pouvait le comparer aux médicamens qui ont par eux-mêmes une propriété déterminée. Le magnétisme, ont-ils dit, agit sur tout l'organisme, il seconde les efforts que fait la nature pour se débarrasser du principe de la maladie ; s'il calme, c'est en rétablissant l'équilibre ; s'il fortifie, c'est en rappelant le fluide vital dans les organes qui en manquent.

Cette réponse est la conséquence de la théorie la plus vraisemblable ; et je crois que si le magnétisme était employé dans toute sa pureté et dégagé de tout ce qui est accessoire au principe qui forme son essence, il ne pourrait être nuisible dans aucun cas.

Il existe quelques êtres privilégiés, doués d'une foi vive qui n'hésite jamais, d'une confiance exempte d'orgueil, d'une charité tellement expansive qu'ils s'oublient eux-mêmes pour s'identifier avec un être souffrant. La réunion de ces qualités les met dans un état magnétique pendant lequel ils sont dirigés par un instinct plus sûr que tous les calculs de la raison. La puissance de leur âme domine chez le malade toutes les forces intérieures ; elle les excite ou les calme à son gré. Leur action, quelquefois insuffisante, sera toujours plus ou moins salutaire. Mais je dois ici considérer le magnétisme tel qu'il peut être pratiqué dans le temps et dans

le monde où nous vivons, et par les personnes à qui
cette instruction est adressée.

Ne nous occupons donc point d'une théorie abs-
traite; consultons l'expérience pour savoir si, dans
certaines circonstances, le magnétisme n'a pas fait
quelque mal; écoutons les médecins qui en condamnent l'usage, non pour disputer contre eux,
mais pour profiter de ce qu'il y a de vrai dans les
motifs de leur opinion. Des faits innombrables,
recueillis depuis quarante ans, ont démontré en
général la puissance curative du magnétisme; mais
n'a-t-il pas quelquefois produit des effets contraires
à ceux qu'on en voulait obtenir? Si cela est, il faut
examiner dans quelles circonstances ces accidens
ont eu lieu, à quelles causes on doit les attribuer,
quelles précautions nous devons prendre pour
qu'ils ne se renouvellent jamais.

Je suis persuadé qu'il n'y a presque point de maladie qui, par elle-même, soit de nature à être aggravée par le magnétisme convenablement employé; mais il peut arriver que le magnétisme ne
convienne pas à tel ou tel individu, soit à cause
de ses dispositions particulières, soit parce qu'il
n'y a nulle sympathie entre lui et le magnétiseur,
soit parce que celui-ci a une action trop forte qui
produit du trouble, soit parce qu'il en a une trop
faible qui établit une lutte dans laquelle il ne peut
triompher, soit parce qu'il ne connaît pas le mode

d'application qui serait utile. Dans ces circonstances, il est de la prudence de ne pas s'obstiner
à lutter contre les obstacles, à moins que le magnétisé ne soit poussé par une sorte d'instinct à demander qu'on continue. Il y a certaines personnes à
qui le magnétisme cause une irritation nerveuse :
quand on s'en aperçoit, il faut magnétiser à distance avec l'intention de calmer, et en s'éloignant
peu à peu d'un bout de l'appartement à l'autre : on
soutirera même le fluide par des passes transversales ; on ne se livrera à aucune inquiétude ; mais
on s'arrêtera si on ne parvient pas à faire succé-
der un état de bien-être à cette première secousse.
Nous savons par les somnambules que, dans certains cas, le magnétisme doit être employé avec
beaucoup de réserve, et que son application doit
varier selon les circonstances, soit pour le degré
de force, soit pour la durée des séances, soit pour
le choix des procédés. Lorsqu'il y a exaltation de
système nerveux, il est de la prudence d'en modérer ou même d'en suspendre l'action.

L'espèce d'irritation nerveuse dont je viens de
parler ne ressemble point du tout aux douleurs que
le magnétisme produit ou renouvelle dans un organe
affecté. Ces douleurs prouvent l'action du magnétisme et sont la suite du travail qu'il opère pour
expulser le principe du mal dont elles font souvent
découvrir le siége. On entretient ces douleurs cri-

tiques pendant un certain temps, on les calme du mieux qu'on peut avant la fin de la séance ; on s'attend à les voir se renouveler à la séance suivante, et quelquefois dans les intervalles, jusqu'à ce qu'il n'y ait plus d'obstacles à la libre circulation du fluide, et l'on ne s'en effraie point. Souvent dans la paralysie le magnétisme excite de vives douleurs, parce qu'il rétablit la sensibilité dans les membres avant de leur rendre le mouvement.

Ceci me conduit à parler d'un danger très-réel, celui d'interrompre un traitement commencé et de ne pas soutenir une crise qu'on a excitée et que la nature ne peut développer et terminer sans être aidée par le magnétisme. Ce danger est nul dans les incommodités légères et récentes, mais il est très-grand dans les maladies organiques et anciennes. On peut faire beaucoup de mal en magnétisant une seule fois avec énergie pour dissiper une douleur intérieure produite par un dépôt, par une humeur qui, depuis plusieurs années, se porte à certaines époques sur un organe : quand on a dérangé un mouvement qui était établi, ou qu'on a excité un mouvement contraire, il faut le régulariser pour qu'il n'amène aucun désordre. Les accidens qui ont eu lieu parce qu'on a brusquement interrompu un traitement commencé ne doivent point être attribués au magnétisme, mais à l'imprudence du magnétiseur. Je me ferai mieux entendre en citant deux exemples. Le premier est celui d'une dame qui, depuis douze ans, avait tous les mois une violente migraine. Un jour que je me trouvais chez elle pendant qu'elle souffrait beaucoup, je lui enlevai la migraine dans une demi-heure. Le mois suivant, la migraine étant revenue, elle me fit appeler. Je l'enlevai de même : le lendemain elle se trouva très-bien ; mais, deux jours après, elle eut dans tout le corps des douleurs insupportables, elle fut attaquée d'une fièvre violente qui a duré six semaines et dont elle a été guérie par la médecine ordinaire. Depuis cette époque, elle n'a plus eu de migraines. Je ne doute pas que cette maladie aiguë avait été produite par l'humeur que j'avais déplacée, et qu'elle n'aurait pas eu lieu si, lorsque je lui enlevai la migraine la première fois, j'avais continué à la magnétiser un mois de suite pour produire une crise quelconque.

Le second fait est encore plus remarquable ; il prouve sans réplique qu'on ne doit se permettre d'essayer l'action du magnétisme que lorsqu'on est sûr de continuer autant que cela est nécessaire.

Une fille de dix-huit ans, qui habitait la campagne, ayant fait une chute, elle eut pendant quelques mois des douleurs de tête, et devint complètement aveugle d'une goutte sereine. Des personnes qui prenaient à elle beaucoup d'intérêt, la firent traiter par d'habiles oculistes ; on l'envoya

25*

ensuite à l'Hôtel-Dieu où l'on essaya tous les remèdes. Elle fut enfin déclarée incurable, et, comme ses parens étaient sans fortune, on la fit placer à la Salpêtrière. Elle y était depuis trois ans, lorsqu'un étudiant en médecine, qui magnétisait une dame, lui proposa de venir chez cette dame en lui disant qu'il espérait pouvoir la guérir : elle accepta avec reconnaissance ; et des personnes qui lui étaient attachées se chargèrent de la faire conduire tous les jours au traitement. Elle se rendit donc chez la dame ; et celui qui lui avait offert ses soins la magnétisa avec énergie pendant une heure en lui posant les mains sur la tête. Elle éprouva un ébranlement extraordinaire qui cependant ne fut pas douloureux ; mais la nuit suivante elle fut attaquée de violentes douleurs de tête. Elle retourna chez la dame où elle ne trouva pas le magnétiseur, qui avait fait dire que des affaires imprévues l'obligeaient à suspendre le traitement. De jour en jour les douleurs augmentèrent ; elles devinrent enfin insupportables, et furent accompagnées d'une fièvre qui prenait tous les soirs et durait une partie de la nuit. La pauvre fille fut mise à l'infirmerie où on lui fit beaucoup de remèdes qui ne la soulagèrent point. Elle était depuis onze mois dans cette situation cruelle, lorsqu'on me pria de la magnétiser. Je la fis venir chez moi tous les jours ; j'employai le magnétisme à grands courans, et j'attirai sur les jambes qui s'engourdirent d'abord au point qu'elle ne pouvait les remuer. Après quinze séances, elle se trouva rétablie, et depuis cette époque elle jouit d'une bonne santé, à la cécité près.

C'est cette même fille dont j'ai continué le traitement pendant près d'un an, parce que les effets que j'avais produits après la cessation des douleurs m'avaient fait espérer que je lui rendrais la vue. J'en ai parlé dans le chapitre précédent. Il est évident que les douleurs de tête étaient des douleurs critiques produites par le magnétisme, et qu'elles auraient cessé dans peu de jours si on eût soutenu la crise : peut-être même aurait-on pu alors lui rendre la vue.

Dans certaines maladies organiques très-graves et très-anciennes, les efforts que fait la nature pour prendre une nouvelle direction peuvent produire les crises les plus douloureuses et les plus alarmantes. Si le magnétiseur s'effraie, s'il interrompt l'action, le malade court risque de succomber. Dans ces cas, heureusement fort rares, il serait nécessaire d'avoir un somnambule assez clairvoyant pour annoncer les crises, la manière de les développer et le résultat qu'elles doivent avoir. Le magnétiseur serait également rassuré s'il était dirigé par un médecin versé dans la connaissance du magnétisme. A défaut de ce secours, je puis seulement recommander d'avoir de la confiance et du courage.

J'ai vu l'interruption ou la fausse direction d'un traitement avoir à la longue les conséquences les plus funestes ; mais je n'ai jamais vu d'accident grave être la suite d'une crise violente dont on n'a pas contrarié le développement.

Bien des gens craignent que le magnétisme n'excite des commotions nerveuses et même des convulsions, parce qu'ils se rappellent les effets qu'il produisit d'abord chez Mesmer ; mais à l'époque où Mesmer réunit pour la première fois des malades autour du baquet, il ne connaissait ni les moyens de diriger l'agent qu'il employait, ni celui de calmer les crises ; et depuis 1784 que les vrais principes du magnétisme sont bien connus, on n'a vu se reproduire aucune des scènes dont on avait fait tant de bruit. Il est cependant bon de dire ici dans quel cas des crises nerveuses peuvent avoir lieu, et comment on en évite tous les inconvéniens.

Le magnétisme produit réellement des crises nerveuses dans les maladies du système nerveux ; mais alors ces crises sont nécessaires pour la guérison ; elles sont la suite d'un travail que fait la nature pour changer une mauvaise direction et rétablir l'équilibre : le magnétiseur ne les interrompt pas ; il les calme par une action douce et par sa volonté. Qu'il ne se trouble point, qu'il ait de la patience et le désir de faire du bien, et, après la crise, le malade se trouvera mieux qu'auparavant.

Il est bien essentiel de savoir que le magnétisme renouvelle des accès qu'il donne la force de supporter, et dont il accélère la marche pour en détruire la cause.

Le magnétisme excite encore des mouvemens nerveux lorsqu'on en fait usage par curiosité, pour exercer sa puissance, pour obtenir des effets singuliers; lorsqu'on concentre l'action sur la tête ou qu'on veut tout d'un coup employer une force extraordinaire, tandis que la personne qu'on magnétise résiste à l'action; lorsqu'au lieu d'être tranquille on est soi-même agité. Ne magnétisez qu'autant que vous êtes dans un état de calme et que rien ne gêne le libre exercice de vos facultés; employez votre force graduellement et peu à peu; n'ayez absolument d'autre volonté que celle de guérir, et vous n'exciterez jamais le moindre trouble chez celui que vous magnétiserez.

Si, dans un traitement où l'on réunit plusieurs personnes à la chaîne ou autour d'un réservoir magnétique, on voyait s'annoncer une crise nerveuse, il faudrait à l'instant faire retirer de la chaîne le malade qui en serait atteint et le conduire dans une autre pièce pour le calmer. On sait que les attaques nerveuses se communiquent par imitation ou par sympathie; et c'est à quoi il ne faut jamais s'exposer.

Je dois rappeler ici une condition essentielle au

succès de tout traitement : c'est que le magnétiseur
soit en bonne santé. Les douleurs de rhumatisme,
les affections nerveuses, et surtout les maladies
organiques, se communiquent du magnétiseur au
magnétisé avec d'autant plus de facilité que le rapport est mieux établi. Dans l'état de maladie, le
fluide vital peut être vicié, ou du moins son émission peut entraîner des principes morbifiques. J'a-
jouterai que dans le rapport magnétique il s'établit
une sympathie entre les organes semblables des
deux individus ; d'où il suit qu'une personne qui a
la poitrine délicate ne peut, sans danger, magnétiser quelqu'un qui a une affection de poitrine (1).

Jusqu'ici, j'ai parlé seulement des dangers auxquels on s'expose en magnétisant sans précaution
des personnes qui ne sont pas somnambules. Ceux
qui peuvent naître du somnambulisme sont encore
plus grands : pour les éviter, il faut les connaître,
et je vais les signaler.

Je viens de dire qu'un magnétiseur, dont la santé
était essentiellement mauvaise, pouvait communiquer son mal à la personne qu'il magnétisait. Cet

---

(1) Le magnétiseur qui jouit d'une bonne santé éprouve
quelquefois sympathiquement les douleurs du malade qu'il
magnétise ; mais il ne prend point le principe de la maladie :
la raison en est que, sa volonté poussant le fluide hors de lui,
il est actif et non passif, il donne et ne reçoit pas.

accident est surtout à craindre dans l'état de somnambulisme ; j'en ai plusieurs fois vu la preuve ; je
me contenterai de citer un fait qui m'a frappé.
Une demoiselle, qui avait depuis long-temps une
maladie nerveuse extrêmement grave, fut magnétisée par un ami de sa famille qui, dès le premier
jour, la rendit somnambule. Bientôt elle eut des
crises favorables, et sa santé parut sensiblement
améliorée. Elle se flattait d'obtenir une guérison
complète, lorsque son magnétiseur fut atteint d'une
inflammation du larynx. Comme il ne pouvait plus
sortir, il envoyait tous les soirs à la malade un
mouchoir magnétisé qui renouvelait le somnambulisme pour deux heures. La demoiselle fut bientôt
atteinte de la même maladie, avec les symptômes
les plus alarmans. Heureusement, un autre magnétiseur vint à son secours : ce qui n'empêcha point
qu'à la mort du premier elle ne fût dans le plus
grand danger ; et ce n'est qu'après un traitement
fort long, et en s'aidant de tous les remèdes que
lui suggérait sa clairvoyance, qu'elle a pu être parfaitement rétablie.

Je ne reviendrai point ici sur les accidens qui
peuvent résulter de quelques imprudences momentanées, je me borne à résumer succinctement ce que
j'ai dit à ce sujet. « N'interrompez jamais une crise ;
» ne laissez jamais toucher votre somnambule par
» quelqu'un qui n'est pas en rapport avec lui ; ne

» le mettez en rapport avec personne, si ce n'est
» pour faire du bien et lorsqu'il le désire; évitez
» de le magnétiser en présence de plusieurs per-
» sonnes; occupez-vous uniquement de sa santé;
» suivez les procédés qu'il vous indique; ne le fa-
» tiguez point par des expériences : si vous négli-
» gez ces précautions, vous pourrez diminuer sa
» lucidité, retarder sa guérison et même lui faire
» du mal. » Cependant ce mal peut ordinairement
être réparé par des soins convenables, et la plupart
des magnétiseurs ne se sont instruits sur cela que
par leur propre expérience.

Les dangers dont je vais parler sont heureusement beaucoup plus rares : ils ne sont point produits par une faute passagère du magnétiseur, mais
par l'abus qu'il a fait de sa puissance. Ils sont, chez
quelques individus, la suite naturelle du somnambulisme, et, comme ils sont très-graves et qu'il est
très-difficile d'y remédier, le magnétiseur doit se
conduire de manière à les prévenir infailliblement.

On a vu des personnes qui ont été long-temps
somnambules conserver, même après leur guérison,
une susceptibilité nerveuse qui les rend sensibles
aux moindres impressions, et la plus légère action
du magnétisme peut les faire retomber dans un
somnambulisme imparfait. On en a vu même qui
étaient habituellement dans un état magnétique :

c'est un très-grand inconvénient, et voici ce que vous devez faire pour l'éviter.

Ne magnétisez votre somnambule qu'autant de temps qu'il vous dit que cela est nécessaire; ne lui parlez jamais après son réveil de ce qu'il a dit en somnambulisme; en terminant chaque séance, débarrassez-le du fluide dont il est chargé et réveillez-le parfaitement, de manière qu'il n'y ait point d'intermédiaire entre l'état de veille et celui de somnambulisme. Sitôt que votre malade sera guéri, défendez-vous absolument du désir de conserver chez lui les facultés somnambuliques; veuillez au contraire qu'elles cessent jusqu'à ce qu'une nouvelle incommodité les rende utiles pour lui. Les somnambules qui ne sont plus malades sont ordinairement de mauvais somnambules; et la disposition au somnambulisme n'est point en accord avec les habitudes ordinaires de la vie. Beaucoup de magnétiseurs conservent des somnambules après leur guérison; ils espèrent en profiter pour rendre service à d'autres malades; mais on a tort d'avoir confiance à ces somnambules. On s'en sert le plus souvent pour des expériences de curiosité; on les montre à des personnes qui les interrogent sur divers objets : tout cela ne sert à rien, pas même à convaincre les incrédules, et cela présente beaucoup d'inconvéniens.

Je sais qu'on peut citer quelques exceptions à cette

règle et qu'on a vu des somnambules, très-bien
guéris, conserver, pendant plusieurs années, une
clairvoyance surprenante. Ce phénomène est assez
rare; il a sa source dans des dispositions morales
et physiques indépendantes de l'influence du magnétiseur, puisqu'on a vu des personnes qui n'avaient
jamais été magnétisées être naturellement dans un
état semblable à celui des somnambules magnétiques les plus extraordinaires; mais cet état exige
tant de ménagement; il faut tant de prudence, de
discrétion, de désintéressement pour en tirer parti,
qu'un homme sage ne cherchera point à le produire ou à l'entretenir par l'action magnétique.

Cependant les inconvéniens d'un somnambulisme
trop prolongé et devenu presque une habitude, ne
sont rien auprès des dangers auxquels on s'expose
en détournant le somnambulisme du but unique vers
lequel il doit être dirigé, c'est-à-dire en excitant
les facultés des somnambules pour obtenir d'eux
des choses surprenantes dont ils ne peuvent retirer
aucun avantage, ni pour leur santé, ni pour le per-
fectionnement de leurs qualités morales. Il n'y a
pas le moindre doute qu'un tel abus du magnétisme
peut porter le trouble dans le système nerveux et
déranger l'imagination. Si vous exigez de votre
somnambule des choses difficiles et contre son gré,
si vous voulez agir de manière à lui faire voir des
morts ou des esprits, si vous l'obligez à se trans-

porter dans des temps ou dans des lieux éloignés,
à découvrir des objets perdus ou à vous annoncer
l'avenir, à vous dire quels numéros sortiront à la
loterie (chose qu'il ne peut pas plus savoir que vous),
si vous l'interrogez sur les affaires politiques, etc.,
vous lui ferez beaucoup de mal et vous pourrez
même le rendre fou. Si ce malheur arrivait, ce
serait votre faute; il ne devrait point être attribué
au magnétisme, mais uniquement à votre témérité. Jamais le somnambulisme ne produira le moindre désordre lorsqu'on n'en abusera pas, et l'on
est sûr de n'en pas abuser lorsqu'on l'emploie uniquement à s'éclairer sur les moyens de faire du bien
au somnambule ou à des malades dont il consent
volontiers à s'occuper. Le somnambulisme est par
lui-même un état de calme pendant lequel toutes les
forces de la nature se mettent en équilibre. Le
fleuve de la vie coule alors en liberté; ses eaux,
réunies dans un seul canal, s'épurent en suivant une
marche tranquille; mais si vous lui opposez des
digues, il sortira de son lit et produira les plus
grands ravages.

Dans plusieurs ouvrages sur le magnétisme, et
particulièrement dans ceux qui ont été publiés en
Allemagne, on a distingué différens états ou degrés
de somnambulisme, dont le plus élevé a été nommé
l'*extase* ou l'*exaltation magnétique*. J'ai dit un mot
de cet état extraordinaire dans le chapitre précé-

dent ; je dois ajouter ici qu'il est très-dangereux,
et qu'entre les mains d'un magnétiseur qui manque
de force, de sang-froid et d'expérience, et qui se
laisse aller à la curiosité de voir des merveilles,
il peut avoir les conséquences les plus funestes.
Lorsque cet état est parvenu à un certain degré,
le magnétiseur n'est pas le maître de l'arrêter. Si
donc on voit le somnambulisme prendre cette direction, il faut se hâter d'y mettre obstacle, et si
l'on craint de ne pas réussir, il faut renoncer au
traitement magnétique. Ce n'est jamais dès la première fois que cet état devient assez prononcé pour
que la volonté du magnétiseur soit impuissante. Je
crois que ce danger n'a jamais été exposé que dans
une brochure intitulée : *Mémoire sur le magnétisme
animal, présenté à l'Académie de Berlin.* (Paris,
chez Beaudouin... 1820.) Cet écrit est d'un médecin
distingué, et j'ai connu le somnambule qui avait été
le sujet de ses observations.

Je crois que les accidens qui ont quelquefois été
la suite du somnambulisme n'ont jamais eu lieu que
parce qu'on l'a poussé trop loin, ou parce qu'on a
contrarié son action bienfaisante et réparatrice.

§ III. *Des dangers auxquels on s'expose en accor-
dant trop de confiance aux somnambules.*

Plusieurs magnétiseurs enthousiastes ont une foi
aveugle à leurs somnambules ; ils les croient infail-

libles, et dans le jugement qu'ils portent de leur propre maladie et dans celui qu'ils portent de la maladie des autres. Si les remèdes ordonnés par eux ne réussissent pas, ils supposent que c'est parce qu'on n'a pas suivi les prescriptions avec assez d'exactitude : si ces remèdes ont fait mal, ils regardent ce mal comme une crise nécessaire. Comme ils ont vu quelquefois des merveilles inconcevables, ils sont devenus crédules, et cette crédulité leur fait perdre toute prudence : lors même qu'un malheur est arrivé, ils continuent à se faire illusion.

Il n'y a pas de doute qu'il existe des somnambules doués d'une telle lucidité que, lorsqu'on les a mis en rapport avec un malade, ils expliquent clairement l'origine, la cause et la nature de la maladie, et prescrivent les remèdes les plus convenables en indiquant l'effet qu'ils doivent produire et les crises auxquelles on doit s'attendre. Ils annoncent une maladie qui doit se développer dans quelques mois, et les précautions qu'il faudra prendre lorsqu'on en apercevra les premiers symptômes ; ils voient même l'état moral du malade, pénètrent sa pensée et lui donnent des conseils en conséquence ; mais ces somnambules sont rares ; et ceux même qui ont donné des preuves de cette inconcevable clairvoyance ne la conservent pas toujours et ne la possèdent que dans certains momens.

24*

Il arrive souvent aussi que la clairvoyance des somnambules ne se porte pas également sur tous les objets; ils voient très-bien des choses que nul homme au monde, dans l'état ordinaire, ne pourrait deviner, et ils n'en aperçoivent pas d'autres qu'un médecin verrait au premier coup d'œil. Ne doutons donc point des facultés des somnambules, mais soyons d'autant plus prudens que nous nous trouvons engagés dans une carrière dont nous ne connaissons pas les écueils.

Pour éviter tous les dangers d'une confiance aveugle, voici ce qu'il faut faire.

Quand vous aurez eu le bonheur de rencontrer un somnambule qui a donné des preuves de sa lucidité, présentez-lui votre malade, soutenez son attention et laissez-le parler sans l'interroger; s'il décrit parfaitement les symptômes de la maladie, s'il en indique l'origne, s'il parle des remèdes qui ont été employés et de l'effet qu'ils ont produit, s'il voit clairement ce qu'il est impossible de deviner, et surtout ce que vous ignorez vous-même, comme cela m'est souvent arrivé, il est évident qu'il connaît parfaitement la maladie, et cette connaissance vous sera très-utile.

Alors vous lui demanderez d'indiquer le traitement.

Si ce traitement ne présente rien qui puisse être nuisible, et s'il n'oblige pas le malade à renoncer à

celui qu'il fait déjà et dont il a éprouvé du soulagement; si le somnambule affirme que les remèdes
qu'il indique produiront tel ou tel effet et que le
malade sera guéri après avoir éprouvé telle ou telle
crise, vous suivrez ses prescriptions avec l'exactitude la plus rigoureuse.

Mais si parmi les remèdes indiqués il s'en trouve
qui, dans certains cas, peuvent faire du mal, vous
vous adresserez à un médecin éclairé qui, s'il n'est
pas partisan du magnétisme, soit du moins exempt
de prévention, et vous lui soumettrez la consultation du somnambule que vous suivrez dans le cas où
il n'y verra aucun danger. Vous ne mettrez point
votre somnambule en consultation avec le médecin,
à moins que ce médecin ne fût lui-même magnétiseur; car, en causant avec lui, le somnambule
pourrait bien se livrer à la vanité et dire des
choses que l'instinct ne lui inspirerait pas; mais
vous combinerez ce que le somnambule vous aura
dit avec ce que vous aura dit le médecin à qui vous
aurez montré une entière confiance. Par ce moyen
vous n'aurez aucun risque à courir, et, quand même
le traitement ne réussirait pas, vous n'auriez aucun
reproche à vous faire.

Il existe à Paris des somnambules qui font profession de donner des consultations pour de l'ar-
gent, et les ennemis du magnétisme ne manquent
pas de dire qu'ils jouent le somnambulisme. Je puis

affirmer le contraire, et j'en ai examiné un assez grand nombre avec la plus scrupuleuse attention : j'ai recueilli assez de faits que j'ai discutés avec la plus sévère critique pour n'avoir aucune incertitude à cet égard. Ils diffèrent entre eux par le degré de leurs facultés et par celui de leurs qualités morales ; mais tous sont réellement somnambules (1).

Parmi ceux que j'ai observés, il n'en est aucun que je n'aie vu se tromper ; mais il n'en est aucun qui ne m'ait donné des preuves de clairvoyance. Cette clairvoyance m'a paru imparfaite et limitée dans plusieurs occasions ; dans d'autres, elle m'a singulièrement étonné. Ainsi j'ai conduit chez ces somnambules des malades qu'ils ne pouvaient connaître et dont j'ignorais moi-même l'état ; et je les ai vus, après un quart-d'heure de concentration et de silence, deviner l'origine, la cause et les progrès de la maladie, déterminer le siége des douleurs, découvrir ce qu'aucun médecin ne pourrait apercevoir, et décrire avec exactitude le caractère, les

---

(1) Il est possible de simuler un somnambulisme imparfait vis-à-vis de gens qui ne prennent aucune précaution pour en vérifier la réalité, et je me souviens d'avoir été pendant trois jours la dupe d'une personne que je croyais incapable de me tromper ; mais, quelque adresse qu'ait le prétendu somnambule, on découvre sa fourberie au premier examen. Les facultés propres aux somnambules ne sauraient être imitées par quelqu'un qui ne les possède pas.

habitudes et les penchans de ceux qui les consultaient. J'en ai vu qui ont guéri des maladies aiguës extrêmement graves, et des maladies chroniques invétérées en changeant avec hardiesse le traitement qu'on avait suivi jusqu'alors.

Chacun des somnambules dont je parle a des méthodes d'exploration qui lui sont propres. Les uns sont d'abord frappés du mal le plus grave, d'autres examinent à part et successivement tous les organes, en commençant par la tête, et ce n'est qu'après les avoir vus isolément qu'ils cherchent à déterminer leur influence réciproque. Il en est qui, pour faire cet examen, se bornent à toucher d'une main le pouls du malade, tandis que de l'autre ils se palpent eux-mêmes sur tout le corps : ils sentent ainsi par sympathie quels sont les organes affectés, et ils éprouvent les douleurs du malade quelquefois assez vivement pour en souffrir beaucoup après la séance.

Quelques-uns consultent pour des personnes absentes et qui leur sont inconnues. On leur remet des cheveux du malade ou des objets qu'il a, pendant quelques jours, portés à nu sur l'estomac (1); et cela leur suffit pour se mettre si bien en rapport

---

(1) Il faut que ces objets aient été enveloppés de papier, et que le paquet n'ait point été ouvert, lorsqu'on le présente au somnambule.

avec lui, qu'ils décriront exactement, et dans le
plus grand détail, son état physique et moral. Je
ne prétends point qu'ils ne se trompent pas souvent;
mais je les ai vus plusieurs fois réussir d'une manière étonnante et dans des cas où rien n'avait pu
les guider et où la maladie, pour laquelle on les
consultait, avait des caractères trop rares pour
qu'ils eussent pu les deviner par hasard. Si celui
qui consulte a pour but, non de s'éclairer, mais de
mettre le somnambule à l'épreuve; il est possible
qu'à son insu il exerce une influence qui lui four-
nira de nouveaux motifs pour fortifier son incrédulité.

A ce que je viens de dire des qualités variables,
mais quelquefois étonnantes des somnambules de
profession, je dois ajouter que j'ai remarqué chez
plusieurs d'entre eux beaucoup de droiture et de
sensibilité. J'en ai vu qui prenaient le plus vif intérêt à leurs malades et qui les magnétisaient avec
zèle. Je les ai vus distinguer avec soin ce dont ils
se croyaient sûrs de ce qui leur paraissait seulement probable, et refuser de donner une consultation lorsqu'ils ne se sentaient pas assez de clairvoyance, ou lorsque l'état du malade leur paraissant
désespéré, ils ne voulaient pas faire connaître le
jugement qu'ils en portaient.

Le parti que ces somnambules ont pris de donner
tous les jours des consultations qui les fatiguent,

les obligeant à se ménager et à renoncer à d'autres travaux, il est naturel qu'ils soient dédommagés de la peine qu'ils se donnent et du sacrifice de leur temps. Les personnes qui s'adressent à eux sont bien aises de pouvoir s'acquitter en payant une contribution, si elles ont reçu d'utiles conseils; et, comme on n'a point voulu les tromper, elles n'ont point à se plaindre si elles ont simplement satisfait leur curiosité.

Voilà ce que je puis dire pour justifier un abus qui aura lieu tant que le magnétisme ne sera pas pratiqué dans l'intérieur des familles, sous la direction des médecins, et qui, dans les circonstances actuelles, ne doit nullement être condamné (1).

---

(1) Des hommes qui n'ont jamais pris la peine de s'informer des services rendus tous les jours par les somnambules dont je parle voudraient que la police leur défendît de donner des consultations. Une telle défense entraînerait des inconvéniens mille fois plus graves que ceux qu'on voudrait éviter. D'abord ces somnambules ne pourraient plus trouver un magnétiseur qui, par un zèle désintéressé, consentît à les diriger et à soutenir leurs forces. En second lieu, ceux de ces somnambules qui ont le plus de délicatesse croiraient devoir renoncer à une pratique qui leur serait interdite. Enfin ceux qui, malgré la défense, continueraient à voir des malades, ayant des risques à courir, mettraient à leurs soins un prix plus élevé et demanderaient le secret; et les personnes qui auraient obtenu d'eux une consultation n'oseraient la soumettre à un médecin, crainte de les compromettre.

Mais, sans prétendre faire aucune application particulière, sans désapprouver ce qui existe, je dois montrer que les somnambules de profession, ceux surtout qui sont parvenus à se mettre en crise eux-mêmes, doivent en général inspirer moins de confiance que ceux dont j'ai parlé plus haut, et qui, dans l'état de veille, ignorent les facultés dont ils sont doués pendant le sommeil. Ce que je vais dire est appuyé sur les vrais principes du magnétisme et confirmé par de nombreuses observations.

Pour qu'un somnambule juge parfaitement l'état d'un malade, il faut qu'il s'identifie en quelque sorte avec lui. Or, le motif qui détermine à s'identifier avec un être souffrant ne peut être que le sentiment de la pitié, l'amour du bien : il suppose l'oubli de soi-même, et l'intérêt personnel doit nécessairement en altérer la pureté.

Lorsque le somnambulisme trop prolongé devient une habitude, il s'établit une communication entre cet état et l'état de veille. L'instinct n'agit plus seul, et les idées acquises, les souvenirs, les préjugés, les intérêts, se mêlent à cette espèce d'inspiration qui développe chez le somnambule une faculté absolument étrangère à celles dont nous jouissons dans l'état ordinaire.

Les somnambules de profession sont rarement isolés ; ce qui fait présumer qu'ils ne sont pas parvenus à l'état de concentration qui précède ordinairement la clairvoyance parfaite. Comme ils voient plusieurs malades dans la journée, les impressions qu'ils reçoivent changent à tout moment de nature, et il est difficile qu'ils s'identifient alternativement avec chacun de ceux pour lesquels on les consulte : d'ailleurs ce n'est pas tout de voir la maladie, d'en décrire les symptômes, d'en deviner l'origine, on demande encore au somnambule d'indiquer le traitement ; et la faculté de voir les remèdes est très-différente de celle de voir le mal, et ne lui est pas toujours unie. Aussi remarque-t-on que plusieurs des somnambules de profession se font une pharmacie qui leur est particulière ; ils ordonnent, selon les circonstances, un certain nombre de remèdes, qu'ils connaissent parce qu'ils s'en sont servis, et leurs prescriptions compliquées paraissent souvent renfermer des choses inutiles.

La lucidité des somnambules varie d'un moment à l'autre. Un somnambule qui ne consulte que par le seul désir de soulager un être souffrant, s'il sent qu'il n'est pas dans un moment de clairvoyance parfaite, dit à son magnétiseur : « Je ne vois pas bien aujourd'hui. — Il faudra que le malade revienne pour essayer de me trouver dans une disposition plus favorable. — Je ne connais pas bien la maladie, je ne puis voir le remède. — Je soupçonne telle ou telle chose, mais je n'ai point de certitude,

et je ne puis me permettre de prononcer, etc., etc.
Les somnambules qui reçoivent successivement plusieurs malades, chacun à l'heure qu'ils lui ont indiquée, se croient obligés de répondre aux questions qu'on leur fait ; pourvu qu'ils n'éprouvent pas trop de fatigue, ils ne songent guère à s'examiner eux-mêmes pour s'assurer de leur lucidité. Ils ne veulent point vous tromper, mais ils s'en rapportent aux premières sensations qu'ils éprouvent, et prescrivent des remèdes d'après des habitudes qu'ils ont contractées. Comme ils désirent vous faire partager l'opinion qu'ils ont de leur lucidité, ils mettent de l'adresse dans leur manière de s'exprimer ; s'ils s'aperçoivent qu'ils n'ont pas rencontré juste, ils prennent des détours pour rectifier leur jugement et pour vous persuader que vous ne les avez pas bien compris. Lorsqu'ils ne découvrent pas la maladie essentielle, ils devinent presque toujours quelques-uns des symptômes, et, si vous en paraissez surpris, ils profitent de ces aperçus pour se diriger et pour augmenter votre confiance. Si les remèdes qu'ils ont ordonnés ne produisent pas l'effet qu'ils en avaient attendu, ils ne croient pas pour cela s'être trompés, ils trouvent des prétextes pour excuser leur erreur, et des raisons plausibles pour modifier le traitement. Tout cela peut avoir lieu sans qu'ils s'en doutent et avec une entière bonne foi de leur part ; car notre intérêt influe à notre

insu sur notre manière de voir, sur nos jugemens et sur notre conduite.

Ce sont des somnambules de ce genre que sont allés voir souvent des médecins prévenus contre le magnétisme, et qui voulaient motiver leur incrédulité par des expériences. Ils ont presque toujours réussi à les mettre en défaut, et ils en ont conclu que tous ceux qui prétendaient avoir acquis des preuves de la lucidité des somnambules étaient des dupes. S'ils avaient connu les principes du magnétisme, ils n'auraient pas tiré cette conclusion. Des somnambules auxquels on fait des questions insidieuses, se trouvent fort embarrassés, et si la vanité ou la crainte d'avouer leur ignorance les détermine à répondre, ils font des efforts, ils se troublent, ils parlent par conjecture, et bientôt ils sont mis en contradiction avec eux-mêmes par quelqu'un qui est plus instruit qu'eux. D'ailleurs, pour qu'un somnambule soit lucide, il faut qu'il soit soutenu par la confiance et la volonté de celui qui le magnétise, et que celui avec qui on le met en rapport désire recevoir de lui d'utiles conseils. S'il est exempt de tout intérêt, s'il conserve son indépendance, il dira à celui qui vient le consulter et dont les dispositions ne lui conviennent pas : « Je ne puis consulter pour vous, je ne suis pas en état de répondre à vos questions; » mais, dans le cas contraire, il est naturel qu'il emploie les ressources de son esprit à suppléer aux facultés instinctives qui lui manquent (1).

Cependant ces somnambules peuvent être fort utiles ; et, comme je l'ai dit, il s'en trouve qui sont doués des plus étonnantes facultés et chez qui la bonté du cœur l'emporte sur tout autre sentiment. Ceux même dont la clairvoyance est très-imparfaite, ont, dans certains momens et comme par éclairs, une lucidité surprenante. On peut s'adresser à eux, non pour les mettre à l'épreuve, mais pour écouter leur avis avec attention et pour en tirer quelques lumières. Ce n'est point pendant la séance, c'est après, que l'on doit peser, combiner et discuter ce qu'ils ont dit pour juger du degré de confiance qu'ils méritent. Je vais indiquer la conduite qu'il faut tenir pour n'avoir jamais rien à craindre.

Si vous vous décidez à consulter un de ces somnambules, ne vous bornez point à vous informer si celui qu'on vous indique a donné des preuves de

_____

(1) Ce que je dis ici est appuyé sur des faits qu'on m'a racontés et non sur mes propres observations. Je ne me suis jamais permis de consulter des somnambules pour les mettre à l'épreuve ; je ne suis même allé que chez ceux que je savais avoir donné des preuves de clairvoyance. Il me semble peu convenable d'employer des moyens insidieux pour connaître la vérité : elle se découvre d'elle-même à celui qui la cherche avec persévérance et bonne foi.

lucidité; tâchez de savoir également si, par sa conduite, il s'est toujours montré digne d'estime. On ne peut avoir la certitude qu'un somnambule ne se trompera pas, mais il faut du moins s'être assuré qu'il est incapable de tromper. Si le somnambule a pour magnétiseur un homme sage et éclairé, ce sera pour vous un motif de confiance.

Il serait à désirer que vous ne fussiez, ni directement, ni indirectement connu du somnambule, afin d'être plus sûr qu'il n'a aucune notion de votre maladie; mais cela n'est pas toujours possible. Dans tous les cas, lorsqu'on vous aura mis en rapport avec lui, vous ne l'instruirez point de ce que vous souffrez, vous répondrez oui ou non à ses questions, sans témoigner la moindre surprise. S'il décrit les symptômes de votre maladie, s'il en découvre l'origine, s'il devine ce qu'on ne peut connaître par les sens, vous serez fondé à croire à sa clairvoyance, et vous prendrez note de tous les remèdes qu'il vous prescrira. C'est seulement lorsqu'il aura achevé de vous dire ce qu'il a vu et senti, et ce qu'il vous conseille de faire, que vous vous permettrez de l'inviter à porter son attention sur tel ou tel organe, ou de l'interroger sur quelque chose qui vous inquiète. Je suppose qu'après l'avoir quitté et avoir réfléchi à ce qu'il vous a dit vous soyez entièrement satisfait et même étonné de la manière dont il a jugé votre état, alors vous vous adresserez à un médecin, ami de la vérité, et vous lui soumettrez la consultation avant de faire les remèdes qui vous sont indiqués : car il peut arriver qu'il y ait complication de maladies, et que le somnambule n'en ait vu qu'une ; il peut arriver aussi que le somnambule ait très-bien vu le mal et qu'il se soit trompé sur le remède. Le médecin trouvera certainement dans la consultation des aperçus propres à l'éclairer ; mais c'est à lui à les apprécier et à modifier le traitement en conséquence.

Lorsqu'un somnambule lucide se prescrit des remèdes pour lui-même, il faut se conformer exactement à ses prescriptions ; s'il s'est chargé d'un seul malade auquel il prend intérêt et auquel il se dévoue, il doit être écouté avec une grande confiance, et l'on suivra ses avis, à moins que les remèdes prescrits ne parussent dangereux : le médecin vient seulement approuver ou désapprouver ; mais avec les somnambules dont je viens de parler, le médecin doit conserver sa suprématie et diriger le traitement en profitant des lumières du somnambule, et faisant usage des remèdes indiqués s'il n'y voit aucun inconvénient.

Si la raison permet de s'en rapporter uniquement et sans réserve à un somnambule de profession qui a donné des preuves de lucidité, c'est seulement lorsque les médecins ont déclaré que les ressources de l'art sont épuisées et qu'ils ne connaissent aucun moyen de guérir le malade.

Autant j'aime à contempler le somnambulisme dans sa pureté, lorsque l'âme, dégagée des sens et de tout intérêt terrestre, ne voit hors d'elle que ce qui est éclairé par le flambeau de la charité, autant il m'est pénible de le considérer comme une faculté compliquée, dont je ne connais ni le principe, ni la direction, ni les limites, et qui se présente avec des caractères vacillans et mélangés. Mais les détails dans lesquels je suis entré m'ont paru nécessaires, parce que cet écrit n'est pas seulement destiné aux personnes qui veulent pratiquer le magnétisme pour faire du bien, mais encore à celles qui, ayant entendu parler des guérisons opérées par des somnambules, vont les consulter sans avoir la moindre idée des circonstances qui favorisent ou troublent leur clairvoyance, et sans connaître les précautions essentielles pour distinguer chez eux les notions instinctives des illusions auxquelles ils sont souvent exposés.

Ce n'est pas seulement sur le traitement des maladies, c'est encore sur des objets non moins importans que les somnambules peuvent entraîner dans l'erreur ceux qui les consultent avec trop de confiance. J'ai connu des personnes que la vue des phénomènes somnambuliques avait conduites aux opinions les plus absurdes et les plus extravagantes.

Je sais qu'une connaissance approfondie du somnambulisme met à l'abri de ce danger ; mais il est
peu de gens qui aient assez bien étudié cet état
pour ne pas se laisser éblouir par les merveilles
qu'il présente, et pour discerner ce qui est produit
par l'imagination de ce qui est aperçu par le développement d'une nouvelle faculté ou révélé par le
sentiment intérieur. Je m'écarterais du but que je
me suis proposé dans cet ouvrage, si je voulais entrer dans beaucoup de détails sur ce sujet. Il doit
me suffire de tracer simplement la marche qu'il
faut suivre pour ne pas s'égarer ; je vais cependant
présenter d'abord quelques observations qui feront
mieux sentir la justesse et l'importance de mes
conseils.

Il se développe chez les somnambules des facultés dont nous sommes privés dans l'état de veille.
Telles sont celles de voir sans le secours des yeux,
d'entendre sans le secours des oreilles, de voir à
distance, de lire dans la pensée, d'apprécier le
temps avec une exactitude rigoureuse, et, ce qui
est plus étonnant, celle de pressentir l'avenir ; mais
il y a souvent aussi chez les somnambules une exaltation extraordinaire des facultés dont nous sommes
doués. Ainsi, chez eux, l'imagination peut prendre
une activité prodigieuse ; la mémoire peut rappeler
une foule d'idées qui étaient entièrement effacées ;
l'élocution peut devenir d'une élégance, d'une pu-

reté, d'un brillant, qui semblent avoir le caractère de l'inspiration ; mais tout cela n'exclut pas
l'erreur. L'exercice des facultés propres aux somnambules, comme celui de nos facultés ordinaires,
a besoin d'être accompagné de certaines conditions
pour nous donner des notions exactes. L'expérience
et l'habitude nous ont appris à connaître ces conditions pour les sens extérieurs. Nous savons que
pour que nos yeux nous donnent une idée juste de
la forme et de la couleur des objets, il faut que ces
objets soient convenablement éclairés , qu'ils soient
placés à une certaine distance, que les rayons de
lumière qu'ils nous envoient ne traversent pas un
milieu qui déforme les images ; nous ignorons , au
contraire, quelles sont les qualités nécessaires au
libre développement de la nouvelle faculté du somnambule. De plus, cette faculté agit seule, tandis
que le témoignage de chacun de nos sens est rectifié par celui des autres.

Quant à l'exaltation des facultés dont nous sommes
doués habituellement, si toutes s'exaltaient ensemble et au même degré, l'harmonie serait conservée,
et l'homme en somnambulisme serait en tout supérieur à ce qu'il était dans l'état ordinaire ; mais il
n'en est pas ainsi : une faculté s'exalte, sinon aux
dépens des autres, du moins plus que les autres ;
elle domine, et l'harmonie n'existe plus. Il arrive
quelquefois que la raison prend l'empire, et cela

est fort heureux; mais c'est précisément ce dont on est le moins frappé. Ce qui étonne, c'est d'entendre un somnambule montrer beaucoup d'instruction sur un sujet dont il ne s'est jamais occupé : et l'on ne songe pas que des choses qu'il avait vues ou entendues, à une époque très-éloignée, se représentent à lui avec une extrême vivacité; que certains rapports entre les objets, imperceptibles pour nous, lui deviennent sensibles, que les préjugés de son enfance peuvent reprendre sur lui le plus grand empire; que son imagination peut réaliser les fantômes qu'elle a créés; que la facilité de lier ses idées, de les exposer de la manière la plus séduisante, de les revêtir de tout le charme de la poésie, de les associer à quelques vérités inaperçues, qu'il fait briller de l'éclat le plus lumineux; que tout cela n'est point une preuve de la vérité de ce qu'il croit et de ce qu'il dit; que la faculté de prévision, la plus incontestable de toutes, ne s'étend jamais qu'à un certain nombre d'objets; qu'elle est conditionnelle, et que, s'il y a assez de faits pour prouver son existence, il n'y a cependant aucun cas où l'on puisse compter sur l'exactitude de son application; enfin, que toutes les facultés de l'esprit peuvent entraîner l'homme loin de la vérité lorsque leur exaltation a détruit l'équilibre qui doit régner entre elles et qui est nécessaire pour que la raison conserve sa suprématie.

Voyons maintenant comment on peut empêcher les somnambules de s'égarer et se préserver de l'influence que leurs illusions pourraient avoir sur nous. Le seul moyen infaillible, c'est de ne les laisser s'occuper que d'objets sur lesquels l'expérience nous a appris qu'ils ont des lumières que nous ne pouvons avoir, c'est-à-dire sur leur santé et sur celle des personnes avec lesquelles ils sont parfaitement en rapport, et de leur interdire absolument toute discussion sur les matières de religion, de métaphysique et de politique.

Le précepte que je donne ici n'est point en contradiction avec ce que j'ai dit plus haut sur les somnambules, qui, d'eux-mêmes et sans y être invités, exposent les idées fondamentales de la religion. Ces idées sont inhérentes à l'âme humaine, qui ne peut se connaître elle-même, sans connaître aussi la cause et le but de son existence, sans remonter à son origine, sans se sentir en relation avec les autres âmes dégagées de la matière. L'existence de Dieu, la Providence, l'immortalité de l'âme, nous sont prouvées par l'ordre de l'univers et surtout par le sentiment intérieur; et la connaissance des principes essentiels de la morale est la suite du développement de notre intelligence.

Or, la vue de l'ordre sera d'autant plus nette, le sentiment intérieur sera d'autant plus vif, le développement de l'intelligence sera d'autant plus régu-

lier que l'âme sera plus dégagée de tout intérêt
terrestre, plus étrangère à toute passion ; et voilà
pourquoi le somnambule, isolé et concentré en lui-
même, est à cet égard plus éclairé que nous : mais,
pour les choses qui ont été révélées à l'homme ou
qui nous ont été enseignées par la tradition, ce
n'est point aux somnambules à nous en instruire ;
ils n'ont que les mêmes données que nous. Leur
disposition à la piété pourra nous édifier ; mais si
nous les faisons raisonner sur des mystères, leur
imagination s'exaltera, et ils pourront donner dans
toutes sortes d'erreurs : ce ne sera plus des principes innés qu'ils tireront des conséquences, ce sera
des préjugés de l'enfance ou de quelques aperçus
hypothétiques ; ils nous conduiront dans un monde
idéal, où, comme dans le monde actuel, l'illusion
se mêle à la réalité et ne peut en être séparée qu'à
l'aide de la raison et de l'expérience. Lors même
que dans ce monde idéal le somnambule verrait ce
qui nous est caché, il ne pourrait nous le communiquer, pas plus que nous ne pourrions donner à des
aveugles-nés une idée des phénomènes de la vision.
Je puis affirmer que plusieurs personnes ont été
conduites aux rêveries de ce qu'on nomme *illumi-
nisme* par la confiance qu'ils ont accordée à des
somnambules mystiques ou extatiques. La règle
pour échapper à ce danger c'est de ne pas laisser
errer les somnambules dans ces régions fantasti-

ques, et de s'en tenir, pour la doctrine religieuse, à ce qu'il nous est prescrit de croire. Dieu nous a révélé ce qu'il nous est nécessaire de savoir, et l'indiscrète curiosité qui veut aller au-delà sera toujours punie.

Le somnambulisme extatique s'est souvent montré sans être produit par le magnétisme. Ceux qui entraient dans cet état manifestaient sur certains points une clairvoyance qui paraissait miraculeuse; ils n'en donnaient pas moins dans les erreurs les plus étranges, et ils ont exercé l'influence la plus funeste sur ceux qui ont eu l'imprudence de les écouter comme des oracles.

S'il est dangereux de consulter les somnambules sur les dogmes de la religion, il ne l'est pas moins de les consulter sur les affaires politiques. J'ai vu des hommes d'ailleurs fort éclairés être la dupe de leurs visions et de leurs prédictions; je ne saurais trop recommander de ne jamais leur permettre d'entrer dans cette carrière.

La métaphysique de certains somnambules est quelquefois fort étonnante, elle vaut mieux sans doute que celle des matérialistes; mais elle ne repose pas sur des bases solides : elle conduit assez généralement à des systèmes analogues à ceux de l'école d'Alexandrie ou des éclectiques du troisième siècle, dans lesquels des vérités sublimes étaient associées à des croyances insensées. Les

somnambules qui se livrent à ce genre de recherches perdent ordinairement des facultés plus essentielles, et les preuves de lucidité qu'ils donnent sur
certaines choses fort inutiles ne servent qu'à fausser
le jugement de ceux qui prennent leurs visions pour
des réalités.

J'ai vu enfin des personnes qui avaient eu des
preuves certaines de la clairvoyance d'un somnambule, le consulter sur la conduite de leurs affaires
domestiques et se laisser guider par lui; et je les
ai vues aussi faire par cette raison des démarches
imprudentes. Je ne nie point qu'un somnambule ne
puisse quelquefois, et dans certaines circonstances,
donner d'excellens avis à cause de la pénétration
dont il est doué, à cause même de la faculté de
pressentir l'issue d'un événement qui se prépare;
mais il faut pour cela qu'il parle de lui-même en
s'abandonnant à son instinct, sans y être excité,
sans être sollicité et sans raisonnement. Un très-
bon somnambule, qui est parfaitement en rapport
avec vous, vous dira : « Méfiez-vous d'un tel, il
vous trompe; » ou bien : « N'entreprenez pas tel
voyage, le résultat en serait fâcheux. » Cela mérite
quelque attention. Mais, si vous discutez avec lui,
il n'aura sur vous d'autre avantage que celui d'avoir
plus d'esprit et plus de facilité à développer ses
idées.

Je le répète pour la dernière fois : si vous voulez

éviter le danger de l'influence que les somnambules peuvent exercer sur vous, ne les consultez que sur ce qui est d'un intérêt réel pour eux, et qu'ils peuvent mieux connaître que vous ; savoir, sur les moyens de rétablir leur santé ou de diriger leur conduite morale.

Dans plusieurs ouvrages sur le magnétisme, on a présenté le somnambulisme comme un état de pureté dans lequel l'homme est au-dessus de toutes les passions et serait révolté de la moindre pensée qui blesserait la décence ou la morale. Ceux qui ont soutenu cette thèse se sont appuyés sur quelques faits ; mais le principe généralisé est absolument faux. Plusieurs somnambules conservent les passions et les inclinations qu'ils avaient dans l'état de veille ; il en est de très-bons qui se sacrifieraient même pour les autres ; il en est qui sont profondément égoïstes ; il en est qui sont d'une pureté angélique, et ceux-là prendraient des convulsions si le magnétiseur avait une pensée qui blessât la modestie. Il peut s'en trouver qui conservent en somnambulisme la dépravation qu'ils avaient dans l'état de veille ; il en est qui calculent leurs intérêts et qui profitent de ce qu'on leur dit pour se procurer quelques avantages : la vanité et la jalousie sont des sentimens assez ordinaires chez eux.

Il suit de tout ce que je viens de dire qu'il faut la plus grande sagesse, la plus grande prudence

pour bien diriger les somnambules et pour ne pas
se laisser influencer par eux; que le magnétiseur
doit toujours conserver son empire, et n'en faire
cependant usage que pour les retenir et jamais pour
les exciter; enfin, que cet état, en quelque sorte
surnaturel, peut, entre de mauvaises mains, être
accompagné de beaucoup de dangers. Mais que les
hommes simples et droits soient sans crainte, qu'ils
ne veuillent que le bien, qu'ils aient une volonté
inébranlable pour l'opérer, qu'ils n'emploient le
somnambulisme que pour l'objet auquel la Providence l'a destiné, qu'ils répriment en eux la curiosité, l'esprit de prosélytisme, la manie des expériences; qu'une charité compatissante, une confiance
sans bornes soient les seuls mobiles de leur action,
et ils n'auront jamais rien à redouter.

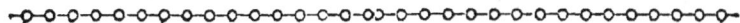

CHAPITRE IX.

DES MOYENS DE DÉVELOPPER EN SOI-MÊME LES FACULTÉS MAGNÉTIQUES, ET DE TIRER PARTI DE CE DÉVELOPPEMENT.

Lorsque Mesmer annonça sa découverte, il ne voulut point dévoiler un secret dont il se croyait seul possesseur, à moins qu'on ne lui donnât un certain nombre d'élèves choisis auxquels il pourrait exposer toute sa théorie, en leur enseignant les moyens d'en faire l'application. Mais pour faire connaître combien cette théorie était vaste et importante, et pour prendre date, il en publia les bases en vingt-sept propositions, qu'il se réservait de prouver, et dont il promettait de donner le développement et d'expliquer les conséquences, dès qu'on aurait consenti à assurer son sort, et à prendre les mesures qu'il jugeait convenables pour qu'on ne pût ni abuser de ses principes, ni lui ravir la gloire de les avoir découverts. Ces propositions étaient fort obscures; plusieurs d'entre elles semblaient contraires aux opinions reçues en physique; elles n'ont jamais été clairement expliquées, et cependant on a obtenu les plus grands succès en ma-

26*

gnétisme. Cela prouve assez qu'elles n'avaient pas l'importance que leur attribuait leur auteur, et que les effets qu'il produisait et ceux qu'ont produit ses élèves, n'étaient pas essentiellement liés à sa doctrine. On ne peut cependant disconvenir que les assertions de Mesmer méritaient la plus grande attention, sinon pour le système de physique générale auquel il associait sa découverte, du moins pour ce qui est relatif à l'action propre du magnétisme, à sa puissance, à ses effets, aux moyens d'en diriger et d'en renforcer l'action, à l'utilité qu'on peut en retirer, surtout pour le traitement des maladies, car Mesmer était à la fois un bon observateur et un savant médecin.

La vingt-septième des propositions de Mesmer commence par ces mots : *Cette doctrine mettra le médecin en état de bien juger du degré de santé de chaque individu.*

On n'a point assez réfléchi sur cette proposition, et l'on cherche vainement dans la plupart des ouvrages publiés sur le magnétisme comment il conduit le médecin à juger de l'état des malades.

Mesmer avait dit aussi, proposition treize : *On observe à l'expérience l'écoulement d'une matière dont la subtilité pénètre tous les corps sans perdre notablement de son activité.* On n'a pas plus expliqué cette proposition que la vingt-septième.

Mesmer a ensuite beaucoup parlé des courans,

et l'on a encore négligé de se rendre compte de ce
qu'il voulait dire. La supposition des courans en-
trans et sortans, ainsi que celle des pôles, tient au
système général de Mesmer, et je conviens qu'il
est inutile de s'y arrêter ; mais si l'on reconnaît *par
l'expérience* l'écoulement d'un fluide subtil, et si
c'est à cette émanation qu'on donne le nom de courans, la nature de cette émanation, le degré de
force avec lequel elle s'échappe et la cause de la
direction qu'elle suit, sont des problèmes de physique et de physiologie qui doivent être examinés
avec le plus grand soin.

Le phénomène observé par Mesmer a été connu
d'un grand nombre de ses élèves. Il l'a été particulièrement de M. d'Eslon, qui a fixé sur cet objet
l'attention de presque tous ceux à qui il a enseigné
la pratique du magnétisme. Cette connaissance n'a
point été étrangère à plusieurs des membres de la
société de Strasbourg ; et cependant, dans les nombreux mémoires qu'ils ont publiés, ils n'en ont parlé
que d'une manière vague, comme d'une chose connue de tout le monde par une tradition orale, et
qu'il est inutile d'expliquer. Je n'ai moi-même
presque rien dit sur ce sujet dans mon *Histoire
critique*, parce que je n'avais pas bien compris ce
dont il s'agissait, et que, n'étant pas doué de la faculté de sentir en moi les maux des autres et ne
m'étant pas exercé à reconnaître l'action des cou-

rans, je ne pouvais en parler par ma propre expérience. J'ai lu depuis des manuscrits de M. d'Eslon où cette question était traitée ; j'ai lu enfin un ouvrage manuscrit, composé il y a trente-six ans par un homme très-éclairé, très-bon observateur, et qui, ayant été d'abord instruit par M. d'Eslon, avait beaucoup ajouté aux connaissances qu'il avait reçues de son maître, et je me suis convaincu que ce dont j'avais négligé de m'informer était un phénomène très-remarquable, et celui dont l'observation est le plus utile dans la pratique du magnétisme.

M. de Lauzanne a donné récemment un extrait fort étendu du manuscrit que je viens de citer ; il forme le premier volume de l'ouvrage intitulé : *Des procédés et des principes du magnétisme*, 2 vol. in-8°, Paris chez Dentu, 1819. J'invite ceux qui veulent pratiquer le magnétisme à lire cet ouvrage avec la plus grande attention et à s'exercer patiemment dans l'emploi de la méthode enseignée par l'auteur. On juge bien que je ne puis ici ni développer ses principes, ni en donner l'explication ; je dois me borner à faire connaître le phénomène principal et les indications qu'il nous fournit pour mieux réussir dans le traitement des maladies.

Tout le monde sait que les bons somnambules découvrent le siége de la maladie des personnes avec lesquelles on les met en rapport, tantôt en éprouvant sympathiquement des douleurs dans la

partie de leur corps correspondante à celle qui est
affectée chez le malade, tantôt en promenant sur
eux leurs mains et en les examinant avec attention
depuis la tête jusqu'aux pieds. Tout le monde sait
aussi que sans aucune instruction ils magnétisent
beaucoup mieux qu'ils ne le feraient étant éveillés,
et qu'ils donnent au fluide magnétique la direction
la plus convenable.

Cette faculté de sentir le siége des maladies et
la direction qu'il faut donner au magnétisme n'appartient pas exclusivement aux somnambules, elle
se développe aussi chez plusieurs magnétiseurs lorsqu'ils sont attentifs à se rendre compte des différentes sensations qu'ils éprouvent, soit en magnétisant divers malades, soit en portant l'action du
magnétisme sur tel ou tel organe du malade avec
lequel ils sont en rapport.

Je connais plusieurs magnétiseurs qui, lorsqu'ils
tiennent la main sur le siége d'un mal intérieur,
sentent une douleur qui se propage jusqu'au coude ;
leur main s'engourdit et devient même enflée. Cet
effet diminue avec la maladie ; il cesse lors de la
guérison, et cette cessation indique que le magnétisme n'est plus nécessaire.

J'ai vu un médecin éprouver cette sensation la
première fois qu'il a essayé de magnétiser. Chez
d'autres personnes elle ne se montre qu'après des
essais réitérés. Je ne l'ai point reconnue chez moi

parce que mes occupations ne m'ont permis de magnétiser que par intervalles et lorsque j'y étais porté par le désir de soulager un malade. Cependant quelques effets que j'ai éprouvés en diverses circonstances me font croire que je l'aurais acquise si j'avais eu soin de me rendre compte de la cause qui les avait produits.

Le tact délicat qui fait reconnaître le siége et quelquefois la nature de la maladie, pressentir une crise qui se prépare, juger du moment où une crise se termine, et choisir comme par instinct les procédés les plus propres à bien diriger l'action, étant de toutes les facultés la plus utile au magnétiseur, je vais exposer succinctement comment il faut s'y prendre pour l'acquérir et pour en faire usage. Ce que je dirai n'est point le résultat de ma propre expérience, c'est celui de l'explication que m'ont donnée de leur méthode plusieurs magnétiseurs à qui j'ai vu opérer des prodiges, de mes conversations avec feu M. Varnier, avec plusieurs élèves de M. d'Eslon et plusieurs membres de la Société de Strasbourg, de la théorie exposée dans l'ouvrage que j'ai cité, de quelques observations que j'ai extraites de l'ouvrage anglais du docteur de Maineduc (1), enfin de l'examen et de la comparaison

---

(1) Je n'ai plus cet ouvrage sous les yeux ; il a été publié à Londres, il y a environ trente ans, en un vol. in-8°. L'auteur

d'un grand nombre de faits dont j'ai été témoin et de tous ceux que j'ai pu recueillir.

Lorsqu'un homme magnétise, il se met par sa volonté dans un état différent de l'état habituel ; il concentre son attention sur un seul objet ; il lance et dirige hors de lui le fluide nerveux ou fluide vital, et cette nouvelle manière d'être le rend susceptible de nouvelles impressions. Il sent d'abord un changement qui s'opère en lui-même par l'action qu'il exerce ; il éprouve ensuite par la réaction de celui qu'il magnétise des sensations diverses qui l'affectent plus ou moins selon le degré de susceptibilité dont il est doué, et selon le degré d'attention qu'il porte à les reconnaître et à les distinguer.

Le changement qui s'opère en nous lorsque nous agissons magnétiquement, c'est-à-dire lorsque les passes que nous faisons sont magnétiques, et le sentiment qui nous persuade que nous sommes en rapport avec celui que nous voulons magnétiser, sont des choses qu'il n'est pas possible de décrire, mais que reconnaissent avec certitude ceux qui ont l'habitude de magnétiser et qui ont observé ce qui se passe en eux-mêmes. Cette disposition se compose

y développe une théorie curieuse, mais fort systématique ; et il exige de ceux qui veulent pratiquer le magnétisme des connaissances qui ne me paraissent nullement nécessaires.

d'une intention bien déterminée qui écarte toute distraction, sans que nous fassions aucun effort, d'un vif intérêt que nous inspire le malade et qui nous attire vers lui, et d'une confiance en notre puissance qui ne nous laisse pas douter que nous réussirons à le soulager. Lorsque l'expérience vous a appris que vous êtes susceptible de ce sentiment, si vous ne l'éprouvez pas après avoir essayé pendant un quart d'heure, il est inutile de continuer; les efforts de volonté que vous pourriez faire n'aboutiraient à rien : vous essayerez encore deux ou trois fois les jours suivans, et vous cesserez si vous n'avez plus de succès; car alors cela prouve que vous n'êtes pas en état de magnétiser, ou que votre action ne convient pas à la personne sur laquelle vous voulez agir. Si au contraire vous sentez se manifester en vous les dispositions dont je parle, vous devez persévérer ; car, lors même que le malade n'éprouve rien, il est extrêmement probable que vous exercez sur lui une action réelle dont les effets se manifesteront dans la suite, soit par des crises quelconques, soit par une amélioration de la santé.

Outre le changement dans les dispositions morales, il y a encore quelques signes purement physiques ou quelques sensations qui font indubitablement reconnaître au magnétiseur qu'il a établi le rapport et qu'il exerce une action magnétique : ordinairement ses mains s'échauffent, il semble que l'action vitale se porte au dehors.

J'ai été intimement lié avec un homme qui avait une puissance magnétique très-énergique et très-salutaire. Quand il avait commencé à agir sur quelqu'un il était obligé de continuer près de trois-quarts d'heure, ou bien il se trouvait pendant toute la journée dans un état d'agitation. Une fois qu'il avait mis en lui-même le fluide en mouvement, il fallait qu'il le laissât s'échapper dans la direction qu'il lui avait imprimée; il cessait, si au bout d'un quart d'heure ses mains ne s'étaient pas échauffées. Dans ce dernier cas, il était sûr qu'il n'agissait pas; dans le premier il était sûr du contraire, et je ne l'ai jamais vu se tromper, quoique le malade n'éprouvât rien dans le premier moment.

Je connais une dame qui, lorsqu'elle commence à magnétiser, éprouve beaucoup de chaleur aux mains. Après une séance de trois-quarts d'heure (plus ou moins, selon que la personne qu'elle magnétise soutire plus ou moins le fluide), ses mains deviennent très-froides; alors elle n'agit plus. Le même effet a lieu lorsqu'elle magnétise de l'eau.

Ses facultés magnétiques se rétablissent après une heure de repos, surtout lorsqu'elle se promène au grand air.

Plusieurs magnétiseurs sentent, au bout de quelques momens, une correspondance qui s'établit entre leurs deux mains, tellement que s'ils en placent une sur l'estomac du malade et l'autre derrière son dos, il leur semble que leurs deux mains se touchent : cette sensation prouve que le fluide pénètre le malade.

Venons maintenant aux effets produits sur le magnétiseur par la réaction de celui qu'il magnétise. Ces effets n'ont lieu qu'autant que le rapport est bien établi. Ils peuvent se manifester à un degré plus ou moins élevé par trois phénomènes d'un ordre différent. Le premier de ces phénomènes est fort ordinaire, et connu d'un grand nombre de magnétiseurs. Les deux autres ne se montrent distinctement qu'à ceux qui en ont fait une étude suivie ; peut-être même faut-il avoir des dispositions particulières pour en acquérir la connaissance.

Je m'arrête un moment ici pour exposer les moyens qu'indique l'auteur de l'ouvrage publié par M. de Lausanne, pour établir le rapport intime nécessaire au but qu'il se propose, celui de l'exploration des maladies.

Placez-vous de manière à ce que toutes les parties de votre corps soient, autant que possible, vis-à-vis des parties correspondantes du malade, et tenez-lui les pouces pendant un demi-quart-d'heure en dirigeant sur lui votre volonté et concentrant votre attention. Faites ensuite très-lente-

ment des passes le long des bras et devant le corps,
de la tête aux pieds, ou du moins aux genoux.
Eloignez-vous peu à peu pour faire ces passes,
d'abord à un pouce, puis à quelques pouces de distance, en ne donnant à vos mains que la force nécessaire pour les soutenir, et en continuant à bien
observer toutes vos sensations.

Voici maintenant ce que vous éprouverez, d'une
manière plus ou moins sensible, peut-être de la première fois, peut-être au bout de huit ou dix séances,
peut-être seulement au bout de quelques mois. J'i-
gnore s'il est des personnes qui n'ont pas les dispositions nécessaires pour atteindre ce but. Il faudrait savoir pour cela si ceux qui ne l'ont pas atteint n'ont pas, comme moi, manqué de patience
et de persévérance dans leurs recherches, et si
l'habitude de magnétiser, sans se rendre compte
de leurs sensations, ne les a pas empêchés de suivre la marche nécessaire pour les développer.

Exposons maintenant les trois phénomènes et le
parti qu'on peut en tirer.

1° En promenant lentement vos mains devant le
malade à trois ou quatre pouces de distance, et
tenant vos doigts légèrement courbés, vous éprouverez, soit au bout des doigts, soit à la paume de
la main, différentes sensations, à mesure qu'elles
passeront vis-à-vis de l'organe affecté chez le malade. Ces sensations seront ou du froid, ou une

chaleur piquante, ou des picotemens, ou de l'engourdissement. Elles vous indiqueront le principal siége du mal et conséquemment la partie sur laquelle vous devez porter l'action.

2° Vous pourrez éprouver un sentiment de douleur ou un travail dans les organes intérieurs de votre corps, correspondans à ceux qui sont affectés chez votre malade. C'est une action sympathique qu'on remarque chez un grand nombre de somnambules. Il est évident que cette sensation nous éclaire sur le siége et la nature de la maladie. Je dois seulement ajouter une chose dont je donnerai bientôt la raison; c'est que si vous éprouvez une douleur dans un organe situé à droite ou à gauche de votre corps, il faut d'abord vous rapprocher peu à peu pour rendre la sensation plus forte, et ensuite vous éloigner graduellement jusqu'à la distance de deux ou trois pieds : car il peut arriver que l'organe affecté chez votre malade agisse à une petite distance sur l'organe qui chez vous est placé vis-à-vis; que sa rate, par exemple, fasse sentir son action à votre foie; mais, en vous éloignant, vous pouvez être sûr que la sensation se transportera, de droite à gauche, sur l'organe analogue.

3° Et voici ce qu'il y a de plus important et ce que l'on a malheureusement trop négligé de nos jours. Vous sentirez comme une vapeur qui s'échappe de certaines parties du corps de votre

malade et qui prend une certaine direction. Cette
vapeur agira sur vous comme une force légère qui
attirera ou qui écartera votre main, et qui la con-
duira d'une place à l'autre, pourvu que vous vous
abandonniez entièrement à son action.

C'est là ce qu'on nomme des courans : la faculté
de les sentir ne s'acquiert souvent qu'après un
temps plus ou moins long ; mais une fois qu'on les
a reconnus, on les suit tout naturellement, on magnétise comme par instinct, on seconde la nature
en portant l'action vitale sur les organes qui en
manquent, on augmente ou modère sa force au
besoin. C'est par ces courans que les organes analogues sont quelquefois affectés chez le magnétiseur.

Les courans vous font sentir une crise qui se
prépare ; ils indiquent également le moment où
elle est terminée, car alors le calme se rétablit :
vous êtes entraîné loin du corps, et vous ne sentez
plus rien qui vous y ramène. Ils font également dé
couvrir le foyer essentiel d'une maladie, et ils vous
dirigent pour en suivre toutes les ramifications.
Souvent une maladie très-grave du foie ou de la
rate, ou d'un autre viscère de l'abdomen, n'est
accompagnée d'aucune douleur dans cet organe ;
mais elle produit, soit des douleurs de tête ou des
ophtalmies, ou des douleurs d'oreilles, ou les apparences d'une affection de poitrine. Les courans

27*

vous ramènent à la partie ou réside la cause de la maladie, ils dirigent votre action, ils peuvent même indiquer au médecin les remèdes qu'il faut employer pour aider et favoriser le travail de la nature, excité par le magnétisme.

Il est presque inutile de dire que, pour bien saisir les courans, il faut que le magnétiseur n'ait point de distraction; mais il est bon d'avertir qu'une fois qu'on s'est habitué à se laisser diriger par eux, on n'a besoin d'aucun effort d'attention pour les suivre.

Je connais un homme qui avait été fort lié avec celui dont j'ai cité l'ouvrage. Il sent le mal de ceux qu'il magnétise; il éprouve à l'avance, et quelquefois d'une manière très-douloureuse, les crises qu'ils doivent bientôt éprouver, et ils les développe chez eux. Lorsqu'il s'est mis en rapport, il examine successivement toutes les parties du corps du malade, il ferme les yeux et concentre son attention. Bientôt il sent sa main comme enveloppée d'une vapeur dont il suit le courant sans que sa volonté agisse, et cette vapeur le conduit, par différentes routes, jusqu'à l'endroit où il doit s'arrêter. Je l'ai vu quelquefois magnétiser plusieurs heures de suite; il ne cesse que lorsque la crise est terminée.

Je n'entrerai pas dans plus de détails sur les courans, parce que ceux qui auront une fois acquis la faculté de les sentir pourront lire l'ouvrage que j'ai cité et se conduire ensuite d'après l'expérience qu'ils auront bientôt acquise.

Mais je dois ajouter quelque chose sur les sensations qu'on éprouve au bout des doigts, ou à la racine des ongles, ou dans la paume de la main, parce que ce phénomène est plus ordinaire et qu'il est bon d'être averti des indications qu'on peut en tirer, d'après l'opinion de ceux qui les ont observées. Ce que je vais dire à ce sujet est extrait de l'ouvrage que j'ai cité *(Principes du Magnétisme)*, et de celui du docteur de Maineduc.

Une sensation de froid indique presque toujours une obstruction ou un engorgement, ou de l'atonie, ou une stagnation d'humeurs. Il faut employer d'abord une action douce et insinuante, augmenter cette action peu à peu, la concentrer sur la partie qui donne du froid, étendre ensuite pour rétablir l'équilibre. Si le malade sent que votre main lui donne du froid, il faut continuer jusqu'à ce que vous ayez changé cette sensation en celle d'une chaleur douce : c'est à quoi vous ne parviendrez pas toujours dans la première séance *(Principes du Magnétisme)*.

Une chaleur sèche et brûlante annonce une grande tension dans les fibres et de l'inflammation. Il faut employer le mouvement circulaire, étendre le fluide jusqu'à ce que cette chaleur soit devenue douce et humide *(Ibid.)*.

Les picotemens au bout de vos doigts font connaître l'existence d'une bile plus ou moins âcre, s'ils se font sentir lorsque vous les présentez devant les viscères ; ils sont la preuve d'une irritation et de ce qu'on nomme vulgairement âcreté dans le sang, s'ils se font sentir en touchant la tête ou les bras *(Ibid.)*.

L'engourdissement au bout de vos doigts annonce un défaut de circulation : il faut alors magnétiser avec activité pour établir des courans *(Ibid.)*.

Le magnétiseur sent quelquefois un mouvement de fluctuation dans ses mains et ses doigts : cela annonce un mouvement du sang chez le malade, et une évacuation qui se prépare et qu'il faut favoriser en attirant des flancs le long des cuisses *(Ibid.)*.

Lorsqu'il y a des glaires dans l'estomac ou dans la poitrine, le magnétiseur éprouve une sensation d'épaisseur et de roideur dans les doigts. Quelquefois il sent au bout des doigts une pression circulaire, comme si un fil les entourait *(Maineduc)*.

Dans le relâchement nerveux, il sent un affaiblissement de ses doigts et de son poignet *(Maineduc)*.

Dans les obstructions, le magnétiseur éprouve une sensation d'âcreté, de sécheresse, de contraction et de formication, s'il n'y a point d'inflammation, et de chaleur s'il y a inflammation *(Maineduc)*.

Les contusions produisent de la pesanteur et de l'engourdissement dans la main *(Maineduc)*.

La présence des vers excite de la formication et un pincement dans les doigts (*Maineduc*).

Je n'en dirai pas d'avantage sur ce sujet, parce que, s'il me paraît incontestable que les sensations qu'éprouve le magnétiseur indiquent le siége de la maladie, il me semble très-douteux qu'elles puissent en déterminer le caractère.

Nous devons à M. Bapst la connaissance d'un moyen d'exploration qui lui a toujours réussi. Il a remarqué que lorsqu'il pose la main sur le siége du mal, son pouls s'élève. En conséquence, après s'être mis en rapport, il promène lentement sa main droite devant le corps du malade, il tient en même temps sa main gauche fermée de manière à sentir au pouce le battement de l'artère, et il porte toute son attention sur cette main. Lorsque les pulsations s'accélèrent, il s'arrête; et, si cette accélération continue, il conclut qu'il a rencontré le siége du mal. J'ai vainement cherché à éprouver cet effet; mais j'invite les magnétiseurs à l'observer. Il me semble qu'on sentirait plus distinctement l'accélération du mouvement artériel en posant le doigt de la main gauche sur l'artère temporale.

La théorie que j'ai exposée dans ce chapitre ne sera pas d'une grande utilité à la plupart des personnes à qui cette instruction est adressée; mais, comme il s'en trouvera plusieurs qui auront des dispositions à acquérir les facultés dont je parle, j'ai dû leur indiquer les moyens de les développer. Que les autres ne s'en inquiètent point. En se conformant aux principes que j'ai donnés, elles seront toujours sûres de faire beaucoup de bien.

Le magnétisme, considéré comme un moyen de soulager nos semblables, de seconder l'action de la nature, de faciliter les crises, d'aider la médecine ordinaire, est un instrument de charité que tous les hommes de bonne volonté peuvent employer avec succès, sans aucune étude, sans aucune connaissance des sciences physiques. On peut dire même qu'un instinct inné nous porte souvent à l'exercer ; et peut-être que la prétention de tout observer, de tout expliquer, de ne rien admettre que ce qui s'accorde avec les notions acquises, de rejeter tout ce dont nos sens ne nous offrent pas la preuve directe, tout ce qui ne trouve pas sa place dans la philosophie que nous avons adoptée, est bien moins favorable à l'exercice de cette faculté qu'une simplicité bienveillante, étrangère à tout examen et à toute discussion. Pourquoi les enfans qui ont vu magnétiser magnétisent-ils eux-mêmes avec succès? Ils ne se rendent pas compte de ce qu'ils font, mais ils croient, ils veulent, et ils guérissent autant que leurs forces le leur permettent.

Cependant le magnétisme présente des phénomènes qui peuvent nous éclairer sur notre organi-

sation physique et sur les facultés de notre âme :
il est une action dans les êtres vivans comme l'attraction dans la matière inanimée. Cette action a
ses lois; que les médecins, les physiologistes et les
métaphysiciens se réunissent pour les étudier, et
ils en feront bientôt une science dont les applications ajouteront beaucoup aux diverses connaissances destinées à resserrer les liens qui unissent
les hommes, et à diminuer les maux auxquels ils
sont exposés.

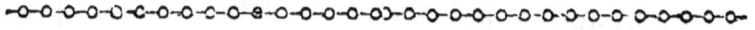

CHAPITRE X.

DES ÉTUDES PAR LESQUELLES ON PEUT SE PERFECTIONNER DANS LA CONNAISSANCE DU MAGNÉTISME.

On peut considérer le magnétisme sous deux points de vue; ou comme le simple emploi d'une faculté que Dieu nous a donnée, ou comme une science dont la théorie embrasse les plus grands problèmes de la physiologie et de la psycologie, et dont les applications sont extrêmement variées.

Il suit de là qu'on peut séparer en deux classes les personnes qui s'occupent du magnétisme.

La première classe comprend ceux qui, ayant reconnu en eux-mêmes la faculté de faire du bien par le magnétisme, ou du moins espérant qu'ils y réussiront, veulent l'employer dans l'intérieur de leur famille, ou parmi leurs amis, ou auprès de quelques pauvres malades, mais qui, ayant des devoirs à remplir, des affaires à suivre, ne magnétisent que dans les circonstances où cela leur paraît nécessaire, sans chercher à se faire connaître, sans autre motif que la charité, sans autre but que celui de guérir ou de soulager des êtres souffrans.

La seconde classe se compose des hommes qui,

ayant du loisir, veulent joindre à la pratique du
magnétisme l'étude des phénomènes qu'il présente,
en faire usage en grand, établir des traitemens
pour soigner à la fois plusieurs malades, former
des élèves capables de les seconder, avoir des
somnambules qui les éclairent, rapprocher, comparer et coordonner les phénomènes, de manière
à ce qu'il en résulte un corps de doctrine régulier,
dont les principes soient certains, et dont les conséquences, s'étendant de jour en jour, conduisent à
de nouvelles applications.

Cette classe est séparée de la précédente par un
grand nombre de degrés qu'il faut monter successivement avant de se trouver placé de manière à découvrir un horizon plus étendu. Je conseille donc
à ceux de la première classe de ne point penser à
sortir de leur enceinte, à moins qu'ils ne soient
maîtres de leur temps et qu'ils n'aient des connaissances préliminaires. Leur partage est assez beau ;
ils sont étrangers aux vanités humaines, aux inquiétudes qui accompagnent les nouvelles tentatives, aux incertitudes qui naissent du conflit des
opinions et des divers points de vue sous lesquels
se présentent les objets ; ils goûtent sans mélange
et sans distraction la satisfaction de faire du bien.
Qu'ils soient assez sages pour ne s'occuper nullement de théorie, pour ne point rechercher les phénomènes extraordinaires : qu'ils continuent d'em-

ployer avec confiance et recueillement les procédés
qui leur ont réussi, sans autre but que de soulager ou de guérir le malade auquel ils s'intéressent.
Quand ils auront obtenu une guérison, ils le diront
tout simplement, pour engager d'autres personnes
à employer les mêmes moyens. L'instruction que
je publie est suffisante pour les diriger dans tous
les cas; ils n'auront même besoin d'y avoir recours
que selon les circonstances.

Quant à ceux qui désirent appartenir à la seconde
classe, je les invite à considérer d'abord l'étendue
de la carrière qu'ils ont à parcourir; il vaut mieux
qu'ils n'y entrent point que de s'arrêter au milieu
de leur entreprise. Dans ce qui tient à la pratique,
une simplicité prudente est préférable à la science;
dans ce qui est relatif à la théorie, des notions
imparfaites nous exposent à des erreurs dangereuses. Le laboureur qu'il cultive son champ comme
le cultivaient ses pères, recueille chaque année le
prix de ses travaux; qu'il veuille, d'après ses
idées, se faire une méthode nouvelle, il pourra
bien se ruiner avant de s'être éclairé par sa
propre expérience.

Je ne serais point en état de donner aux autres
la plupart des connaissances qu'ils doivent avoir;
mais j'en sens le besoin, je reconnais la supériorité
de ceux qui les possèdent, et je puis indiquer la
marche qu'il faut suivre pour les acquérir, et sur-

tout la disposition d'esprit nécessaire pour en diriger l'application vers le but qu'on se propose.

Je crois donc utile de terminer cet ouvrage par quelques conseils à ceux qui veulent s'élever dans une région que je n'ai fait qu'entrevoir, mais dont la carte m'est bien connue par les relations de ceux qui l'ont parcourue avec plus ou moins de succès. Je suppose que les hommes à qui je m'adresse sont entièrement convaincus de la puissance du magnétisme, et qu'ils ont reconnu en eux-mêmes la faculté d'en faire usage et de produire les effets les plus surprenans et les plus salutaires. Sans cette première condition, ce que je vais dire leur serait absolument inutile.

Il est à désirer que ceux qui voudront étudier à fond le magnétisme aient d'abord des notions élémentaires de la physique, de l'anatomie, de la physiologie et de la médecine, pour mieux apprécier les faits, et pour n'être pas dupes des erreurs qui se trouvent dans plusieurs livres. Il est nécessaire aussi qu'ils soient versés dans cette partie de la philosophie qui traite de l'origine des idées, du développement et de la relation des diverses facultés de l'âme, afin que la vue de certains faits merveilleux ne les jette pas dans de vains systèmes.

En supposant qu'on ait les dispositions, les facultés et les connaissances préliminaires dont je viens de parler, il faut lire avec ordre ce qui a été écrit sur le magnétisme. Je pense que ceux qui ne savent pas les langues étrangères peuvent commencer par mon *Histoire critique ;* non que cet ouvrage vaille mieux que beaucoup d'autres, mais parce qu'il présente un ensemble, et qu'il donne une idée de l'histoire, des preuves, des procédés, des phénomènes, de l'application à la guérison des maladies, des moyens d'éviter les inconvéniens, enfin, parce qu'on y trouve une notice succincte de tous les livres qui avaient paru en France sur le même sujet à l'époque où je l'ai publié.

A ces livres, que j'ai classés, on joindra les Annales du magnétisme, la Bibliothèque du magnétisme, et d'autres ouvrages récemment imprimés dont il est facile d'avoir le catalogue. On ne négligera point de s'informer des objections faites par des médecins, et de l'explication qu'ils ont donnée des phénomènes dont ils ont été obligés de reconnaître la réalité (1).

On consultera les ouvrages de médecine et de physiologie dont les auteurs, en traitant des questions étrangères au magnétisme, ont été conduits à

---

(1) On trouvera dans ma *Défense du Magnétisme* l'indication de la plupart des articles dans lesquels il est attaqué. Ces objections, qu'il est essentiel de connaître, ont été résumées ensuite, et présentées avec beaucoup de talent dans l'article *Mesmérisme* de l'Encyclopédie. Je dois des remercimens à l'auteur de cet article pour l'extrême politesse avec laquelle

convenir de son action et des effets qu'elle produit :
tel est l'ouvrage de M. Georget, intitulé *Physiologie
du système nerveux*. On recherchera enfin les relations des maladies dans lesquelles quelques-uns des
phénomènes les plus extraordinaires du magnétisme
se sont présentés spontanément, comme on le voit
dans les ouvrages du docteur Petetin et dans l'histoire de la guérison de mademoiselle Julie, par
M. le baron de Strombeck.

On ne manquera pas de lire ensuite la belle dis-
sertation de Vanhelmont et les écrits de Maxwell,
de Wirdig et autres auteurs du même temps que
Thouret a cités dans ses *Recherches et doutes*, quoiqu'il n'en eût fait qu'une lecture superficielle.

Mais l'instruction qu'on peut puiser dans les livres français et latins n'est rien auprès de celle que
se procureront facilement ceux qui savent les langues étrangères. L'ouvrage hollandais du célèbre
docteur Backer de Groningue contient d'excellens
préceptes et des faits très-curieux, et les ouvrages
allemands de Kluge, de Wienholt, de Wolfart,
d'Eschenmayer, de Passavant, d'Ennemoser, de

---

il parle de moi ; je ne crois point mériter les éloges qu'il me
donne, mais je pense que si son article n'eût pas été composé avant la publication de ma *Défense du Magnétisme*, il
aurait trouvé dans ce dernier ouvrage la solution de la plupart des difficultés qu'il propose ; et je m'en serais volontiers
rapporté à son jugement.

Kieser, de Nees-von-Esenbeck sont une mine inépuisable. Tous ces auteurs conviennent des mêmes
faits; ils diffèrent sur les méthodes et sur les explications; ils ont combiné les connaissances acquises par le magnétisme avec celles qu'ils ont
puisées dans les autres sciences, et plusieurs d'entre
eux ont associé la théorie du magnétisme à la philosophie la plus élevée. Ennemoser a beaucoup
d'érudition, et, quoiqu'il manque de critique, il
nous montre les traces du magnétisme dans les
historiens et les philosophes de l'antiquité. Kluge a
le premier donné un ouvrage classique dans lequel
les phénomènes sont rapprochés et expliqués par
une hypothèse fort ingénieuse, et dont les bases
principales reposent sur l'anatomie et la physiologie. Wienholt a recueilli un grand nombre de faits
observés avec exactitude, et discutés avec la plus
grande bonne foi. Wolfart a publié successivement
tous ceux qu'il a observés, soit dans sa pratique
particulière, soit au traitement public, dans lequel
il est secondé par plusieurs de ses élèves. Il a répandu les plus grandes lumières sur l'application
du magnétisme à la guérison des maladies; il a
adopté, développé et rectifié la théorie de Mesmer.
Eschenmayer admet un éther organique, répandu
partout, et bien plus subtil que la lumière; il est
d'ailleurs métaphysicien spiritualiste. Passavant lie
sa théorie du magnétisme aux sentimens religieux

les plus touchans et les plus sublimes. Son ouvrage porte la lumière dans l'esprit et la charité dans le cœur. Kieser est un génie hardi et systématique qui cherche l'explication des phénomènes dans une théorie fort singulière du système général de la nature. Nees-von-Esenbeck et les auteurs de l'*Hermes*, ont modifié l'hypothèse de Kieser. Sans adopter les opinions de ces divers auteurs, on retirera du moins cet avantage de l'étude qu'on en aura faite de pouvoir regarder comme incontestables les principes sur lesquels ils sont tous d'accord et les faits sur lesquels ils s'appuient également, et qui ont été observés avec le plus grand soin.

En étudiant les divers ouvrages sur le magnétisme, il est essentiel de ne perdre aucune occasion pour faire par soi-même des observations; et je dois ici établir un principe essentiel, malheureusement trop négligé, non-seulement par ceux qui se sont occupés du magnétisme pour s'instruire eux-mêmes, mais encore par ceux qui ont entrepris d'éclairer les autres par leurs écrits.

Dans l'étude de toutes les sciences, il faut commencer par ce qui est le plus simple pour arriver par degrés à ce qui est le plus composé. La solution des problèmes les plus élevés de la physique serait inintelligible pour celui qui ne connaîtrait pas les lois du mouvement, l'action de l'électricité, celle du calorique. Il en est de même dans l'étude

du magnétisme : il faut commencer par bien examiner les effets les plus simples et les plus com-
muns, ceux qu'on produit journellement avec la
plus grande facilité, ceux enfin qui prouvent seulement que le magnétisme exerce une influence qui
lui est propre, avant de songer à se rendre compte
des phénomènes merveilleux, tels que le somnambulisme : car ces derniers phénomènes sont com-
pliqués de plusieurs causes qu'il faut avoir d'abord
étudiées isolément.

En lisant les ouvrages publiés sur le magnétisme,
on ne négligera point de se mettre en relation avec
les personnes qui le pratiquent, pour voir, constater et recueillir de nouveaux phénomènes, pour
reconnaître ce qui est commun à tous et ce qui est
particulier à chacun d'eux. On s'attachera à bien
discerner dans les divers phénomènes que présente
souvent un même somnambule ceux qui sont dus à
l'action du magnétiseur, abstraction faite de la
croyance et de la volonté du magnétisé, de ceux qui
ont pu être produits ou modifiés par la volonté ou
par l'imagination du magnétisé ; ceux qui sont dus
à une plus grande excitation des organes des sens,
de ceux qui annoncent le développement d'un sens
particulier ; ceux enfin qui démontrent une clairvoyance plus ou moins étendue, mais qui ne s'exerce
que sur des objets réels et sensibles, de ceux où
cette même clairvoyance se mêle à des illusions. On

examinera également s'il n'y a pas une force magnétique répandue dans la nature qui peut agir sur
l'homme lorsqu'il est disposé à la recevoir, et qu'il
se place dans des circonstances qui peuvent la concentrer et la diriger.

Après avoir recueilli un grand nombre de phénomènes, on tâchera de les classer, de les comparer, et d'établir une théorie qui soit la conséquence
de cette comparaison, si toutefois nous sommes
arrivés au point où cette théorie est possible. Jusqu'à présent, presque tous ceux qui ont voulu donner des principes généraux les ont fondés sur quelques faits du même ordre, sans songer à d'autres
faits auxquels ils ne sont point applicables. Cela
est d'autant plus naturel que les somnambules d'un
même magnétiseur ont ordinairement entre eux une
certaine analogie à cause de l'identité de l'influence
à laquelle ils ont été soumis. Il suit de là que, pour
découvrir les lois générales, il faut non-seulement
avoir vu beaucoup de faits de ses propres yeux,
mais en avoir recueilli un grand nombre d'autres
qu'on aura eu soin de constater et dont on aura
discuté toutes les circonstances.

Quant à l'action curative du magnétisme, indé-
pendamment des indications que le somnambulisme
a pu fournir, on ne pourra savoir jusqu'où elle
s'étend, dans quelles maladies et sur quels tempéramens elle est le plus efficace, que lorsque des

médecins auront soumis au traitement magnétique
un grand nombre de malades qu'ils auront examinés avant le traitement pour déterminer la nature
de la maladie et savoir si elle est curable par les
moyens ordinaires, et après le traitement pour juger des changemens qui auront été obtenus. Cependant la multiude des guérisons opérées en peu de
temps à la suite du traitement magnétique, dans
certaines maladies dont le caractère est bien clair,
comme les rhumatismes, les fièvres intermittentes,
les engorgemens glanduleux, les contusions, etc.,
est une preuve de son efficacité dans les maladies
du même genre.

Je viens de tracer le tableau des connaissances
qu'il faut acquérir, et des objets sur lesquels on doit
fixer son attention, si l'on veut envisager le magnétisme dans son ensemble, déterminer le rang qu'il
occupe parmi les grands phénomènes de la nature
vivante, en découvrir les lois et en fixer les applications. Mais je n'ai point encore parlé de la marche qu'il fallait suivre pour s'instruire par la pratique, sans laquelle les notions qu'on aurait puisées
dans les livres ne conduiraient à rien. J'ai dit seulement qu'il fallait aller des faits les plus simples
aux plus composés, et c'est tout ce que la méthode d'étude propre pour le magnétisme a de
commun avec celle qui convient aux autres sciences. Dans celles-ci on fait d'autant plus de progrès

qu'on a plus d'ardeur pour le travail, plus d'activité pour vaincre les obstacles, plus de désir de découvrir la vérité. Dans l'examen du magnétisme, ces qualités seraient plus nuisibles qu'utiles si elles n'étaient unies à beaucoup de réserve, de patience et de modération.

Dans les sciences physiques et même dans la médecine on a deux moyens de s'éclairer, l'observation et l'expérience; dans la pratique du magnétisme on n'en a qu'un; car celui qui magnétise ne doit jamais se permettre de faire des expériences: il doit laisser les phénomènes se présenter et se développer d'eux-mêmes, et en tenir compte après chaque séance de magnétisme.

La chose la plus difficile pour un magnétiseur qui veut s'instruire, c'est qu'il faut, pour ainsi dire, qu'il y ait en lui deux hommes qui ne doivent jamais exister ensemble, mais successivement; l'un qui agit, l'autre qui observe ou qui raisonne.

Pendant qu'on magnétise on doit s'occuper, uniquement et sans distraction, de la guérison du malade auquel on s'est dévoué : il ne faut rien examiner, il ne faut se rendre compte de rien, il faut faire abstraction totale de ses préjugés, de ses opinions, de ses connaissances, la raison même doit se reposer; l'âme ne doit plus avoir qu'une seule faculté active, la volonté de faire du bien;

l'esprit qu'une seule idée, la confiance qu'on réussira (1).

Mais après que la séance magnétique est terminée, le rôle change ; on se rappelle ce qu'on a vu, on s'en rend compte, on en combine toutes les circonstances ; on en recherche les causes, et l'on tâche de parvenir à des résultats qui prendront plus de certitude à mesure que de nouvelles observations viendront les confirmer. Le magnétiseur agissant doit avoir une confiance sans bornes : il ne doit douter de rien. Lorsqu'il se rend compte des phénomènes qui se sont présentés à lui, il doit être méfiant, douter de tout, n'admettre aucun fait que sur des preuves incontestables, aucun principe, qu'autant qu'il est appuyé sur une série d'observations, toutes d'accord entre elles, et qu'il ne contrarie aucune des vérités reçues en physique et en physiologie.

---

(1) Ce n'est pas seulement lorsqu'on magnétise soi-même qu'on doit se conformer au précepte que je viens de donner ; il est essentiel de s'imposer la même réserve lorsqu'on est admis à voir des phénomènes. On doit alors s'unir d'intention avec le magnétiseur, et regarder avec attention sans se permettre de porter aucun jugement. En un mot, on doit se conduire, quand on assiste à un traitement magnétique, comme on se conduirait si on le dirigeait soi-même, avec cette seule différence que, lorsqu'on est simple témoin, il ne faut faire usage de sa volonté que pour la subordonner à celle du magnétiseur.

Cette abnégation de soi-même est une chose extrêmement difficile pour les hommes habitués à observer froidement, et pour ceux qui se laissent emporter par leur imagination ; et voilà pourquoi des personnes simples et sans instruction sont souvent plus propres à guérir des malades que ne le sont des hommes versés dans les sciences, et surtout que ceux qui ont une imagination vive.

L'Irlandais Greatrakes n'était ni un savant ni un enthousiaste.

Beaucoup de paysans et de bonnes femmes qui se croient le *don* de guérir, les uns les foulures, les autres les maux de dents, les autres les fièvres d'accès, réussissent souvent, et, s'ils étaient plus éclairés, ils réussiraient moins bien.

Lorsque j'ai donné comme un principe que le magnétiseur devait s'interdire toute expérience, j'ai voulu parler seulement de l'action directe qu'un individu exerce sur un autre par une émanation de lui-même, dirigée par sa volonté et par les procédés convenables, et du développement naturel des phénomènes que cette action produit. Mais ce principe n'est plus applicable, ou du moins il doit être modifié, s'il s'agit des méthodes de traitement ou des moyens de diriger, de renforcer, de concentrer l'action que le magnétisme peut avoir par lui-même lorsqu'il est une fois mis en mouvement. Sur cet objet, l'homme qui a bien étudié les effets par-

ticuliers du magnétisme, et qui a des connaissances
dans les sciences physiques et naturelles, doit se
permettre divers essais pour découvrir les meilleurs moyens d'employer un agent qui est peut-être
répandu dans la nature. Ainsi ce qui est relatif à la
construction et à l'usage des baquets ou réservoirs
magnétiques, à la direction des traitemens en grand,
à l'emploi de la chaîne et aux précautions qu'elle
exige, à l'influence que peuvent exercer certaines
substances, à la propriété que peuvent avoir certains corps de communiquer une qualité particulière
au fluide qui les traverse, à la question de savoir
s'il est des corps qui isolent du fluide magnétique
ou qui en ralentissent l'action, et d'autres qui sont
conducteurs de cette action ou qui la concentrent de
manière à la rendre plus forte, à la différence que
les saisons, l'heure du jour, la présence ou l'absence
de la lumière, la température, l'état de l'atmos-
phère, etc., peuvent apporter dans les effets du
magnétisme; enfin à l'action du magnétisme sur les
animaux et même sur les végétaux : tout cela ne
peut être connu que par des essais faits avec prudence, mais fréquemment réitérés et en tenant
compte de toutes les circonstances. Et qu'on ne se
presse pas de créer une théorie : car il est facile
de choisir des faits pour prouver telle hypothèse
qu'on voudra imaginer, sans que cet échafaudage de
preuves séduisantes puisse jamais servir à la cons-

truction d'un édifice solide. Il faut, pendant long-
temps, recueillir tous les faits connus, les grouper,
les coordonner, les classer, et rester en doute sur
les causes jusqu'à ce qu'on voie une théorie se former d'elle-même par leur arrangement, et que les
applications et les conséquences de cette théorie
conduisent à des résultats prévus et annoncés d'a-
vance.

Un savant très-distingué vient de publier en Allemagne un ouvrage en deux volumes in-8°, dans
lequel il considère le magnétisme sous tous les
rapports. Il croit qu'il y a dans le magnétisme deux
actions différentes : l'une, qui dépend d'un principe
vital répandu dans la nature et circulant dans tous
les corps ; l'autre, de ce même principe modifié
par l'homme, animé par son esprit et dirigé par
sa volonté. Il pense que la première sorte de magnétisme, qu'il nomme tellurisme ou sidérisme,
peut être employée sans le concours de la volonté
humaine et par la seule action de quelques substances minérales ou végétales. Selon lui, un baquet
construit régulièrement peut, sans avoir été magnétisé, agir sur un malade qui vient s'y placer tous
les jours pendant un certain temps, et produire à
la longue la plupart des phénomènes qu'on obtient
par les procédés magnétiques. J'invite les savans
français à examiner cette théorie ; mon ignorance
de la langue allemande ne me permet pas d'en ju-

ger ; mais le témoignage de Kieser est d'un grand poids, et si (comme je le présume) on est fondé à rejeter son système, on ne l'est pas du moins à nier les faits sur lesquels il l'appuie et qui sont certainement bien dignes d'attention.

Ce n'est pas ici le lieu d'entrer dans de plus grands détails sur les recherches auxquelles on doit se livrer quand on veut étudier le magnétisme comme une science. Celui qui aura ce projet verra, par la lecture des ouvrages publiés depuis quelques années, quels sont les objets qui doivent le plus particulièrement fixer son attention : je lui recommande seulement de ne rien négliger, de consulter les ouvrages des ennemis du magnétisme comme ceux de ses partisans, de rechercher dans les livres des historiens, des philosophes et des médecins, les phénomènes analogues à ceux que la pratique du magnétisme nous a fait observer, de les séparer de toutes les hypothèses auxquelles ils ont donné lieu, et de ne pas se presser d'adopter des principes généraux. En lisant les écrits publiés sur le magnétisme, dans les diverses écoles, depuis Vanhelmont jusqu'à nous, il reconnaîtra bientôt qu'il y a des effets qui se sont montrés partout et toujours avec les mêmes caractères, et des phénomènes qui ne se sont présentés que dans certaines écoles et à certains magnétiseurs, et qu'on chercherait inutilement à reproduire soi-même. Ces phénomènes ne doivent point être rejetés : la plupart sont réels; mais on les a souvent attribués à des causes chimériques ; on en a tiré des conséquences erronées, et l'on ne saurait mettre trop de soin à distinguer les faits en eux-mêmes des couleurs dont ils ont été revêtus par des narrateurs enthousiastes et crédules.

Je viens d'indiquer la marche qu'il convient de suivre pour parvenir à ce point élevé d'où l'on pourra embrasser le magnétisme dans toute son étendue, pénétrer ses profondeurs, soulever le voile qui couvre plusieurs de ses mystères, le dégager de ce qui lui est étranger, et déterminer le rôle qu'il joue dans la nature. Mais sur la route que j'ai tracée, il se trouve des écueils que je dois signaler, parce qu'il est essentiel de les éviter si l'on veut faire une juste application des diverses connaissances qu'on aura acquises par l'observation et par la lecture.

J'ai dit qu'on ne prendrait dans les livres que des idées vagues si on ne s'était d'abord convaincu, par sa propre expérience, de la puissance du magnétisme. Les phénomènes du somnambulisme sont ce qu'il offre de plus surprenant et de plus instructif, et il est impossible d'en prendre une idée si on n'en a vu quelques-uns de ses propres yeux. Les diverses relations qu'on en a données contiennent des faits tellement disparates qu'on ne peut découvrir le lien qui les unit, tellement merveilleux, qu'on en est ébloui et qu'on ne sait plus sur quoi appuyer sa croyance. Lorsqu'on a produit soi-même ces phénomènes extraordinaires, on est du moins assuré de leur réalité, et l'on peut employer à en examiner la gradation et les circonstances, le temps qu'on aurait sacrifié, inutilement peut-être, à en constater la vérité; mais, dans ce cas, il faut encore beaucoup d'attention et de sagesse pour bien discerner dans les discours et dans les aperçus des somnambules ce qui tient à l'exaltation des sens, à la susceptibilité nerveuse, à l'influence des idées acquises, aux erreurs de l'imagination, d'avec la manifestation ou le développement d'une faculté réelle, absolument étrangère à celles dont nous jouissons dans l'état habituel. J'ai beaucoup d'exemples de somnambules doués d'une clairvoyance étonnante dans l'exercice de leur nouvelle faculté appliquée à des choses positives et de leur ressort, et qui disaient des folies lorsqu'on voulait leur faire expliquer comment ils voyaient, et surtout lorsqu'on les faisait parler sur un sujet qui excitait leur imagination. Je comparerais volontiers le somnambulisme à une lunette qui fait voir distinctement au foyer des objets que l'œil nu ne pourrait apercevoir; mais en deçà et au-delà du foyer les rayons se croisent, les couleurs deviennent plus brillantes, et les images sont entièrement déformées. La clairvoyance des somnambules, tout inconcevable qu'elle est, n'en est pas moins incontestable; il n'y a point d'exagération dans ce qu'on en a dit : mais elle est, dans chaque individu, bornée à certains objets, renfermée dans un certain ordre d'idées; et ce n'est que par la comparaison d'un grand nombre de faits, dans lesquels on aura séparé la vérité des illusions, qu'on parviendra à reconnaître de quelle étendue elle est susceptible, quelle en est l'origine et quelles sont les conditions qui en favorisent le développement. Si deux magnétiseurs voulaient, chacun de leur côté, établir une théorie du somnambulisme d'après le dire de leurs somnambules, il est infiniment probable que ces deux théories ne se ressembleraient pas. Je vais plus loin, et j'ose affirmer qu'en raisonnant d'après quelques phénomènes considérés isolément, on peut arriver non-seulement aux hypothèses les plus bizarres, mais à nier même la réalité du magnétisme.

J'ai montré à combien d'erreurs on s'expose par un examen incomplet et circonscrit des phénomènes du magnétisme; je dois avertir maintenant de celles qui résultent d'une application inconsidérée des connaissances qui lui sont étrangères.

Je suis convaincu qu'on ne fera jamais de véritables progrès dans la science du magnétisme lorsqu'on en cherchera les principes dans les autres sciences. Vouloir expliquer le magnétisme par

l'électricité, par le galvanisme, par des considérations anatomiques sur les fonctions du cerveau et
sur celles des nerfs, c'est comme si on voulait expliquer la végétation par la cristallographie. Il est
essentiel que les savans et les médecins soient bien
persuadés que les connaissances les plus profondes
en physique et en physiologie ne les conduiront
jamais à découvrir la théorie du magnétisme; elles
leur seront cependant utiles pour les garantir de
beaucoup d'erreurs, en les mettant à même de discerner ce qui appartient au magnétisme de ce qui
est dû à d'autres causes, en leur fournissant des
moyens de vérification, en les autorisant à rejeter
toute conséquence qui serait essentiellement contraire à des vérités prouvées par la physique. Le
magnétisme, considéré comme un agent, est entièrement différent des autres agens de la nature ;
il a ses lois qui ne sont pas les mêmes que celles de
la matière. Considéré comme une science, il a ses
principes particuliers qui ne peuvent être connus
que par l'observation, et dont on ne saurait prendre
une idée en étudiant les autres sciences : voilà ce
que je puis donner comme certain ; voici maintenant ce que je me permets d'ajouter comme une
opinion qui est la mienne et celle de plusieurs
hommes éclairés, mais que je ne dois proposer
que comme une opinion.

La théorie du magnétisme repose sur ce grand

principe, qu'il y a dans la création deux sortes de substances, essentiellement différentes par leurs caractères et leurs propriétés, l'esprit et la matière ; que ces deux substances agissent l'une sur l'autre, mais que chacune a des lois qui lui sont propres. Parmi les lois qui régissent l'action de la matière sur la matière, plusieurs ont été successivement connues par l'observation, déterminées par le calcul, et vérifiées par l'expérience. Telles sont celles du mouvement, de l'attraction, de l'électricité, de la transmission de la lumière, etc. Il n'en est pas ainsi de l'esprit ; quoique l'existence de notre âme nous soit démontrée, et que plusieurs de ses facultés nous soient connues, sa nature est un mystère, son union avec la matière organisée est un fait inconcevable, et la plupart des lois par lesquelles l'esprit agit sur l'esprit nous sont inconnues. Les corps vivans qui sont composés d'esprit et de matière agissent sur les corps vivans par la combinaison des propriétés des deux substances. On voit qu'il y a dans cette action deux élémens distincts et un élément mixte. La connaissance des lois qui les régissent constitue la science du magnétisme, et c'est seulement par l'observation, la distinction et la comparaison des divers phénomènes qu'on pourra parvenir à la découverte et à la détermination de ces lois.

Il suit de là que ceux qui voudront établir une

théorie du magnétisme sur les propriétés de la matière, et ceux qui la chercheront dans les seules facultés de l'âme s'écarteront également de la vérité. Le magnétisme étant une émanation de nous-mêmes, dirigée par la volonté, il participe également des deux substances qui composent notre être.

Ce n'est point ici le lieu de développer cette idée. L'objet que je me suis proposé étant d'enseigner la pratique du magnétisme, c'est plutôt pour retenir que pour exciter ceux qui veulent l'étudier à fond que je me suis permis de leur indiquer la marche qu'ils doivent suivre et les difficultés qu'ils ont à vaincre pour atteindre leur but. De plus longs détails seraient inutiles ; je me bornerai donc à résumer en peu de mots ce que j'ai dit dans ce chapitre.

Pour pratiquer le magnétisme, on n'a besoin que de volonté, de confiance et de charité ; et tous les livres qu'on a écrits depuis qu'on s'en est occupé comme d'une découverte, n'ajoutent rien d'essentiel aux trois principes proclamés par notre respectable maître, M. de Puységur : *Volonté active vers le bien ; croyance ferme en sa puissance ; confiance entière en l'employant.* Pour se rendre compte de la cause et de la concordance des phénomènes, il faut avoir d'abord acquis, par sa propre expérience, une entière conviction de la puissance de l'agent ; il faut ensuite avoir pris une connaissance générale de la nature physique, puis de l'organisation de l'homme et des divers états dans lesquels il peut se trouver : il faut enfin s'élever à un autre ordre d'idées, pour reconnaître l'influence de l'esprit sur la matière organisée, et pour s'expliquer comment un homme agit sur un autre par sa volonté.

Bénissons le ciel de ce que l'exercice d'une faculté aussi utile, aussi sublime que celle du magnétisme, n'exige que la simplicité de la foi, la pureté d'intention et le développement du sentiment naturel qui nous associe aux souffrances de nos semblables et nous inspire le désir et l'espérance de les soulager. Qu'avons-nous besoin de consulter les lumières vacillantes de l'esprit, lorsque pour agir efficacement il suffit de s'abandonner à l'impulsion du cœur?

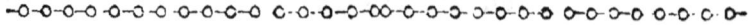

NOTES.

Le manuscrit de cet ouvrage était depuis long-temps terminé ; je l'avais communiqué aux personnes de ma connaissance qui s'occupent de magnétisme, et l'impression en était fort avancée, lorsque des occupations de devoir m'ont obligé de l'interrompre. Dans cet intervalle, j'ai eu l'occasion de suivre plusieurs traitemens, de voir de nouveaux phénomènes, et de recevoir des renseignemens qui m'auraient déterminé à faire des modifications ou des additions à ce que j'avais d'abord écrit. Je crois devoir placer ici en note quelques-unes de ces observations, en indiquant la page, ou seulement le chapitre auquel elles peuvent se rapporter.

Une circonstance, non moins heureuse pour mes lecteurs que pour moi, me donne l'espoir de joindre à ces notes des remarques encore plus intéressantes. J'ai eu l'avantage de m'entretenir plusieurs fois avec un médecin étranger qui est actuellement fixé à Paris, et qui est également versé dans la connaissance des sciences physiques et dans celle du magnétisme. Je l'ai prié d'examiner mon travail avec la plus sévère critique, soit pour appuyer, soit pour combattre mes opinions. Il m'a promis de m'adresser sous peu de jours une lettre dans laquelle il m'exposerait franchement ses idées, en m'autorisant à la publier. On sent que je profiterai avec reconnaissance de cette permission.

NOTE 1, CHAPITRE II, pag. 27.

Pour faire les passes, il ne faut employer, etc.

J'ai souvent remarqué que les personnes qui n'ont pas l'habitude de magnétiser croient devoir employer beaucoup de force. Pour cela, elles mettent leurs muscles en contraction, et font des efforts d'attention et de volonté. Cette méthode n'est pas bonne, souvent même elle est nuisible. Lorsqu'on a une volonté calme et constante, et une attention soutenue par l'intérêt qu'on prend au malade, les effets les plus salutaires ont lieu sans qu'on se donne la moindre peine. Il est des cas où il faut donner une secousse, s'opposer à une fausse direction, vaincre un obstacle, soutenir ou terminer une crise : on peut alors avoir besoin d'une force extraordinaire, mais ce n'est jamais au commencement d'un traitement qu'il faut y avoir recours. On ne doit point se fatiguer par les procédés magnétiques ; c'est bien assez de la fatigue qu'on éprouve par l'émission du fluide.

NOTE 2, CHAPITRE II.

J'ai dit qu'à la fin de chaque séance de magnétisme, il était à propos de débarrasser le malade du fluide surabondant en faisant des passes transversales, ou des passes au-delà des extrémités, et j'ai insinué qu'il était quelquefois nécessaire de soutirer le fluide du malade, au lieu de le charger d'un fluide étranger ; mais j'ai négligé d'insister sur ce point, et d'indiquer les cas où cette méthode négative est d'une grande importance. Je vais m'expliquer sur ce sujet.

Lorsqu'il y a une surexcitation des forces nerveuses ou une grande irritation, ou une disposition inflammatoire, on produit presque toujours du calme en soutirant le fluide ; souvent même on enlève le mal qui s'échappe avec le fluide. Ainsi, dans l'inflammation du cerveau, il est convenable de faire des passes en commençant par la partie inférieure de la tête, pour attirer au dehors, soit par les côtés, soit par le sommet. Le médecin qui veut bien m'adresser des observations sur mon ouvrage y fera probablement mention de ce procédé dont il m'a parlé. Je vais citer à ce sujet un fait très-remarquable, et qui vient de se passer sous mes yeux.

M. H..., lieutenant de vaisseau, est allé, il y a quelques jours, voir M. N... dont je parlerai bientôt. Il avait eu, il y a cinq ans, un coup de soleil, et depuis il sentait fréquemment de fortes douleurs de tête. Un jour que cette douleur le faisait beaucoup souffrir, M. N... imagina de remplir un verre d'eau magnétisée, de le couvrir d'un linge, afin qu'en le renversant l'eau ne se répandît pas, et il l'appliqua, ainsi renversé, sur le derrière de la tête de M. H..., qui se tenait incliné. Ensuite il fit des passes de la tête au verre pour soutirer le fluide et le faire entrer dans l'eau. M. H... sentit quelque chose sortir de sa tête pour se porter dans le verre. C'est, me disait-il, comme si on tirait un filet de l'eau. Après cinq minutes la douleur cessa entièrement. Je ne sais si elle reviendra ; mais il n'est pas douteux qu'alors le même moyen réussira à la faire disparaître.

On pourra, dans plusieurs circonstances, faire l'application de ce procédé, qui doit être accompagné d'une intention analogue. Je crois que si, après l'opération, quelqu'un eût bu l'eau contenue dans le verre, il s'en serait fort mal trouvé.

Note 5, Chapitre II.

Peu de temps après Mesmer, qui expliquait tous les phénomènes du magnétisme par des causes purement physiques, quelques personnes, donnant dans l'excès opposé, substituèrent à sa théorie un système de spiritualisme. M. le chevalier de Barbarin, homme très-pieux, mais probablement livré à des idées mystiques, prétendit que tous les procédés étaient inutiles, et qu'il suffisait de la foi et de la volonté pour opérer des prodiges. Ceux qui adoptèrent ses opinions se mettaient en prière auprès du lit d'un malade, et réussissaient souvent à le guérir. Les succès qu'ils ont pu obtenir ne prouvent rien pour la vérité de leurs principes, et l'état de concentration que cette méthode exige peut avoir des conséquences fâcheuses. Notre âme est le principe des mouvemens volontaires, elle donne l'impulsion au fluide nerveux; mais tant qu'elle est unie à la matière organisée, c'est à l'aide des organes qu'elle est destinée à agir au dehors, soit immédiatement, soit par une émanation qui se porte à distance, comme les rayons qui partent des corps lumineux. Je me suis interdit de parler de théorie, et j'aurais gardé le silence sur les opinions des spiritualistes, s'il n'existait en ce moment des hommes bien intentionnés qui, dédaignant le magnétisme, entreprennent de traiter des malades par des pratiques qu'ils croient plus puissantes et plus efficaces. Ils obtiennent des guérisons, cela n'est pas douteux; ils produisent un somnambulisme extatique, et leurs somnambules se persuadent qu'ils sont inspirés; cela peut conduire à des erreurs et déranger l'imagination non-seulement des crisiaques, mais encore de ceux qui les consultent. Qu'on se rappelle les idées singulières qui s'étaient emparées des somnambules de Suède, on verra que rien n'est plus contraire à la raison. Ne considérons donc point le somnambulisme comme un état surnaturel dans lequel on a des visions et des inspirations célestes; voyons-y l'extension de nos facultés, et peut-être le développement d'un sens intérieur qui se réveille lorsque les sens extérieurs sont assoupis. Employons le magnétisme comme un moyen d'aider la nature, de ranimer les forces, de réta-

blir l'équilibre, de faciliter la circulation, et ne nous imagi-
nons pas que l'homme puisse se donner à lui-même ni donner à d'autres le pouvoir d'opérer des miracles. Les procédés
n'eussent-ils d'autre avantage que celui d'empêcher l'imagination de s'égarer, il serait encore nécessaire d'en faire usage.

NOTE 4, CHAPITRE III.

Parmi les effets que produit le traitement magnétique, il
en est un dont il est essentiel d'être prévenu et dont j'ai oublié de parler. Je vais réparer cette omission.

Lorsqu'un malade a un cautère, il arrive assez souvent que
ce cautère se ferme après quelques séances de magnétisme. Il
ne faut point s'en inquiéter : c'est une preuve que les humeurs prennent un autre cours. J'ai dirigé le traitement d'une
dame très-malade depuis plusieurs années. Deux cautères
qu'on lui avait recommandé d'entretenir se séchèrent en
quelques jours. Elle en fut d'abord alarmée; mais bientôt
elle se trouva mieux, et en six semaines elle fut parfaitement
guérie.

NOTE 5, CHAPITRE IV, *page 68.*

*Il paraît que l'eau magnétisée n'exerce aucune influence
sur les personnes qui n'ont point été magnétisées.*

Des observations qui m'ont été communiquées récemment
m'ont prouvé que ma conjecture était fausse, et que l'eau
magnétisée agissait quelquefois d'une manière très-efficace
sur des personnes qui n'avaient point été magnétisées. Je puis
citer, entr'autres exemples, celui d'une femme qui avait depuis long-temps des maux d'estomac, et qui en a été promptement guérie par ce moyen.

Les objets magnétisés peuvent également exercer une action très-salutaire, quoiqu'il n'y ait pas eu de rapport anté-
rieurement établi.

Note 6, Chapitre V.

J'ai dit que les somnambules n'avaient pas tous les jours la même clairvoyance, mais j'ai négligé d'avertir qu'ils la perdent quelquefois à l'égard de tel ou tel malade avec lequel ils sont depuis long-temps en rapport, tandis qu'ils en montrent beaucoup relativement à d'autres. Cette anomalie est une chose bien singulière; mais j'en ai malheureusement vu plusieurs exemples. Je vais m'expliquer.

Dans les maladies chroniques très-graves, il arrive assez souvent qu'à la première consultation le somnambule voit d'une manière étonnante l'état antérieur et l'état actuel du malade. Il indique des remèdes qui produisent d'abord du soulagement, et, quelques jours après, une amélioration telle qu'on regarde la guérison comme certaine. Tout ce qu'il annonce se réalise, et la confiance qu'on lui accorde paraît bien fondée. Mais, dans la suite, l'état du malade change; il s'aggrave. Le somnambule continue de prescrire des remèdes qui ne produisent plus l'effet qu'il en espérait; il ne juge plus par instinct, par intuition; il conjecture, il tâtonne : il cherche à remédier à des accidens qu'il n'avait pas prévus, et l'on reconnaît trop tard qu'on n'aurait pas dû s'en rapporter aveuglément à lui.

Il faut donc se conduire avec la même prudence et la même circonspection pendant toute la durée du traitement, et l'on ne doit point se persuader que le somnambule ne se trompera pas au second ou au troisième mois, parce qu'il a bien vu et parfaitement réussi dans les premiers jours. Dès que le somnambule cesse d'annoncer avec exactitude les effets que produiront ses remèdes, et les crises qui auront lieu, on ne doit plus s'en rapporter à lui. Il est absolument inutile de demander au somnambule l'explication de ce qu'on éprouve : la plupart du temps il n'est pas en état de la donner; mais il ne doit jamais se tromper dans l'annonce des effets qu'on éprouvera. Ce que je viens de dire s'applique plus particu-

30*

lièrement aux somnambules de profession. Un somnambule qui n'est chargé que d'un ou deux malades, avec lesquels il s'identifie, conserve presque toujours toute sa clairvoyance; ou, s'il la perd, il s'en aperçoit, et il en avertit.

NOTE 7, CHAPITRE V, *à la fin.*

Le traité du somnambulisme de M. le docteur Bertrand est le premier ouvrage ex-professo sur ce sujet, et le seul dans lequel il ait été envisagé sous de nombreux rapports; on y reconnaît un homme très-éclairé par l'étude de la médecine, de la physiologie et de la métaphysique. En effet, l'auteur y compare le somnambulisme naturel, celui qui se montre dans plusieurs maladies, celui qui est dû à l'exaltation de l'imagination, et celui qui est la suite du traitement magnétique, et il prouve que tous présentent des phénomènes analogues et tiennent à une même cause. Il fait ainsi rentrer dans l'ordre naturel plusieurs faits qu'on avait attribués à des causes surnaturelles; et il arrive à cette conclusion très-importante que, si on eût connu d'abord les phénomènes du somnambulisme magnétique, on n'aurait point attribué au diable ceux que présentaient les prétendus sorciers, à une inspiration céleste ceux qu'on voyait chez les prophètes des Cévennes, à l'influence du diacre Pâris ceux qui se manifestaient à St.-Médard. Mais il me semble s'être trompé dans ce qu'il dit sur l'action du magnétisme et sur les principes de cette action. Il a cherché dans la physiologie l'explication de phénomènes qui dépendent d'une autre loi; il a généralisé les observations qui lui sont propres, et il a regardé comme des illusions des faits moins surprenans que ceux qu'il a vus, lorsqu'ils ne s'accordaient pas avec sa théorie. S'il eût été témoin de plusieurs des faits qui se sont passés sous mes yeux, s'il eût discuté les preuves de plusieurs de ceux qui ont été rapportés par des hommes éclairés, il n'aurait pas rejeté ce qu'il nomme les prétentions des magnétiseurs.

Je ne me serais pas permis de faire des observations critiques sur cet ouvrage, si je ne l'avais jugé assez instructif et
assez important pour devoir en conseiller la lecture.

J'ajouterai que M. Bertrand, quoiqu'il ne soit pas doué
d'une grande force physique, a guéri, par le magnétisme,
des maladies nerveuses très-graves et très-invétérées : ce qui
ne démontre nullement la vérité de son ingénieuse théorie,
mais ce qui prouve qu'il possède plusieurs des qualités qui
font le bon magnétiseur.

NOTE 8, ADDITION AU CHAPITRE VI.

Il existe chez quelques individus une puissance magnétique vraiment prodigieuse, dont je ne prétends point découvrir la cause, mais dont je crois devoir dire un mot : 1° Pour
inviter ceux qui sont naturellement doués à l'employer sans
ostentation, sans songer à produire des effets étonnans, mais
avec simplicité, avec prudence, et uniquement dans la vue
du bien. 2° Pour que, dans certaines circonstances, on s'a-
dresse à ceux dont on a entendu raconter des guérisons merveilleuses. 3° Pour qu'on sache bien que la puissance dont je
parle est circonscrite et limitée ; tellement que celui qui peut
opérer certains prodiges ne parviendrait point à obtenir des
effets moins surprenans, mais qui ne sont pas du même
genre.

Ainsi plusieurs magnétiseurs produisent le somnambulisme
avec une extrême facilité et n'espèrent de succès que de cette
crise, tandis que d'autres ne l'obtiennent presque jamais et
n'en font pas moins de bien. Quelques-uns guérissent seulement certaines maladies, d'autres soulagent ou guérissent
indifféremment toutes celles qui sont curables. Il en est qui
agissent par la seule volonté, sans aucun procédé magnétique apparent, et qui peuvent même exercer cette action à
distance : ils se mettent en rapport avec le malade qui s'est
adressé à eux, en s'unissant d'intention avec lui, et par la

communication des pensées et des sentimens. On a vu enfin des magnétiseurs qui, possédant une force extraordinaire, n'en faisaient usage que pour produire des phénomènes étonnans et sans aucune utilité. Ces derniers exposent le magnétisme au ridicule ; ils en éloignent les gens sages ; ils fournissent des armes à ceux qui le regardent comme dangereux. Je ne saurais trop engager les personnes attachées à la bonne doctrine à ne jamais aller voir ces expériences de curiosité : elles n'en retireraient aucune instruction, et elles auraient à se reprocher de les avoir en quelque sorte autorisées par leur présence.

Pour donner une idée des facultés spéciales dont sont doués quelques magnétiseurs, et de l'usage qu'ils doivent en faire, je vais raconter succinctement ce qui m'a déterminé à réfléchir sur ce sujet.

J'ai eu l'année dernière l'occasion de faire la connaissance de M. le comte de G....s, et je me suis lié d'amitié avec lui : il m'a communiqué ses observations, et il m'a rendu témoin de plusieurs faits qui m'ont prouvé combien sa puissance est supérieure à celle de la plupart des magnétiseurs. Tels sont ceux dont je vais rendre compte :

1° Une dame encore jeune était fort souffrante, parce que, depuis plusieurs années, le sang avait cessé d'avoir son cours naturel. Elle avait fait usage, sans succès, des remèdes de la médecine, de ceux que lui avaient indiqués des somnambules, et elle s'était fait magnétiser par plusieurs personnes. M. de G....s ayant un jour été prié de la magnétiser, le fit avec toute l'énergie dont il est capable ; et, dans une heure, il obtint la crise qu'on avait inutilement cherché à produire et qui était nécessaire pour le rétablissement de la santé.

2° Une somnambule très-clairvoyante est subitement attaquée d'une fièvre ardente accompagnée de délire. Elle éprouve des coliques, des vomissemens, des suffocations, de cruelles douleurs dans la tête et dans les reins. Son magnétiseur ne

peut ni la calmer, ni la faire entrer en somnambulisme. Comme
on était dans les plus vives alarmes, il va prier M. de G....s
de venir à son secours. Trois heures d'une action soutenue ont
suffi pour dissiper la fièvre et les douleurs, pour amener un
sommeil paisible qui a duré toute la nuit, et pour rétablir les
forces à tel point que, le lendemain, la malade s'est trouvée
en état de venir à pied au jardin du Roi pour me rendre compte
de sa guérison.

3° Une dame, que son mari a guérie de plusieurs indispositions en la rendant somnambule, et chez laquelle il repro-
duit cette crise avec la plus grande facilité, est renversée par
une voiture, et reçoit des contusions très-graves à la tête et
au côté : elle éprouve bientôt de violentes douleurs que son
mari ne peut apaiser. Cet état durait depuis trois jours, lorsqu'une de ses amies, qui connaissait M. de G....s, obtient de
lui qu'il veuille bien essayer son action. La malade entre
aussitôt en somnambulisme; mais elle déclare ne voir aucun
remède à son mal. Il y a, dit-elle, un dépôt dans la tête, et
le magnétisme ne fait qu'augmenter mes souffrances. M. de
G....s essaie inutilement de la rassurer; et c'est en quelque
sorte malgré elle que, pendant trois heures, il persiste à produire des crises très-douloureuses, mais dont il sent la nécessité. Il parvient enfin à dégager la tête et le côté. Il rétablit le calme, et la malade lui dit qu'il n'y a plus de danger
et qu'elle lui doit la vie. Le lendemain, il donne une seconde séance, et il acquiert la certitude que la guérison est
complète.

Lorsque M. de G....s assiste à un traitement somnambulique, qui a pour but la guérison du malade, il croirait manquer à la délicatesse s'il exerçait son influence autrement
qu'en la subordonnant à celle du magnétiseur; mais s'il voit
que ce magnétiseur veut faire des expériences contraires au
but du magnétisme, il est le maître d'anéantir l'action; il n'a
pas même besoin d'être présent pour cela; pourvu qu'il ait

une fois été mis en rapport, il agit, quoiqu'il soit dans un autre appartement, et sans que le magnétiseur ou le somnambule aient pu en avoir le moindre soupçon.

On sent qu'une telle puissance serait dangereuse entre les mains d'un homme capable d'en abuser ; mais peut-être perdrait-elle son énergie, si elle n'avait pour premier mobile l'amour du bien. M. de G....s réunit à une grande force physique toutes les qualités morales qui peuvent rendre son action salutaire, et j'insisterais sur ce point, s'il ne devait pas lire ce que je dis de lui. Il réussit très-facilement à produire le somnambulisme; mais ce n'est qu'autant qu'il le veut, et il magnétise sans amener cette crise lorsqu'il ne la juge pas nécessaire, et lorsqu'il n'a pas la certitude d'être libre de continuer le traitement.

Voici maintenant un exemple de facultés totalement différentes, mais qui ne sont pas moins remarquables.

M. N..., qui occupe une place dans une petite ville peu éloignée de Paris, n'avait aucune idée du magnétisme, lorsqu'au commencement de l'année dernière il lut le premier volume de mon *Histoire critique*. Son fils étant alors malade depuis quatre ans, il essaya de le magnétiser, et il le guérit. Sa cuisinière avait des douleurs de rhumatisme, et il les dissipa. Celle-ci en parla à des personnes de sa connaissance, et bientôt plusieurs malades vinrent prier M. N... de les guérir. Il y réussit.

Le nombre de ces malades devint bientôt si considérable que, ne pouvant les traiter tous par la manipulation directe, il construisit un baquet, où il finit par en réunir douze ou quinze le matin et autant l'après-midi. Il donnait à chacun d'eux quelques minutes pour diriger le fluide; il calmait à part ceux qui éprouvaient des crises. Cependant, malgré le désir qu'il en avait, il ne parvint jamais à produire un somnambulisme complet. Il allait, de plus, voir chez eux les malades qui ne pouvaient sortir.

Les choses en étaient là lorsqu'il vint me trouver pour me rendre compte de ce qu'il avait fait, et pour me demander des conseils. Quoiqu'il s'exprimât avec la plus grande simplicité, ce qu'il me raconta me parut si extraordinaire, que je désirai vérifier les faits. J'allai passer deux jours chez lui; je m'entretins avec les malades qu'il avait guéris et avec tous ceux qui étaient en traitement. Je lui conseillai de substituer à son baquet rempli d'eau, un baquet sec où seraient placées des bouteilles d'eau magnétisée, et trois mois après je retournai passer encore trois jours chez lui, pour connaître les résultats obtenus depuis ma première visite.

Je ne raconterai point ici les guérisons opérées à ce traitement; il me suffira de dire que, parmi ceux qui s'y sont rendus, plusieurs avaient des maladies invétérées qui avaient résisté aux remèdes de la médecine, et que le petit nombre de ceux qui n'ont pu recouvrer une santé parfaite, ont été considérablement soulagés.

Voici maintenant ce qu'il y a de plus remarquable. M. N... est exempt d'enthousiasme, et il exerce sur ces malades une influence morale qui tient aux dispositions de son âme. Tous ceux qui se placent autour de son baquet se sentent dans un état de calme et de bien-être. Leur imagination n'est jamais excitée. Ils sont attachés à leur magnétiseur, et prennent intérêts les uns aux autres. L'influence se fait sentir sur leur caractère et leurs habitudes. Une femme disait un jour : « Je » n'osais rester seule la nuit, j'avais peur du tonnerre, j'a- » vais peur des souris; maintenant je n'ai peur de rien. » A l'instant, trois ou quatre répondent « et moi aussi. »

Quoi qu'il n'y ait pas eu de somnambulisme prononcé, plusieurs des malades sont dans un état magnétique qui m'a frappé, et dont M. N... ne se doutait pas lui-même : ils voient le fluide magnétique, quelques-uns ont même aperçu des courans. Lorsque M. N.... magnétise un vase rempli d'eau, ils voient entrer dans l'eau une vapeur lumineuse, et cette

rau, qu'ils boivent avec avidité, est pour eux un excellent
remède. Quelques-uns sentent l'approche de M. N....; et j'ai
vu un enfant de huit ans, qu'il allait magnétiser chez sa
mère, indiquer le moment où il sortait de son appartement et
la route qu'il avait prise. M. N.... se fait quelquefois suppléer
auprès de ses malades par leurs parens, et la confiance qu'il
inspire à ceux à qui il donne une instruction fort simple, fait
qu'ils réussissent très-bien.

On voit que l'action qu'exerce M. N.... diffère beaucoup de
celle qu'on a vu se manifester dans d'autres traitemens magnétiques. Il est des incommodités qu'il dissipe en deux ou
trois minutes. Il semble qu'un fluide curatif émane continuellement de lui, et qu'il ne lui faut qu'un simple acte de volonté pour le diriger. Si j'avais un ami gravement malade, je
lui conseillerais de s'adresser à cet excellent homme.

Cependant M. N.... n'a pas une grande force physique, et
la fatigue à laquelle il s'est livré a plusieurs fois altéré sa santé.
Il ne peut voir souffrir quelqu'un sans s'identifier avec lui et
sans se dévouer à lui faire du bien. Plus de quarante malades
lui doivent leur guérison. Personne ne saurait supposer qu'aucun autre motif que celui de la charité ait pu le déterminer à
consacrer au soulagement des malheureux tout le temps dont
il peut disposer. Cependant il n'a pu échapper à des tracasse-
ries. On a cherché à éloigner de lui ceux qui venaient réclamer ses soins, en leur disant qu'il ne pouvait faire des choses
si extraordinaires que par la puissance du diable. Plusieurs
personnes l'ont averti que, s'il continuait à recevoir des malades, on le dénoncerait comme un charlatan, et qu'on lui
ferait perdre sa place. On a donné des inquiétudes à sa femme,
qui se trouvait heureuse du bien qu'elle lui voyait faire. Enfin, pour conserver sa tranquillité, il a été obligé de fermer
son traitement.

J'en appelle aux hommes éclairés : il y en a beaucoup parmi les ecclésiastiques et parmi les hommes éminens dans la

société qui ont, sur le magnétisme, des idées justes. J'espère qu'ils ne se refuseraient point à prendre la défense de l'homme dont je fais connaître les sentimens, s'il avait à redouter les attaques de l'ignorance ou de l'envie.

NOTE 9, CHAPITRE VII.

Un médecin de la Faculté de Paris vient de me remettre une observation que je crois utile de publier, parce qu'elle est relative à une maladie dont je n'ai pas fait mention.

Observation d'une migraine persistante et d'une chorée accidentelle, guéries par le magnétisme.

Mademoiselle S...., âgée de trente-huit ans, éprouva, le 17 octobre, une vive frayeur, qui changea subitement l'état dans lequel elle se trouvait, en produisant une suppression. Vingt-quatre heures après, pesanteur dans les lombes et dans les parties inférieures de l'abdomen, céphalalgie, perte d'appétit et mouvemens irréguliers dans le bras et la jambe du côté droit. Ces mouvemens ressemblaient beaucoup à la chorée ou danse de Saint-Guy. Le médecin employa pendant trois mois tous les remèdes convenables : les sangsues, les sédatifs, les antispasmodiques, le sulfate de quinine, etc. Il juge que l'estomac et l'abdomen sont mieux ; mais il ne peut parvenir à dissiper la migraine, à rétablir le cours du sang et à calmer les mouvemens nerveux. La malade, qui s'afflige beaucoup, demande alors si le magnétisme ne serait pas utile dans cette circonstance. Le médecin conseille d'en essayer ; il suspend tous les remèdes, et recommande de vivre avec sobriété. On commence à magnétiser au milieu de janvier, seulement trois fois par semaine, et douze à quinze minutes par séance. La malade ne boit que de l'eau magnétisée. Au commencement de février, les symptômes nerveux se dissipent peu à peu ; ils disparaissent totalement au milieu du mois ; la malade reprend de la fraîcheur et de la gaîté, le sang a repris

son cours naturel, et au mois de mars elle a recouvré une
bonne santé qui paraît devoir se soutenir.

NOTE 10, CHAPITRE X, *page* 513.

Ce que nous nommons fluide magnétique est peut-être,
comme le pensait Vanhelmont et comme le croit Kieser, un
agent qui pénètre tous les corps. Les découvertes récentes de
M. OErsted, de M. Ampère et de plusieurs autres physiciens
célèbres ; les recherches de MM. Prevost et Dumas, et de divers physiologistes, sur le rôle que joue l'électricité dans les
phénomènes de l'économie animale ; les observations de M. de
Humbolt sur le gymnote électrique, etc., pourront nous donner quelques lumières sur ce sujet. Mais ce n'est pas en cela
que consiste le problème : c'est dans la puissance qu'a
l'homme de diriger ce fluide, de le modifier, de lui communiquer telle ou telle vertu, et je crois que ce problème est
insoluble, parce que nos sens extérieurs ne peuvent rien nous
apprendre sur le principe intérieur de la vie.

NOTE 11, CHAPITRE X, *page* 524.

Au lieu de reconnaître seulement deux substances dans
l'homme, il serait peut-être plus exact d'en distinguer trois :
l'âme, le corps, et une substance intermédiaire qui est le
principe de la vie. C'était l'opinion des anciens, qui dési-
gnaient cette substance sous le nom d'esprit ou sous celui de
char de l'âme. C'est encore l'opinion de la plupart des somnambules parvenus au plus haut degré de la clairvoyance. On
sent bien que cette question métaphysique est étrangère à
mon sujet ; j'en parle seulement pour qu'on ne m'accuse pas
de l'avoir ignorée. Ce qui est incontestable, c'est que, dans
les êtres sentans, il y a deux substances essentiellement différentes : l'une qui est matière, l'autre qui ne l'est pas.

Le principe de la vie est distinct de la matière, puisqu'il est
une force qui agit sur la matière et qui l'organise ; il est distinct
du principe de l'intelligence, puisque les plantes sont vivantes.

LETTRE

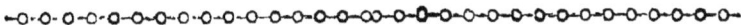

D'UN MÉDECIN ÉTRANGER

A M. DELEUZE (1).

Monsieur,

Un médecin qui, depuis vingt-cinq ans, au milieu des études sévères de la science à laquelle il s'est voué, n'a jamais perdu de vue le singulier phénomène du magnétisme, a su vous inspirer assez de confiance pour qu'avant de publier l'intéres-

(1) Cette lettre s'élève beaucoup au-dessus du but que je m'étais proposé ; mais, outre qu'elle offre le développement de plusieurs de mes principes, et la critique de quelques-unes de mes opinions, elle contient des faits si curieux et si bien observés, des vues si utiles et si profondes, qu'elle ajoutera beaucoup de prix à mon ouvrage. Je crois donc devoir la publier en entier, en témoignant ma reconnaissance au savant auteur qui a bien voulu me l'adresser. On y trouvera quelques observations déjà consignées dans les notes précédentes ; mais ces notes additionnelles n'avaient point été communiquées à l'auteur, et elles étaient sous presse lorsqu'il m'a remis son manuscrit. Je suis trop flatté de m'être rencontré avec lui, pour avoir du regret de ne les avoir pas supprimées.

sant ouvrage dont vous avez terminé l'impression,
vous ayez désiré lui demander ses avis et l'inviter
même à y faire les additions qu'il jugerait utiles.
Je ne saurais me montrer plus digne de cette noble confiance, dont je m'enorgueillis, qu'en indiquant sommairement quelques résultats de mes
nombreuses observations, et en signalant les difficultés que j'ai rencontrées dans la pratique : sans
parler de la théorie, dont vous excluez ici les considérations. Circonscrit dans d'étroites limites par
l'espace qui vous reste et par le but pratique que
vous vous proposez, je ne citerai que les faits les
plus marquans, parmi ceux que j'ai provoqués
moi-même ou que j'ai observés avec la plus scrupuleuse exactitude. Mon intention étant seulement
de montrer quelles immenses ressources le médecin
le plus versé dans son art peut trouver dans cette
force inexplicable, pour soulager ses semblables
(ce qui est son devoir le plus sacré), et combien il
est inexcusable lorsque, par prévention ou par esprit de système, il néglige de l'examiner et d'en
faire usage. Notre science étant conjecturale, il ne
faut jamais se hâter d'en exiler un moyen nouveau,
par la raison qu'on n'en sait point expliquer la nature. Je me propose de développer dans la suite
plusieurs observations que je ne ferai qu'indiquer
ici, plutôt pour appeler l'attention, que pour satisfaire à l'esprit de recherche que ce singulier

phénomène excite d'autant plus qu'on l'étudie davantage.

Je commence par souscrire à tous les principes que vous énoncez dans votre premier chapitre ; je voudrais seulement, pour plus d'exactitude, restreindre votre première proposition. Il y a des hommes qui, malgré la meilleure volonté, exercent une influence nuisible ; il y en a d'autres qui, sans aucun effort de volonté, produisent du bien par le seul contact. Il paraît que cette force penche tantôt du côté organique, tantôt du côté moral. La croyance ne me paraît nullement une condition indispensable pour la provoquer ; seulement elle la met en jeu avec plus de facilité. Je connais des individus qui ont produit de grands effets de magnétisme sans y croire, et qui, après avoir été profondément étonnés, ont été convaincus, en quelque sorte malgré eux, par les phénomènes qu'ils avaient provoqués. La volonté de l'homme n'est qu'un des moyens pour exciter dans l'organisation cette force instinctive ou médicatrice (comme vous voudrez la nommer) qui acquiert son plus haut développement dans le somnambulisme. De l'eau simple, l'eau de mer, des métaux, des douleurs violentes, des maladies, des dispositions intérieures dont la nature nous est inconnue, peuvent la mettre en jeu sans que la volonté d'un autre individu y joue un rôle actif. On a donc trop mis sur le compte de la volonté et de la bienveillance pour l'exciter ; je crois plutôt que, cette force une fois éveillée, la raison éclairée et la volonté bienveillante sont nécessaires pour la diriger convenablement, parce qu'il est extrêmement rare qu'elle puisse se servir à elle-même de boussole. Il me paraît qu'un esprit supérieur et une volonté bienveillante, soutenue par des connaissances positives et une grande expérience, lui impriment une direction salutaire ; tandis qu'une mauvaise volonté, des passions égoïstes, et le manque d'expérience, peuvent la désordonner, la pousser jusqu'à l'aliénation mentale, et la faire flotter vaguement sur un océan obscur, où jusqu'à présent bien peu d'étoiles éclairent le voyageur.

Mon expérience ne m'indique que très-peu d'observations à faire sur votre second chapitre *des procédés*.

Pour mettre en jeu la force magnétique on n'a pas toujours besoin des passes générales continuées pendant long-temps ; il est prouvé qu'une action même indépendante de la volonté peut la réveiller ; il suffit de diriger une barre de fer du réservoir magnétique sur l'épigastre, ou de se ceindre d'une corde de laine attachée au baquet. Ce moyen donne en outre la facilité de traiter beaucoup de malades à la fois, de ne pas se fatiguer inutilement, et d'attendre à loisir les phénomènes qui demandent un secours individuel.

Notre attention devrait se porter un peu plus sur les élémens constitutifs d'un baquet ; on n'a, jusqu'à présent, agi, dans sa construction, que par tâtonnement : mieux étudié, il deviendra peut-être un jour pour nous ce que la pile de Volta est devenue pour la physique et la chimie. Déjà le professeur Kieser a prouvé que l'eau et plusieurs métaux n'ont nullement besoin d'être magnétisés pour développer la force magnétique chez beaucoup de malades. Il est essentiel d'éclaircir ce point, sur lequel nous sommes encore dans la plus profonde ignorance. Je crois pouvoir conclure de mes observations, 1° que l'action du baquet est plus forte sur la matière organique, tandis que l'action individuelle se dirige plutôt sur les fonctions ; 2° que l'usage du réservoir est propre à réveiller la force magnétique dans l'homme, et que l'action individuelle d'un magnétiseur est nécessaire pour la diriger. Il n'est pas douteux que l'action individuelle est d'un grand secours pendant le traitement par le réservoir ; mais une action de quelques minutes suffit déjà, et l'on est ainsi dispensé d'un sacrifice inutile de temps et de forces. Les avantages qu'on obtient en combinant adroitement les deux méthodes sont incontestables.

Je viens de dire qu'il y a plusieurs moyens de réveiller dans l'homme la force magnétique. Cette force a tant d'analogie avec l'instinct des animaux et les forces médicatrices de l'organisation, qu'on serait tenté de croire à leur identité ; si ce n'est que dans l'homme elle se revêt de tout ce que les facultés humaines réfléchissent de lumière sur elle, et que par cela même elle prend un caractère plus élevé.

Des observations très-multipliées nous ont appris que le contact avec de l'eau et des métaux, même non magnétisés, pouvait aussi mettre cette force en jeu. Elle est encore excitée par beaucoup de maladies, parmi lesquelles je citerai seulement le ver solitaire, les chloroses, les hémorragies abondantes, l'épilepsie, la danse de Saint-Guy, l'histérie, etc., où elle se manifeste sous forme de somnambulisme spontané. Toutefois ce somnambulisme ne peut se passer du magnétisme volontaire pour se développer, et il ne parvient jamais à un degré supérieur de clairvoyance s'il est abandonné à ses propres forces. C'est un fait auquel je ne connais aucune exception ; et j'ai été bien souvent à même d'observer le somnambulisme spontané. Je n'ai jamais vu non plus que le délire, quelque régulier qu'il parût, passât au somnambulisme sans le secours du magnétisme volontaire. Cet état vague et flottant a besoin que l'intelligence et la volonté éveillées lui donnent une impulsion, pour qu'il puisse suivre une direction déterminée, d'après des lois qui, jusqu'à présent, nous sont tout-à-fait inconnues.

J'ai vu une somnambule qui, dans l'état de veille, ignorait jusqu'à l'existence du magnétisme, enseigner à son médecin, qui n'en avait non plus aucune idée, toutes les passes nécessaires pour développer son somnambulisme. Elle inventait de nouveau ce qui était découvert depuis long-temps, et prouvait par cela même la nécessité de ces mouvemens qu'on croit souvent arbitraires et conventionnels. Cette somnambule a été saignée soixante et six fois dans l'espace de dix-neuf mois, d'après sa propre ordonnance, et elle a été complètement rétablie.

Il résulte de plusieurs observations qu'une douleur atroce, provenant d'opérations chirurgicales, peut jeter dans un somnambulisme très-fugace, et presque toujours confondu avec le délire ; que le somnambulisme se montre quelquefois après l'invasion de la gangrène, principalement des intestins, et que très-souvent il se manifeste avant et pendant l'agonie. J'ai vu une seule fois l'action d'une pile de Volta assez forte le produire rapidement. Je n'ai pas encore pu tirer des résultats positifs des expériences faites avec les différens métaux, pour la production du somnambulisme, ni même pour la sensation que les métaux font naître dans les somnambules. Tout paraît être trop individuel dans cette action pour qu'on puisse déduire des conclusions certaines ; tandis qu'il est sûr que la musique est un des moyens les plus efficaces, du moins pour reproduire le somnambulisme chez les personnes qui en sont susceptibles. Cette action est singulièrement augmentée et accélérée lorsqu'on a magnétisé l'instrument dont va jouer la personne disposée au somnambulisme. La harpe se distingue principalement pour cet usage. Il me paraît hors de doute que le diamant et tous les corps qui réfléchissent fortement la lumière sont d'excellens conducteurs de cette force et en augmentent l'intensité d'une manière très-appréciable. J'ai vu aussi plusieurs fois le contact avec les sources minérales produire une action sensible sur les personnes disposées au somnambulisme.

Avant de terminer la liste des élémens excitateurs de cette force, il faut que je fasse encore mention de celui qui m'a paru exercer le plus d'action sur les somnambules. C'est la mer. Ce fut pour moi le spectacle le plus étrange et le plus inattendu, lorsque je vis pour la première fois le contact de la mer produire cet effet sur une personne très-disposée au somnambulisme. L'action était immédiate, et ni la préoccupation d'un fait jusqu'alors ignoré de la somnambule, ni la volonté du magnétiseur, qui l'ignorait aussi, n'avaient pu exercer la moindre influence sur la production de ce phénomène. Le somnambulisme se développait instantanément. La personne, qui ne savait pas nager dans son état de veille, se soutenait parfaitement dans l'eau, elle y exécutait les mouvemens les plus hardis, elle s'y trouvait comme dans son élément naturel ; elle était tellement transportée de joie, qu'il fallut, d'après sa propre recommandation, donnée dans un somnambulisme postérieur très-clairvoyant, qu'une autre personne, présente à cette singulière scène, la retint par la force de sa volonté, pour qu'elle ne s'éloignât pas trop des bords de la mer, de crainte qu'un accident imprévu ne la réveillât de son somnambulisme, et ne la fît périr faute de savoir nager dans l'état de veille. Je recommande ce phénomène, que je n'ai vu que quatre fois, à l'examen de tous ceux qui s'occupent de la force magnétique, et je les prie de ne pas perdre de vue l'influence remarquable que la mer exerce sur l'organisation humaine : influence qui a tant de rapport avec celle du magnétisme ; influence qu'on ne saurait expliquer par les élémens chimiques qui constituent l'eau de la mer ; influence, enfin, que de grands observateurs ont été obligés d'attribuer à une force vitale inhérente à l'océan, et que ni les physiciens ni les chimistes ne sauraient jamais rendre prisonnière dans leurs appareils.

Le temps de quinze jours que vous assignez pour déterminer si le magnétisme agit, est beaucoup trop court. J'ai eu souvent occasion de voir, dans les maladies organiques invétérées, que l'action n'a commencé à se manifester qu'après deux mois, et même plus tard. J'ai vu souvent aussi que le sommeil magnétique ne s'est montré que vers la fin de la guérison, et que les symptômes du somnambulisme ne se sont manifestés que dans la convalescence. Il paraissait alors que toute la force était absorbée dans la sphère du mal organique; tandis que, là où le jeu des fonctions était principalement altéré, les sensations et les phénomènes se manifestaient souvent dès le début. Je ne saurais citer un exemple plus remarquable que celui d'une malade dont Hufeland raconte l'histoire, la même qui a forcé ce célèbre médecin à revenir de la prévention qu'il avait professée dans ses ouvrages, pendant plusieurs années, contre le magnétisme. Cette malade était affectée d'une sensibilité si exagérée de l'organe de la vue, qu'elle distinguait les couleurs et les tissus les plus fins, dans une chambre tout-à-fait obscure, et dont les murs étaient couverts d'un drap noir. Après avoir inutilement épuisé tous les secours de la médecine la plus éclairée, elle fut guérie par le magnétisme, sans qu'il se fût présenté d'autre symptôme qu'une légère inflammation des paupières (1). J'ai traité à Vienne

---

(1) On pourra voir, dans un des prochains numéros de la *Revue médicale*, un traité sur l'amaurose où je parlerai en détail de cette maladie.

une maladie semblable, dont était affectée la belle-
sœur du chargé d'affaires de Prusse. La guérison a
eu lieu en quelques mois, sans qu'on ait aperçu le
moindre phénomène magnétique; la maladie parut
même rester stationnaire pendant quelque temps.
J'ai vu à Paris une maladie du même genre, mais
moins forte, qui a résisté à tous les traitemens, qui
n'a été un peu calmée que par l'eau de mer, et qui,
j'en suis convaincu, céderait au magnétisme que
j'ai proposé en vain. Dans la surdité causée uniquement par une affection dynamique du nerf, j'ai
plusieurs fois obtenu des guérisons complètes, sans
le moindre phénomène sensible. Un soldat blessé à
la bataille de Waterloo, atteint par le typhus, qui
avait produit un dépôt sur une plaie contuse du
mollet, déjà miné par la fièvre, la diarrhée et la
suppuration, qui avait gagné, par des conduits
fistuleux, l'articulation du genou, s'étant refusé
obstinément à l'amputation, fut guéri en deux mois
par le magnétisme, que je fis employer par un de
mes chirurgiens, sans qu'aucun symptôme marquant
se fût manifesté chez lui.

L'exemple le plus remarquable en ce genre que
j'aie vue de ma vie, est celui d'une dame qui avait
un goître dégénéré, présentant l'aspect d'un fongus
hématode, provoqué par un séton placé mal à propos. Je ne prenais qu'une part indirecte à cette
cure; je me bornais au rôle d'observateur. La ma-

lade était tellement épuisée d'hémorragie par ce fongus, qu'on n'osa la transporter. Une somnambule qui ne l'avait jamais vue, qui n'avait pas entendu parler d'elle, mise en rapport par le moyen d'une pièce de laine dont on couvrait souvent la tumeur pendant douze ou vingt-quatre heures, dirigea de loin tout le traitement. Cette malade fut en peu de mois amenée à un tel point d'amélioration, qu'elle put être transportée dans la ville où demeurait la somnambule, avec laquelle on la mit alors en rapport plus direct. Nous avions soin de ne jamais parler à la somnambule, pendant son état de veille, de cette malade dont l'existence lui était tout à fait inconnue. Elle fut guérie, dans l'espace de dix-sept mois, par les moyens magnétiques les plus simples, dirigés sur les organes glanduleux du bas-ventre, où la somnambule reconnut le siége de la maladie, dont il n'y avait pas de signes apparens pour le diagnostic d'un médecin. Après la guérison de la malade, nous l'avons présentée à la somnambule en état de veille, et nous l'avons engagée à lui raconter l'histoire de sa maladie et de sa guérison. Nous avons vu avec étonnement que, chez celle-ci, aucun souvenir n'avait passé de l'état de somnambulisme dans l'état ordinaire, et qu'une personne dont elle s'était si souvent occupée, qui lui devait la vie, lui paraissait alors tout à fait étrangère. Ce fait psychologique, analysé avec soin, serait riche en résultats pour quiconque s'occupe avec un intérêt sincère des différens états dans lesquels l'âme humaine peut se trouver, sans que le souvenir établisse entre eux la moindre liaison. Le petit nombre de faits que je viens de rapporter suffit pour prouver que les guérisons par le magnétisme ne sont pas toujours précédées par des effets qui annoncent son action, et qu'il ne faut pas se décourager trop vite.

Le magnétisme prend une intensité extraordinaire lorsqu'il est exercé par des somnambules ; il produit alors des effets surprenans. Il est aussi plus salutaire, parce que le somnambule, doué de l'intuition, sait modifier sa force et la mettre en harmonie avec la disposition du malade : ce qu'un magnétiseur dans l'état de veille ne saurait jamais effectuer avec la même précision. J'ai vu le magnétisme des somnambules produire instantanément le sommeil, provoquer les crises les plus salutaires, calmer des douleurs déchirantes, imprimer des révolutions subites à des maladies opiniâtres, hâter des effets qu'on n'aurait obtenus que très-tard, d'après le caractère de la maladie, et précipiter dans le sommeil magnétique et quelquefois dans le somnambulisme, des personnes sur lesquelles les magnétiseurs les plus exercés n'avaient rien pu produire.

ctacle le plus singulier qui puisse s'offrir

aux regards d'un observateur, c'est de voir, lorsque deux somnambules de clairvoyance différente
se magnétisent mutuellement, comme le somnambule supérieur soumet à sa volonté et à son impulsion le somnambule inférieur; quelle puissance
physique il exerce sur lui pour provoquer des
crises inattendues; quel empire il a sur ses sensations; comment il imprime à ses membres des
mouvemens extraordinaires, semblables à ceux
des bateleurs les plus souples; quelles contorsions
effrayantes il lui fait faire; avec quelle promptitude
il le délivre des douleurs qu'il avait en entrant dans
ces crises violentes. Je n'ai pu me refuser à tracer
ici une légère esquisse de ce traitement que j'ai vu
trois fois, et dont il n'est fait mention dans aucun
des ouvrages que j'ai lus. C'est au magnétisme
exercé en somnambulisme, et long-temps prolongé,
que nous avons dû le rétablissement de plusieurs
enfans hydrocéphaliques, et d'un autre presque
imbécile : enfans auxquels la somnambule s'intéressait avec une tendresse surnaturelle, ou plutôt
maternelle, et dont nous n'osions entreprendre le
traitement, parce que nous n'espérions pas le moindre succès.

Tant que nous n'aurons pas découvert les lois
d'après lesquelles cette force se développe, il sera utile
de mettre dans le traitement une régularité périodique, et de ne point s'inquiéter des variations d'...

ritation ou de douleur qu'éprouvent les malades : sensations qui, le plus souvent, ne sont que des crises incomplètes, mais salutaires, qu'on aurait tort d'interrompre.

Il est souvent fort dangereux de concentrer l'action sur un organe, principalement sur le cerveau et sur le cœur, lorsque ces organes sont devenus un centre de fluxion. J'ai vu des accidens très-graves provoqués par cette imprudente concentration, même chez des somnambules, qui ensuite n'ont pas manqué de réveiller mon attention sur ce point. Je conviens que cela n'acquiert une grande importance que lorsqu'il n'y a pas de somnambulisme, ou lorsque le somnambulisme est encore incomplet. Dans les affections locales de poitrine, je n'ai jamais cessé d'intéresser toute l'organisation en magnétisant à grands courans, ce qui reste toujours le mode le plus sûr, jusqu'à ce que le somnambulisme vienne nous éclairer sur les modifications des procédés, pour lesquelles notre propre sagacité ne saurait nous diriger. J'ai observé une seule fois une exception bien remarquable à la méthode ordinaire. Une personne, dont l'esprit était dérangé, devenait furieuse lorsqu'on la magnétisait en commençant par la tête pour aller jusqu'aux pieds; on eut l'heureuse idée de la magnétiser d'une manière inverse, en remontant des pieds vers la tête, et son exaspération fut calmée à l'instant. A la vue de ces faits, on ne peut se défendre d'admettre dans le système nerveux des courans semblables peut-être à ceux qui se manifestent dans le système sanguin, et qu'on croit apercevoir dans les phénomènes qui précèdent la congestion sanguine et nerveuse.

Je ne conseillerais pourtant pas d'employer légèrement cette méthode inverse; j'en ai vu naître des paralysies permanentes et des catalepsies passagères. J'ai vu une affection spasmodique, très-grave et permanente, être la suite d'un essai de ce genre que le magnétiseur avait fait pour faciliter les mouvemens de l'estomac dans une attaque de vomissemens. Il m'a fallu employer tous mes soins et toute ma force pour vaincre cette affection spasmodique, qui, pendant plusieurs années, se renouvelait chaque fois que la malade faisait des efforts pour vomir.

Dans certains cas où l'on suppose une surcharge de magnétisme, on peut en débarrasser le malade par des passes transversales, qu'on commence par le bas; mais ces passes sont faites pour soutirer et écarter le fluide, et non pour l'accumuler.

Il est fort avantageux d'accoutumer les personnes qui s'endorment sans devenir somnambules, à se passer d'être magnétisées pendant tout le temps de leur sommeil magnétique. L'habitude y est pour beaucoup. Si, dès le commencement, on néglige de la faire prendre à ceux qui s'endorment, on se prive de l'avantage inappréciable de traiter plusieurs malades à la fois et dans le même local.

Il est aussi fort important d'accoutumer les somnambules, dès le début, à l'impression de la lumière, à celle des sons, et au voisinage d'autres personnes ; il l'est enfin de ne point augmenter, par condescendance, leur sensibilité déjà excessive, et de ne point favoriser le penchant qu'ils ont naturellement pour l'isolation. En général, le magnétiseur ne doit pas céder facilement aux prétentions des somnambules et aux exagérations auxquelles sont très-enclins ceux qui n'ont pas un haut degré de lucidité.

Il y a pourtant des somnambules, et ce sont les plus incommodes dans un traitement, dont on ne peut laisser approcher aucun étranger, avec lesquels on ne peut mettre en rapport que très-peu de personnes, et même avec beaucoup de difficulté ; il y en a aussi qui éprouvent une impression de terreur lorsqu'on les met en communication avec d'autres somnambules. Je me suis convaincu, par de longues et pénibles observations, qu'il y a des somnambules sur lesquels ni les précautions prises dès le début, ni la volonté de leur magnétiseur, ni leur propre désir, ne sauraient gagner la moindre chose : une sévère contrainte les jetterait dans des convulsions terribles et pourrait placer en eux le germe des plus funestes maladies. Je n'avance rien ici que je n'aie moi-même examiné sous tous les points de vue.

Une chose encore plus surprenante, c'est qu'il y a des somnambules qu'on peut bien mettre en rapport avec des étrangers pendant leur clairvoyance, mais qu'on ne peut laisser toucher par eux dans les momens de demi-somnambulisme sans les exposer au plus grand danger. J'en ai vu un exemple effrayant.

Une somnambule qui, par un traitement très-pénible, venait d'être arrachée aux crises dangereuses d'une maladie qui durait depuis neuf ans, tombait encore dans une espèce de demi-somnambulisme, pendant lequel il fallait soigneusement écarter toute personne qui n'était pas en rapport avec elle. La garde à qui je l'avais confiée l'ayant imprudemment laissée seule, parce qu'elle la croyait endormie, deux femmes étrangères entrèrent dans sa chambre. Curieuses de voir son état, elles s'approchent de son lit et en ouvrent les rideaux. La trouvant immobile et les yeux fixes, elles la croient en défaillance et veulent la secourir. Elles lui frottent l'estomac et le cœur ; elles s'obstinent à vouloir la réveiller, et finissent par la précipiter dans des convulsions terribles qui durent plusieurs heures. J'arrivai enfin ; je la calmai avec une peine inouïe, et je la fis entrer en somnambulisme. Alors elle me raconta ce qui lui était arrivé ; elle m'annonça les crises affreuses qui l'attendaient dans quelques heures ; elle me pria de la secourir de toute la force de ma volonté, ne pouvant prévoir si elle succomberait ou non à ces crises, et me disant seulement qu'elle ne mourrait point si les convulsions cessaient le lendemain à dix heures précises du matin. Pendant ce somnambulisme, elle se préparait à la mort par une confession à haute voix ; elle nous remerciait tous de la peine que nous nous étions donnée, et moi, particulièrement, du sacrifice que j'avais fait de mon temps et de ma santé. Elle récitait en chantant, avec un accent qui nous faisait fondre en larmes, des prières qu'elle composait au moment même. Elle passait successivement de ce somnambulisme de clairvoyance à l'apparence de la plus effrayante agonie, en me priant de m'opposer sans discontinuer à l'invasion de la mort, dont elle sentait les approches. Je la magnétisai de toutes mes forces depuis onze heures du soir, et je continuai toute la nuit sans interruption. Les convulsions les plus horribles reparurent vers huit heures et demie; mais à peine dix heures eurent-elles sonné, que cette scène orageuse disparut ; elle rentra en somnambulisme complet ; elle nous déclara qu'elle était sauvée, et nous remercia de la manière la plus touchante. Les efforts que j'avais faits avaient été si grands, que ma santé en a peut-être été altérée

pour toujours. Elle avait exigé que je restasse seul
auprès d'elle pendant cette agonie, prétendant que
tout secours étranger influerait d'une manière nuisible sur la force, qui seule pouvait la sauver.

J'ai dit qu'il était dangereux de laisser toucher
des somnambules par des personnes étrangères,
avant de les en avoir prévenus et d'avoir obtenu leur
consentement : il est aussi fort imprudent de les laisser à un réservoir en communication avec d'autres
malades. Dès l'instant que le somnambulisme s'annonce, il faut isoler le malade et l'éloigner du baquet. Il m'est arrivé de laisser, pendant quelque
temps, une somnambule assise au baquet, où se trouvait un médecin étranger, que je croyais si familiarisé avec les phénomènes du magnétisme, que je
n'avais pris aucune des précautions usitées. La somnambule tomba dans de fortes convulsions, qui se re-
nouvelèrent pendant seize jours à la même heure,
en diminuant à chaque accès ; elle les attribua à la
présence de cet étranger, dont l'influence lui avait
été fatale. Elle ne voulut pas, malgré mes instances,
caractériser plus en détail cette influence nuisible.

Il faut éviter, autant qu'on le peut, d'abréger
volontairement le sommeil magnétique ; on détruit
presque, sans s'en douter, des crises imperceptibles qu'on ne saurait réparer. Il est toujours préférable de laisser le malade se réveiller de lui-
même ; à moins qu'on n'ait un somnambule très-lu-

cide, dont les conseils puissent indiquer les exceptions à cette règle générale. Vous le prononcez vous-même, en nommant ce sommeil essentiellement réparateur : ce qu'il est à un degré surprenant. Parmi une foule d'exemples qui se présentent à ma mémoire, je ne vous en citerai qu'un. En 1815, je magnétisai à Vienne une jeune dame qui avait tous les symptômes d'une phthisie pulmonaire héréditaire : comme amaigrissement, sueurs nocturnes, pouls fébricitant, crachement de sang et de pus. Bientôt elle tomba dans un sommeil qui se prolongea souvent pendant huit, dix et même trente-six heures. Elle ne devint pas somnambule; tous les phénomènes se bornaient à ce sommeil prolongé, qui souvent ne fut suspendu que pour quelques heures, et pendant lequel les forces et l'embonpoint se rétablirent avec une promptitude peu ordinaire. Elle est actuellement à Rome; sa constitution est restée fort délicate, mais les symptômes de phthisie ont entièrement disparu.

Il n'est aucun remède dans la nature qui calme l'orgasme nerveux et sanguin aussi promptement que le sommeil magnétique. Celui qui trouvera un jour pour le magnétisme ce que la pile de Volta et le condensateur sont pour le galvanisme, aura rendu un très-grand service à l'humanité. J'ai vu souvent des maladies, qui s'annonçaient d'une manière inquiétante, se dissiper par la provocation du som-

meil magnétique, qui remettait sur-le-champ l'é-
quilibre dans toutes les fonctions organiques.

Il serait trop long de décrire ici l'état pitoyable
dans lequel j'ai vu tomber des personnes qu'on avait
abandonnées au milieu d'un traitement. Cet état
présentait des traits de ressemblance avec diverses
formes de l'aliénation mentale, à laquelle il passait
souvent, lorsqu'un secours bien entendu n'arrivait
pas à propos. Je vais seulement citer un exemple
de ce que peut produire une modification arbitraire
faite à un traitement somnambulique.

Une jeune personne était devenue épileptique par
suite d'une frayeur, et ses attaques étaient toujours
accompagnées de délire. Un jour on la saigna au
milieu d'un violent accès qui présentait des symptômes alarmans d'apoplexie. Immédiatement après
cet accès, un somnambulisme spontané se manifesta
au lieu du délire habituel. Pendant ce somnambulisme, la jeune personne enseigna à son oncle la
méthode qu'il devait suivre pour la magnétiser, et
les moyens de la traiter. L'oncle, chirurgien d'une
petite ville, peu au fait de cet ordre de choses,
l'envoya dans une grande ville où elle fut magnétisée. Mais on la laissa imprudemment devenir un
objet de curiosité; elle fut accablée de questions
qui désordonnèrent son somnambulisme. On m'ap-
pela. Je rétablis l'équilibre, je régularisai l'action
de son magnétiseur habituel, je dirigeai pendant

quelque temps le traitement, et j'obtins de très-bons résultats. Elle n'avait de lucidité que pour son état ; elle indiquait à peine quelques remèdes ; mais elle marquait avec précision le moment où il fallait l'endormir : c'était ordinairement peu de temps avant son accès, qui alors était plus léger, ne laissait pas de traces fâcheuses dans son cerveau, et repassait par une douce transition au somnambulisme. On la magnétisait à grands courans pendant tout l'accès. Forcé de la quitter, je la remis entre les mains de son premier magnétiseur, à qui je recommandai la plus scrupuleuse exactitude. Elle avait prédit qu'elle aurait une succession effrayante d'accès, plus forts que tous les précédens; mais que cette explosion orageuse était nécessaire pour terminer sa maladie. Elle dit que pendant plusieurs jours de suite, qu'elle indiqua, il fallait la magnétiser sans la quitter, depuis sept heures du matin jusqu'à trois heures, et qu'après ce nombre de jours déterminé elle serait guérie pour toujours de son épilepsie. Pendant les deux derniers jours, son magnétiseur, obligé de s'absenter, et ne croyant pas à la nécessité d'une précision rigoureuse, ne la magnétisa que jusqu'à onze heures. L'épilepsie disparut; mais la malade resta dans un état qui approchait de l'idiotisme, et plongée dans une apathie affligeante. Peu de temps après, l'épilepsie recommença, et les détracteurs du magnétisme se mettaient à triompher. Un accident remarquable, qu'il serait trop long de détailler ici, l'ayant fait retomber en somnambulisme, elle déclara que la faute qu'on avait commise, d'abréger son traitement de quelques heures, était la cause de sa rechute ; elle donna de nouvelles prescriptions, qui, pour le coup, furent scrupuleusement exécutées, et par le moyen desquelles elle fut parfaitement rétablie. Il y a maintenant plus de deux ans que cela est arrivé, et la santé de la jeune personne continue d'être florissante.

Dans le fait que je viens de citer, le mal qu'on avait produit a été réparé, et la maladie a été heureusement terminée ; mais il n'en est pas toujours ainsi, et j'ai vu plusieurs fois l'interruption d'un traitement punie par des maux incurables.

J'ai fait les expériences les plus variées et les plus décisives sur la puissance et le mode d'action de l'eau magnétisée. Elles m'ont conduit à constater deux points qui maintenant sont pour moi hors de doute. Le premier, c'est que les somnambules, et même plusieurs des personnes qui sont dans l'état magnétique, reconnaissent, par une impression dont nous ne pouvons nous rendre compte, parce que cette modification du goût sommeille en nous, si l'eau a été magnétisée, si elle l'a été par leur magnétiseur ou par un autre, si elle a été simplement touchée par quelqu'un après avoir été magnétisée, et qu'ils vomissent quelquefois jusqu'à la dernière goutte l'eau qui a été touchée par un étranger. J'ai vu une femme somnambule qui croyait avoir un squirrhe de l'estomac, et qui, pendant deux mois et demi, n'a pu supporter que de l'eau magnétisée par son médecin : si par mégarde on lui en donnait d'autre, elle la vomissait à l'instant. Le second résultat de mes observations, c'est que les somnambules très-exaltés ont besoin d'une grande quantité d'eau magnétisée pour en boire et pour s'en humecter, et qu'ils assimilent cette eau d'une manière différente de celle qui a lieu pendant l'état de veille : c'est-à-dire que cette eau ne passe pas avec la promptitude ordinaire dans les organes de sécrétion.

Il me paraît que l'eau magnétisée est le meilleur conducteur de la force magnétique, et le moyen le plus efficace pour réparer les forces nerveuses, dont il doit se faire une consommation excessive dans les momens d'exaltation. On voit en effet beaucoup de somnambules la boire avec avidité, et même s'en inonder, après être revenus de ces momens de la plus haute extase, où la parole leur manque, où leur corps est insensible aux impressions extérieures, où ils se trouvent souvent dans un état cataleptique dont ils ne sortent qu'avec les plus vifs regrets.

Vous faites mention, dans votre cinquième chapitre, d'une prédiction des somnambules qui m'a plusieurs fois inquiété, et que j'ai trouvée bien souvent en défaut : celle de leur mort. J'ai reconnu plus tard que les somnambules se font souvent illusion sur ce point, en prenant des crises dangereuses, des syncopes profondes pour la mort; confondant peut-être ce qu'il y a d'analogue entre ces brusques transitions et l'irrévocable terminaison de la vie. C'est un des points les plus incertains dans cette obscure région, où nous manquons tout à fait de signes positifs pour distinguer la vérité de l'erreur. Il m'est arrivé que des somnambules ont prédit avec justesse la mort de plusieurs personnes, et se sont complètement trompés sur d'autres.

Ce serait un chapitre fort utile, fort riche et fort intéressant, que celui qui traiterait, en général, des erreurs des somnambules. J'en ai vu de très-graves commises par les plus clairvoyans. J'ai vu une femme, qui ne s'était jamais trompée dans toute sa maladie, m'annoncer, à différentes reprises et avec la plus vive douleur, que sa fille aînée ne pourrait jamais avoir d'enfans; et pourtant cette même fille est accouchée quatorze mois après. Une somnambule, qui m'avait donné constamment les preuves de la plus haute clairvoyance, et par le secours de laquelle j'avais guéri plus de quarante personnes, dont les maladies auraient probablement résisté aux ressources de la médecine, s'est gravement trompée sur la maladie d'une personne qui l'intéressait vivement, et près de laquelle elle passait sa vie. Je l'ai vue reconnaître son erreur, et en concevoir un tel chagrin, qu'elle en a perdu sa clairvoyance pendant des mois entiers. Cette même somnambule s'est encore trompée pour elle-même, en ne prévoyant pas de terribles accidens qui l'attendaient. J'ai vu une autre somnambule, moins clairvoyante à la vérité, et qui ne m'avait jamais inspiré une grande confiance, mais chez laquelle je n'avais pu méconnaître de fréquentes preuves de lucidité, se tromper sur son propre état, croyant qu'elle avait un commencement de squirrhe au pylore, et renoncer à toute espèce de nourriture pour ne vivre que d'eau magnétisée. Heureusement une autre somnambule, qui s'entretint avec elle, lui montra son erreur, l'en fit convenir et lui prescrivit des moyens curatifs qui eurent le plus grand succès. Cette même somnambule, qui corrigeait l'autre, avait prédit la mort prochaine de sa mère, et sa mère vit encore. Qu'on ne croie pas qu'on eût provoqué ces annonces par des questions; tout cela fut dit spontanément et à plusieurs reprises, et n'en était pas moins erroné.

Le tableau que je viens de tracer semble d'abord devoir nous plonger dans l'incertitude, et détruire même notre confiance aux somnambules les plus lucides; mais, si vous y réfléchissez, vous recon-

naîtrez que cette manière de juger serait aussi
fausse que celle des personnes qui, d'après des
traits d'une clairvoyance merveilleuse, les considèrent comme infaillibles, et leur accordent une
confiance aveugle et sans bornes.

Dans tout ce qui tient aux sciences d'observation,
aux règles établies sur l'expérience, aux effets que
nous annonçons d'après les causes qui nous sont
connues, nous n'avons jamais une entière certitude,
parce que nous ignorons si une cause inaperçue ne
peut déranger la série naturelle des faits qui semblent devoir découler les uns des autres. Nous ne
pouvons donc nous conduire sagement que par le
calcul des probabilités; et c'est d'après ce principe qu'il faut comparer les avantages et les inconvéniens du traitement somnambulique à ceux du
traitement médical. Or, je puis affirmer que les
bons somnambules sont, surtout dans les cas extraordinaires, cent fois moins exposés à l'erreur
que les médecins les plus habiles. Il est bon cependant de savoir qu'ils peuvent se tromper, pour
que, si un traitement somnambulique produisait
des résultats dangereux, le médecin pût y renoncer
et prendre une autre route. Je me suis souvent dirigé par les conseils de somnambules dont la lucidité m'était connue; il ne m'est arrivé que très-
rarement de reconnaître des erreurs graves; et
comme dans ce cas j'ai consulté la prudence, je

n'ai jamais eu la douleur de voir un résultat funeste.

Les prédictions des somnambules sur les états violens dans lesquels ils peuvent se trouver, ne sont souvent pas plus exactes ; et malheur au magnétiseur qui flotte au gré des impressions passagères qui paraissent quelquefois les absorber entièrement, au lieu de leur opposer le calme de la raison et la fermeté d'une volonté éclairée. J'ai traité une somnambule qui prit un accès complet d'aliénation mentale, avec de courts intervalles de somnambulisme lucide, pendant lesquels elle m'assurait qu'il n'y avait pas moyen de la délivrer de son aliénation. Malgré ses assertions positives et réitérées, je la magnétisai avec la plus grande force, et j'eus le bonheur de dissiper ce funeste accès qui ne reparut plus, et de la plonger dans un sommeil, d'où elle se réveilla fortifiée et sans aucun souvenir de ce qui s'était passé.

Il n'y a pas de magnétiseur tant soit peu expérimenté auquel il ne soit arrivé d'entendre des somnambules qui se prétendaient incurables, et qu'on est pourtant parvenu à délivrer malgré eux, et par leur propre secours, du mal qui menaçait leur existence. Au reste, il faut avouer, pour être juste, que les crises qui avaient apparu aux somnambules comme leur mort, furent si effrayantes et si dangereuses, que si on n'eût pas employé une force extraordinaire, une volonté ferme, et les secours les mieux entendus du magnétisme, la mort serait probablement arrivée. J'en ai vu deux fois la preuve moi-même, et je connais plusieurs cas semblables dont mes confrères ont été témoins.

Les considérations que je viens de vous présenter, relativement aux erreurs des somnambules, sont de la plus haute importance; elles montrent qu'ils ne sont pas infaillibles, même dans leur développement naturel, et dans la direction qu'ils ont prise d'eux-mêmes, sans que, par des questions intempestives, on les ait conduits dans des régions vers lesquelles leur tendance spontanée ne les avait pas portés. Qu'on fasse à présent l'application de ce que je viens de dire à ces somnambules chez lesquels le somnambulisme a survécu aux conditions organiques qui l'ont fait naître; qui se font mettre dans cet état plusieurs fois par semaine, et qui donnent indifféremment des consultations à tout le monde; certes, on partagera ma conviction que, dans ce somnambulisme, on manque encore plus de signes positifs pour distinguer l'inspiration instinctive d'avec la routine et la réminiscence, et que, dans les maladies graves, on ne saurait se décider à suivre aveuglément les conseils de tels somnambules, lorsqu'il s'agit de prendre une route opposée à celle qui est tracée par la science médicale. Cette opposition, vraiment inquiétante, n'a lieu que trop souvent, même avec des somnambules d'un ordre supérieur ; et moi, médecin, je me suis trouvé plusieurs fois dans le plus cruel embarras, flottant entre la conviction que me donnaient mes connaissances en médecine et la confiance que des preuves réitérées d'une haute lucidité avaient su m'inspirer.

Je ne prétends point pour cela que le somnambulisme soit nécessairement attaché à un état maladif, qu'il doive disparaître avec la maladie, et qu'il dégénère en rêverie s'il continue après le retour de la santé. Cela est vrai pour la plupart des cas, mais ce n'est point une loi générale. Il y a des êtres chez lesquels le somnambulisme se conserve et s'exalte même de plus en plus, sans que la maladie y joue encore un rôle.

Il existe des êtres privilégiés dont la vie est consacrée à faire du bien, et qui montrent d'une manière étonnante les forces singulières qui sommeillent dans l'âme humaine, forces dont, jusqu'à présent, notre psychologie ne s'est pas même doutée, et que l'orgueil scientifique a trouvé plus commode de nier que d'observer. Ces êtres unissent la plus admirable pureté morale à la plus haute exaltation de l'instinct conservateur et à l'intuition la plus pénétrante. J'ai eu le bonheur d'en connaître trois dont les facultés ne se sont jamais altérées; mais tous trois n'exerçaient ce don divin que par charité.

Rien n'a été plus nuisible aux progrès du magnétisme et aux applications qu'on en peut faire, rien
n'a mis plus d'obstacles aux observations impar-
tiales, rien n'a excité autant de discussions inutiles
et interminables, que l'empressement de plusieurs
écrivains à établir un système, d'après les faits
connus, pour combattre derrière ce boulevard les
faits nouveaux qui venaient renverser les barrières
qu'ils avaient posées. Des esprits incapables de
s'élever à de hautes conceptions se sont crus en
droit de nier les faits qui n'étaient pas d'accord avec
leurs explications systématiques; tandis que d'autres ont cru avoir anéanti la vérité des observations
lorsqu'ils étaient parvenus à renverser la théorie
qu'on en avait déduite. Il est naturel de coordonner
les faits pour les embrasser d'un coup d'œil, et
c'est un devoir de la science d'en faire découler,
pour le moment, des résultats généraux; mais il
est impardonnable d'idolâtrer le fétiche de théorie
qu'on vient de tailler, et de présenter un système
artificiel comme une loi générale de la nature. Mon
expérience m'a assez instruit pour que je ne tombe
pas facilement dans cette erreur.

En me rappelant les faits bien avérés qui se sont
présentés à mes regards curieux au commencement
de mes recherches, il y a vingt-cinq ans, et les
comparant avec ceux que je connais aujourd'hui;
en réfléchissant combien de fois il m'a fallu modi-

fier mes explications pour les mettre un peu en harmonie avec les faits, et ne pas laisser subsister un contraste entre ces faits et ceux des autres sciences naturelles, je me crois obligé d'avertir ceux qui s'occupent de cette force singulière, de ne pas rejeter des phénomènes parce qu'ils n'ont pas la faculté de les produire, ou parce qu'ils ne les ont pas encore vus, et tout en n'admettant ce qui est nouveau qu'avec la plus grande réserve, de ne pas trancher sur l'impossibilité. J'ai été déterminé à faire ce retour sur moi-même, ayant eu l'occasion de voir, il y a peu de temps, la force magnétique dans un degré que j'avais cru impossible. Je regrette de ne pouvoir nommer M. le comte de G...., pour lui payer le tribut que sa charité, son rare dévoûment et sa modestie méritent si bien. J'espère qu'il me permettra de publier un jour des fragmens de son journal, qui contient des faits aussi curieux qu'instructifs, et parfaitement bien observés. J'ai été moi-même témoin des effets de son action magnétique : effets dont je n'avais encore point vu d'exemples, et que j'avais été tenté plusieurs fois, je l'avoue, d'enregistrer parmi les exagérations et les fables, malgré la respectable autorité de ceux qui les avaient produits et qui les avaient attestés. Ainsi je l'ai vu imprimer à l'eau une vertu qui la saturait à tel point, et lui devenait tellement inhérente, que d'autres pouvaient la magnétiser ensuite sans que cette seconde action fût perceptible à des somnambules. Je l'ai vu agir à distance d'une manière irrésistible, et obtenir le résultat utile qu'il s'était proposé. Je l'ai vu enfin neutraliser l'action d'un autre magnétiseur qui voulait faire sur un somnambule des expériences de curiosité.

M. le comte de G.... n'a découvert en lui-même que depuis quelques années cette force dont la nature l'a doué à un degré inouï, et il ne s'en sert que pour satisfaire à sa noble charité, qui a été singulièrement récompensée. Il doit le rétablissement de sa santé, qui était délabrée, à une somnambule dont il a plusieurs fois conservé la vie, et il a eu la douce satisfaction de voir renaître sous sa bienveillante influence, secondée par cette somnambule, des personnes dont les médecins avaient désespéré à juste titre. Il y a heureusement à Paris beaucoup de témoins de ces faits, dont l'évidence a renversé l'incrédulité de plusieurs et singulièrement fortifié la confiance des autres en une force qui est encore si peu connue. Vous êtes sûrement comme moi du nombre de ces derniers.

Je ne nie point (et je l'ai vu bien des fois) que les somnambules de profession n'aient souvent des aperçus très-justes et très-surprenans, qu'ils n'opèrent des guérisons extraordinaires; mais je persiste dans l'opinion qu'une longue observation m'a fait adopter, qu'on trouve chez plusieurs d'entre

eux un mélange inextricable d'aperçus justes inspirés par une intuition instinctive, avec des réminiscences et même avec des illusions provoquées par
une singulière vanité inhérente à cet état, et que,
sur cet océan obscur, on manque tellement de
boussole, qu'il est du devoir de se confier plutôt
aux conjectures rationnelles de la science, qu'aux
incertitudes incalculables d'un instinct si facilement
égaré par l'usage arbitraire qu'on en fait.

Une autre source d'erreur et de rêveries, chez
les somnambules de profession, se trouve encore
dans la nécessité où l'on est de leur dire qu'ils sont
somnambules. Avec eux, on ne saurait mettre une
barrière entre la veille et le somnambulisme. A la
vérité, cette barrière n'est pas absolument nécessaire dans les états de la plus haute clairvoyance ;
mais dans les cas ordinaires, elle devient une des
plus fortes garanties de la vérité de l'intuition instinctive et involontaire, à laquelle il ne faut mêler
rien d'étranger.

La précaution que j'indique, de rompre toute
communication entre la veille et le somnambulisme,
ne saurait surprendre ceux qui ont réfléchi sur ce
dernier état, avec lequel la science ne s'est pas encore assez familiarisée. Si des réminiscences peuvent passer de l'état de somnambulisme dans l'état
de veille, nous n'avons aucune preuve que des souvenirs ne passent de l'état de veille dans l'état de

54

somnambulisme, et ne soient pris pour des aperçus involontaires. Je signale ici un écueil que j'ai observé bien des fois dans mes périlleuses navigations sur cet océan pacifique du sommeil, où nous manquons encore de la boussole de la science, et où nous n'avons, pour nous diriger, que les relations incomplètes d'un petit nombre de navigateurs habiles.

L'un des points les plus curieux dans l'histoire de l'empire de la volonté, est certainement celui que vous signalez, en disant que le magnétiseur peut, après en être convenu avec son somnambule, lui imprimer, pendant le somnambulisme, une idée ou une volonté qui le détermineront dans l'état de veille, sans qu'il en sache la cause. Ce fait rentre dans la même catégorie qu'un autre phénomène bien connu : savoir, que lorsqu'on prend la ferme résolution de s'éveiller à un moment déterminé, on n'y manque pas. L'impression de notre volonté traverse le sommeil et produit son action, sans que nous puissions nous apercevoir de la succession ou de l'existence des idées intermédiaires. Vis-à-vis des somnambules, j'ai été singulièrement frappé de ce qu'ils avaient besoin du secours de la volonté de leur magnétiseur pour se déterminer à faire ce dont ils avaient eux-mêmes reconnu la nécessité. L'impression que le somnambule reçoit vous donne la mesure du degré de force de votre volonté et prouve, jusqu'à l'évidence, le rôle important que

cette volonté joue dans les phénomènes du magnétisme. Une somnambule vous dit : « Mettez votre
main sur mon front. — Veuillez plus fortement,
car je ne le ferai pas encore. — A présent il suffit;
je le ferai certainement. » Une de mes somnambules
s'était expressément défendu plusieurs mets qu'elle
aimait beaucoup ; elle ne pouvait s'en abstenir, malgré tout ce que j'avais pu lui dire dans son état de
veille. Prévoyant alors l'inutilité des représenta-
tions que je lui ferais encore, elle me pria de vouloir que, chaque fois qu'elle serait tentée de man-
ger de ces mets, elle fût saisie d'une angoisse inex-
primable et que son gosier se fermât; cela eut lieu
effectivement. La même s'était ordonné les bains
froids, et elle les craignait au-delà de toute expression. Sachant fort bien qu'elle ne vaincrait pas
cette répugnance, elle me sollicita de vouloir fortement, qu'à l'instant où elle serait déshabillée,
elle se plongeât malgré elle dans la baignoire, où
elle deviendrait somnambule : ce qui arriva, au
grand étonnement de toutes les personnes qui la
connaissaient. Ce singulier empire d'une volonté
étrangère, sollicitée comme un secours suppléant
à la volonté propre, s'étend jusqu'aux choses intellectuelles et morales ; et j'ai souvent, chez cette
même somnambule, ramené des pensées et des
sentimens, et déterminé des actions qui lui paraissaient en contradiction avec ses dispositions ac-

tuelles. On voyait alors deux âmes en lutte dans la même personne : ce qu'on sent souvent en soi-même sans être somnambule, et ce qui est fréquent dans beaucoup d'aliénations mentales.

C'est un des phénomènes les plus étonnans du magnétisme que cette contrainte morale que des somnambules subissent et transportent dans leur état naturel, pour faire ce qui leur est désagréable, pour se souvenir brusquement des choses, sans y être amenés par aucune association d'idées, et même pour dire des paroles qu'ils semblent pro-noncer malgré eux. J'ai vu ce phénomène plus de cent fois; je l'ai examiné par toutes ses faces, et je me propose de le décomposer dans ses élémens pour l'offrir à la méditation des psychologistes. Je n'ai pas besoin de faire remarquer quel danger ter-rible pourrait être amené par cette contrainte, et quelle est la double responsabilité du magnétiseur et son double devoir de se maintenir dans la plus profonde pureté morale.

J'ai vu souvent des somnambules prendre des remèdes qu'ils n'avaient pas voulu employer dans l'état de veille, subir et faire de légères opérations sur eux-mêmes et sur d'autres, avec une habileté extraordinaire : ce qui est encore plus remarqua-ble, j'ai vu maintes fois, et dans les cas les plus graves, la sensibilité changée de manière à mettre en déroute toutes nos idées sur cette fonction. J'ai

vu une personne dont le somnambulisme spontané
était mêlé aux symptômes de la danse de Saint-
Guy et de l'aliénation mentale, parce que n'ayant
pas été d'abord reconnu, il avait été dérangé ; je
l'ai vue, dis-je, grimper de très-hauts échafau-
dages avec la rapidité d'un écureuil, et monter sur
des arbres dont, pendant la veille, elle n'aurait pu
atteindre la première branche. Cette même personne ayant été atteinte d'une inflammation du cerveau très-grave, sa sensibilité devint telle, qu'on
ne pouvait lui toucher les cheveux, ni exposer ses
yeux à la plus faible lumière, ni faire le moindre
bruit, sans lui causer des douleurs intolérables et
la plonger dans des défaillances ou des convulsions
presque tétaniques. J'ai vu alors, pendant son somnambulisme, se lever, peigner et tirailler ses cheveux collés par le sang, à la suite d'une application
de sangsues, ouvrir les yeux pendant quelques minutes et fixer le soleil, faire son lit toute seule,
exécuter sans douleur les mouvemens les plus violens, exposer sa tête et son corps, revêtu d'une
simple chemise et de la couverture de son lit, à
l'ouragan de l'automne, au milieu de la mer du
nord, se recoucher, se réveiller, avoir derechef
la même sensibilité, et ne pouvoir comprendre
comment on avait fait divers arrangemens autour
d'elle pendant qu'elle dormait. D'après son ordonnance, je l'ai fait voyager sur la mer en sommeil

magnétique, et, dans cet état, elle surmontait le mal de mer, qui, un mois auparavant, lui avait causé l'inflammation du cerveau dont elle souffrait encore. Je l'ai conduite, toujours dans ce sommeil, à plus de quatre-vingts lieues, par de mauvaises routes, avec la plus grande rapidité, elle qui, dans l'état de veille, ne pouvait alors supporter le mouvement le plus lent d'une voiture sans éprouver des douleurs et des syncopes alarmantes. Pendant un voyage qu'elle fit loin de moi, elle se luxa le fémur; et, à son retour, lorsqu'elle fut en crise et très-clairvoyante, elle m'assura qu'elle se l'était remis elle-même dans un accès de somnambulisme : cet état, qui avait disparu depuis long-temps, ayant été rappelé par la douleur atroce qu'elle avait éprouvée. Quand je la revis, je lui trouvai la cuisse immobile par la douleur de la partie supérieure, la hanche tuméfiée, luisante, rouge et brûlante. On ne pouvait imprimer le moindre mouvement à ces parties, sans lui arracher des cris; mais, dans les accès de somnambulisme, dont elle fixait elle-même le retour et la durée, et qu'on ne pouvait ni provoquer ni prolonger arbitrairement, je la voyais se lever, marcher avec la plus grande facilité, exécuter sans peine des mouvemens rotatoires; et ce qui est plus singulier, c'est que, pendant ce violent exercice, et dès le début de l'accès, le gonflement, la dureté, la rougeur et la chaleur de la hanche disparaissaient entièrement, pour se reproduire aussitôt après la cessation de l'accès, avec la même douleur et la même immobilité. Elle rendait raison des mouvemens violens auxquels elle se livrait : c'était, disait-elle, pour ne pas laisser solidifier les sécrétions dans la capsule, et pour empêcher qu'il ne s'y formât des adhérences. J'ajouterai qu'elle dirigea seule son traitement médical, et qu'elle fut guérie en quelques mois.

Quel vaste champ s'ouvre ici pour l'observation des lois physiologiques ! Quel dommage qu'on se refuse, avec un dédain aussi coupable que présomptueux, à observer la nature humaine dans ces phases, où presque toujours on produit tant de bien, tandis qu'on ne balance pas à martyriser de pauvres animaux, par des expériences déjà mille fois répétées, pour arracher aux convulsions de l'agonie des lois dont je ne conteste nullement l'utilité relative, mais qui sont bien loin de jeter du jour sur la totalité de l'économie humaine : comme le prouvent manifestement les phénomènes du somnambulisme avec lesquels on ne trouve aucune analogie dans les animaux.

C'est, au reste, par cette même personne que j'ai vu opérer la guérison d'un goître dégénéré, de plusieurs enfans hydrocéphaliques, de quelques aliénés, de plusieurs maladies de cœur et des poumons, d'un enfant presque idiot, de plusieurs hydropiques, de beaucoup de scrophuleux, de quelques amauroses, de fièvres cérébrales, et de beaucoup d'obstructions abdominales qui avaient résisté à toutes les ressources de la médecine. C'est la même que j'ai vue corriger d'autres somnambules, les éclairer sur leur propre état, et les guérir miraculeusement en provoquant en elles, pendant que toutes deux étaient en somnambulisme, des crises violentes qui se terminaient par le réveil et la guérison. Qu'on ne croie pas que ces maladies fussent légères ; elles étaient si graves, que les médecins expérimentés les avaient combattues en vain pendant plusieurs années. C'est encore elle que j'ai vue faire les observations les plus singulières sur la situation de l'artère épigastrique, et sur l'inutilité de la ponction à l'endroit usité, sur une femme hydropique, à Carlsbad, et dont le pronostic a été parfaitement confirmé. Mais c'est elle aussi que j'ai vue dans d'autres occasions se tromper sur elle-même, et sur d'autres personnes avec lesquelles elle était dans le rapport le plus intime.

Je suis loin de partager votre opinion sur le danger de l'état extatique, qu'on regarde comme le degré le plus élevé du somnambulisme, et je ne saurais souscrire aux conseils que vous donnez aux magnétiseurs de s'opposer au développement de cette crise. Je ne puis ici qu'esquisser légèrement ce sujet ; pour me faire comprendre, il me faudrait dérouler mes observations jusque dans leurs détails, et développer toutes les idées qu'une longue expérience a fait naître en moi. Quelques indications suffiront à ceux qui croient, parce qu'ils l'ont vu, que nos facultés sont susceptibles d'une exaltation qui leur fait franchir les limites dans lesquelles, d'après l'observation de notre état ordinaire, les psychologistes ont circonscrit le domaine de notre âme, en traitant d'illusion ou de fourberie tout ce qui s'étend au-delà. Ceux qui ne connaissent point l'histoire naturelle de ces faits merveilleux nous prendront toujours, mon respectable ami, pour des visionnaires, ou des charlatans, ou des dupes : triste alternative pour les hommes que leur génie a poussés à chercher la vérité dans des régions moins fréquentées que les grandes routes de l'esprit humain, où les ornières sont profondément tracées.

En premier lieu, il n'est donné à aucun magnétiseur, de quelque force qu'il soit doué, de provoquer cet état extatique. Il se dérobe à toute espèce d'influence volontaire ; il se développe d'après des besoins, des lois et des conditions intérieures dont l'essence nous est complètement inconnue, et sur lesquelles les somnambules même ne nous ont pas jusqu'à présent donné la moindre lumière. Il est seulement de constante observation que si les états inférieurs de somnambulisme varient dans leur caractère et leur direction, celui-ci est toujours con-

sacré aux idées religieuses, aux sentimens les plus
purs et les plus élevés, et qu'il porte la même
couleur dans toutes les religions, dans tous les
temps et dans tous les pays. Il me paraît que l'âme
humaine entre alors dans une région où il n'y a
plus rien de conventionnel, rien de traditionnel,
rien d'arbitraire. Aussi je n'ai jamais vu une personne corrompue parvenir à cet état, et je l'ai vu
se perdre sur-le-champ lorsque la pureté du cœur
avait reçu une altération profonde. Je publierai
plus tard sur ce sujet une histoire très-remarquable.

En second lieu, le conseil que vous donnez,
guidé par un motif de prudence bien louable, me
paraît, je vous l'avoue franchement, très-dangereux. Cet état extatique amène souvent le parfait
rétablissement de la santé. Il est parfois d'une nécessité indispensable pour faire cesser un demi-
somnambulisme que des traitemens mal dirigés
ont fait naître, et qui peut facilement dégénérer
en aliénation mentale. Il serait alors d'autant plus
dangereux de s'opposer à son développement, que
les efforts qu'on ferait pour l'arrêter y porteraient
une forte désharmonie s'il se developpait malgré
eux ; ce qui pourrait coûter la vie au somnambule :
car, d'après toutes les observations, la vie est,
dans cet état extatique, très-peu attachée à l'organisation, et je suis convaincu que le moindre choc

pourrait l'en séparer. Je ne saurais donc adopter les idées que vous énoncez à ce sujet. Je dirai plus ; le plus grand bonheur qui puisse arriver à un homme, c'est d'être témoin de cet état extatique. Je ne connais rien sur la terre qui puisse, au même degré, inspirer l'enthousiasme de la vertu, faire naître et fortifier les sentimens religieux, purifier l'âme, la détourner des vanités de ce monde, et la ramener vers cette région d'où découle toute vie et toute vérité. La vue de cet état sublime a presque toujours produit des révolutions subites, et laissé des impressions indestructibles dans l'âme de ceux qui en ont été témoins. Cet état est encore le seul qui survive à des dispositions maladives dont l'existence est nécessaire pour faire naître des états subalternes, et je connais en Europe plusieurs personnes chez qui il se conserve depuis plusieurs années dans sa plus grande pureté.

Cette lettre deviendrait un volume si je voulais vous signaler, avec les détails qui seuls peuvent rendre intéressant un tableau nosologique, les maladies dans lesquelles le magnétisme a été d'un secours inattendu, principalement lorsqu'il a été aidé par les révélations du somnambulisme. Il me suffira d'indiquer rapidement les cas les plus remarquables. Je me propose de publier plus tard une grande partie de mes observations sur cet objet, avec des preuves qui puissent ramener l'attention de mes collègues sur une force dont ils négligent l'étude un peu trop légèrement.

Aucun de nous ne se serait attendu à voir le magnétisme guérir des épilepsies invétérées ; c'est cependant ce qui est arrivé. Nous avons vu une femme, épileptique depuis nombre d'années et déclarée presque incurable, dans la maison de Waldheim, en Saxe, devenir somnambule après quelques essais imparfaits de magnétisme. Les procédés avaient été employés par un chirurgien sans expérience dans cette méthode, sous la direction du célèbre docteur Hayner (1), qui, n'ayant lui-même aucune connaissance pratique du magnétisme, et n'y croyant que faiblement, avait voulu faire une tentative dans des vues scientifiques. Quel fut son étonnement de voir cette malade cesser bientôt d'être épileptique et devenir d'une telle clairvoyance, qu'il put opérer, par elle, une foule de cures remarquables. J'ai vu guérir par le magnétisme un plus grand nombre d'épileptiques que par tout autre moyen :

_____

(1) Le docteur Hayner est un des hommes les plus distingués de l'Europe, par sa sagacité, par ses succès dans le traitement des maladies mentales, et par son inépuisable charité. C'est un de ceux dont la pratique et la conversation m'ont donné le plus de lumières sur les terribles déviations de l'esprit humain, et dont l'exemple m'a le plus encouragé. Je me plais à rendre ici un sincère témoignage à son génie et à ses vertus.

ce qui est d'autant plus digne d'attention, qu'il a fallu, dans la plupart des cas, et lorsque le malade ne devenait pas somnambule lui-même, se borner au magnétisme simple ; parce qu'on a observé que les épileptiques produisent sur les somnambules une impression si pénible, qu'ils s'en détournent avec effroi et ne veulent pas fixer leurs regards sur eux. J'ai appris depuis quelque temps que, dans la principauté de Lippe-Schaumbourg, un médecin a su combiner les effets produits par un réservoir magnétique avec ceux du galvanisme, et qu'il obtient des guérisons dans une proportion inouïe jusqu'à présent. J'espère me procurer de plus amples détails sur sa méthode, et je ne manquerai pas de les communiquer publiquement aux médecins de France.

La paralysie, pourvu qu'elle n'ait pas pour cause une affection organique invincible, cède facilement à l'influence du magnétisme, et d'une manière si bizarre, que la pathologie ordinaire n'en offre pas d'exemples. J'ai vu trois fois des personnes paralytiques, devenues somnambules, recouvrer, pendant le somnambulisme, le libre usage de leurs membres. Cette liberté cessait d'abord au moment du réveil ; mais, après chaque accès, elle durait plus long-temps que dans les précédens ; elle persistait enfin, et la guérison était entière.

J'ai plusieurs fois réussi à régulariser d'abord

le délire, et à l'amener ensuite à un somnambulisme de clairvoyance qui m'aidait puissamment à guérir des malades affectés des plus graves inflammations de cerveau, d'entrailles, de vessie et d'autres organes. Il faut remarquer que toutes ces personnes étaient disposées au somnambulisme, quoiqu'il y eût eu un intervalle assez considérable entre leur dernière crise de clairvoyance et leur maladie. Ces considérations sur les rapports et les différences du rêve, du délire, du somnambulisme et de l'aliénation mentale, sont de la plus haute importance, et je me propose de publier incessamment mes observations et mes réflexions sur ce sujet intéressant. Il me suffit de remarquer ici que, dans toutes les inflammations du cerveau, il faut se borner à magnétiser négativement cet organe, où la vitalité, déjà augmentée par l'effet de la maladie, paraît prendre un accroissement dangereux par un magnétisme positif. Ainsi, dans la manie et dans quelques autres espèces d'aliénation mentale, il a fallu plusieurs fois établir des courans de bas en haut, pour soutirer et faire sortir de la tête le fluide qui y était accumulé. L'ingénieuse expression d'une saignée nerveuse, dont on s'est servi en parlant de l'acupuncture, trouve ici son application. La surexcitation des forces nerveuses, dans le commencement de beaucoup d'aliénations mentales, qui résistent souvent à des saignées, à des douches.

à un régime sévère, et que ces remèdes font même dégénérer en démence, se dompte bien mieux par cette action négative du magnétisme. J'ai vu produire et j'ai produit, par ce moyen, des guérisons très-rapides, et dont je n'ai pu me rendre raison qu'en les attribuant à l'action immédiate de cette force sur le système organique, qui en est le conducteur et qui s'en trouve surchargé. Jusqu'à ce que des faits ultérieurs me déterminent à changer d'opinion, je crois pouvoir admettre qu'il y a des accumulations, des sthénies générales et des congestions partielles dans le système nerveux, comme il y en a dans le système vasculaire, accumulations qui peuvent être plus facilement dissipées par l'influence magnétique que par tout autre moyen. Cette conviction s'est singulièrement accrue en moi par les observations que j'ai été à même de faire sur le tic douloureux, que j'ai vu et traité souvent, et dont j'ai obtenu la guérison dans des cas très-graves qui avaient résisté à tous les remèdes, et dont je parlerai en détail dans une monographie de cette cruelle maladie. Il y a pourtant des névroses dans lesquelles j'ai vu complètement échouer le magnétisme. Je citerai pour exemple une névrose du cœur et de toutes les artères de la tête et des membres thorachiques, qui avait résisté à tous les remèdes extérieurs et intérieurs, à tous les narcotiques et à l'action très-prolongée du magnétisme, et qui ne céda qu'à l'effusion d'eau à la glace sur la poitrine, les bras et la colonne vertébrale.

L'influence de l'action magnétique sur un aliéné est souvent si rapide, que j'ai vu le passage de la folie à la raison s'opérer subitement, tandis que, dans d'autres cas, cette transition est lente et paraît aux observateurs superficiels pouvoir être attribuée à une influence morale. C'est dans cette dernière catégorie que rentre la guérison inespérée que j'ai obtenue il y a treize ans sur le petit-fils du grand H..., sans aucun remède, et simplement par le magnétisme.

Les enfans sont fort sensibles à l'action magnétique, et c'est par eux que tout observateur de bonne foi pourra facilement se convaincre que l'imagination ne joue point un rôle dans la production de ces phénomènes, quoiqu'on ne manque jamais de le supposer lorsqu'on analyse les effets produits dans les hystéries, les hypocondries, et d'autres maladies nerveuses. En général, je conseille à ceux qui veulent découvrir la vérité, d'examiner les effets de cette force dans les enfans et dans les gens du peuple qui en ignorent jusqu'au nom, et de choisir pour objet de leurs recherches, non pas des maladies nerveuses, mais des cas de rachitisme, d'écrouelles, de fièvres intermittentes rebelles, d'hydropisies, d'obstructions abdominales, de dispositions à l'hydrocéphale, de maladies du cœur, de vomissemens, de lientéries chroniques, d'accès de goutte, de chloroses rebelles, d'engorgemens de glandes, de disposition squirrheuse, de maladies cutanées, telles que les dartres invétérées, et ils verront avec satisfaction beaucoup de guérisons dans lesquelles ils ne pourront raisonnablement faire entrer l'imagination comme élément ou comme auxiliaire.

Différentes maladies des yeux offrent, à cet égard, un vaste champ à l'observation, et prouvent que l'influence de cette force ne se borne pas à la région du système nerveux, mais qu'elle modifie efficacement les productions organiques. Je connais, par exemple, peu de remèdes qui exercent autant d'action sur des affections de la cornée. Les taies disparaissent plus facilement par elle que par tout autre moyen. J'ai vu des hydropisies des yeux s'évanouir sous son action d'une manière surprenante. Je ne parle point ici des amauroses, parce que la plupart appartiennent au système nerveux.

La tuméfaction des glandes mammaires et celle des ovaires, très-souvent dissipée par la même influence, après avoir résisté aux remèdes les mieux choisis, est une des preuves les plus irréfragables que cette action pénètre très-avant dans les organes intérieurs, et qu'elle modifie même les métamorphoses organiques qu'on croyait lui être tout-à-fait soustraites. Il m'est arrivé plusieurs fois de guérir des glandes qui s'étaient développées après l'extirpation d'autres glandes, et qui avaient déjà un caractère évidemment squirrheux, sans que leur disparition ait eu des suites fâcheuses. Il serait trop long de raconter les guérisons obtenues par cet agent dans les engorgemens de matrice, où des hémorragies fort alarmantes s'étaient déjà manifestées.

Je ne vous parlerai point ici de l'efficacité du magnétisme pour la guérison des érysipèles, et pour prévenir le retour de cette maladie : c'est une chose connue dans tous les temps et dans tous les pays, et qui s'est déguisée sous mille pratiques superstitieuses. L'action de cette force sur l'irrégularité du cours du sang chez les femmes, et sur les maladies qui en dépendent, est aussi trop connue pour que j'en fasse mention; mais je ne saurais passer sous silence un fait bien singulier; c'est l'aversion que presque tous les somnambules ont pour les maladies syphilitiques, et l'impossibilité d'obtenir d'eux des révélations sur les maladies de cette nature. Je me rappelle seulement deux exemples de somnambules qui, dans ce cas-là, ont donné des conseils extraordinaires et fort efficaces : encore n'avaient-ils point touché les malades; ils avaient deviné le mal en étant en rapport avec des personnes qui vivaient près d'eux. L'un de ces ma-

lades ne m'avait point parlé ; l'autre m'avait consulté dans un appartement éloigné de celui où se
trouvait la somnambule.

Ce n'est qu'avec la plus grande timidité, et avec
la crainte d'être mal compris, que j'aborde un
point sur lequel vous vous croyez obligé de revenir
plusieurs fois, en accumulant les conseils de votre
prudence, et sur lequel je ne saurais partager
votre opinion. Vous insinuez qu'il ne faut entreprendre le traitement d'une maladie grave que
conjointement avec un médecin ; qu'il faut constamment soumettre au jugement de celui-ci l'avis
et les prescriptions des somnambules ; qu'il doit
apprécier et modifier le traitement ; qu'il doit toujours conserver sa suprématie, et que « c'est seulement dans les cas jugés désespérés qu'on doit s'en
rapporter exclusivement au somnambule, si, parfaitement désintéressé, il répond de la guérison,
en appuyant son assertion sur des raisonnemens et
des preuves. » Mon expérience et ma conscience
m'obligent à déclarer qu'il est fort dangereux de
suivre une telle diagonale entre la science et l'intuition instinctive ; qu'il est beaucoup plus sûr de se
confier exclusivement à l'une d'elles, et que la route
que vous indiquez est tout à fait impraticable. Moi
du moins je n'y voudrais marcher sous aucune
condition. J'entrevois bien votre noble intention de
concilier les esprits, de ne pas trop heurter les

opinions reçues, de ne pas effaroucher les personnes timides. Je rends pleinement justice aux sages motifs qui vous ont inspiré ces précautions dans l'intérêt du magnétisme; mais je persiste dans l'opinion qu'il y a des choses qu'on ne peut concilier, et qu'une demi-vérité est beaucoup plus dangereuse que la vérité tout entière, qui, semblable à la lance d'Achille, apporte le remède aux blessures qu'elle fait. Je déclare donc qu'il n'y a pas moyen de concilier la marche que suit la science médicale, avec celle que suit le somnambulisme, et qu'il faut savoir opter entre ces deux routes.

Le médecin juge une maladie par une opération de son esprit, en concluant des symptômes au siége et aux causes de la maladie, en se souvenant de ce que l'expérience lui a enseigné sur des cas semblables, et de ce qu'il peut déduire des lois physiologiques générales pour ce cas particulier. Le somnambule juge d'après une intuition purement instinctive, qu'il ne saurait provoquer arbitrairement, de la justesse de laquelle il ne saurait alléguer aucune preuve, et sur laquelle il ne saurait faire des raisonnemens. Le somnambule qui prouve et qui raisonne a cessé, du moins pour moi, de mériter la confiance; il sort de sa région, où l'instinct seul règne, pour se permettre des incursions dans une autre sphère qui est le domaine du raisonnement. Le médecin ne saurait apprécier la justesse des aperçus et des conseils d'un somnambule, qu'autant qu'il pourrait se transporter dans la région de l'instinct, dont l'entrée nous est interdite en état de veille. Quelquefois, à la vérité, le médecin y pénètre par une manière de sentir analogue à celle du somnambule, lorsqu'il est inspiré par ce qu'on nomme le tact médical, qui est un reflet de cette intuition purement instinctive et immédiate, et qui peut être développé jusqu'à mériter le nom de génie, mais qui ne peut être enseigné, ni réduit en règles par la science. Aussi voit-on journellement que les somnambules emploient des remèdes très-simples et presque insignifians, qu'ils mettent une grande importance au temps où l'on fait les remèdes indiqués, qu'ils sont inexorables sur la minute; tandis que cet élément essentiel de leur traitement n'entre presque pour rien dans ceux des médecins. A la vérité, les médecins distingués individualisent leur traitement, en faisant subir aux abstractions générales les modifications que le tempérament du malade paraît exiger; mais ce sont toujours des principes généraux qui nous guident plus ou moins; tandis que le traitement des somnambules est tout à fait individuel, et ne permet presque jamais de tirer des abstractions ou des inductions qui conduisent à des idées générales. Donnez à un somnambule dix personnes affectées de la même maladie, avec des circonstances semblables en apparence, et vous verrez,

à votre grand étonnement, que toutes les dix seront
traitées par des moyens très-différens, et guéries
d'une manière inattendue. Tout paraît individuel
dans les intuitions du somnambule. Vous ne réussi-
riez pas, si vous vouliez traiter par les mêmes remèdes une maladie tout à fait semblable, qui se serait montrée chez le même individu à peu de jours
de distance : c'est pourquoi la science ne saurait
mettre à profit, pour son développement, les guérisons obtenues par les somnambules. Elles ne sont
opérées jusqu'à présent que dans l'intérêt de l'individu malade, et la science n'a pas encore pu les
généraliser et en faire un corps de doctrine ; je
doute fort qu'elle puisse y parvenir. Aussi ne ver-
rez-vous jamais un somnambule indiquer un remède
contre une maladie en général ; mais montrez-lui
cette maladie dans un individu, et si son instinct se
réveille, vous le verrez opérer la guérison par des
moyens réputés nuls, et tout à fait insuffisans dans
d'autres cas parfaitement semblables.

C'était pour moi un signe infaillible que le somnambulisme avait perdu sa pureté primitive, qu'il
s'y mêlait de la rêverie, de l'arbitraire, des souvenirs, des prétentions de vanité, lorsque le somnambule dissertait sur les maladies en général,
lorsqu'il répondait à des questions médicales qui
avaient pour objet des abstractions. Aussi trouvez-
vous ce genre de conseils très-fréquent chez les

somnambules de profession, qui, je le répète, rencontrent souvent très-juste, mais auxquels je ne
saurais accorder en général une confiance propor-
tionnée à l'importance de l'objet, bien que je connaisse parmi eux des exceptions étonnantes.

Un somnambule n'a presque jamais besoin de
drogues étrangères; la nature autour de lui est toujours assez riche et assez en concordance avec l'organisation humaine, pour pouvoir en corriger les
déviations intérieures, qui, dans leur point de départ, sont probablement aussi simples et aussi pe-
tites, qu'elles nous paraissent grandes et compliquées à l'extrémité de la ligne. C'est justement ce
point de départ que le somnambule voit instincti-
vement, et sur lequel il porte son influence. Nous
autres médecins nous le voyons rarement, et nous
n'apercevons dans la plupart des cas que le développement de cette première impulsion dans le
jeu compliqué des tissus organiques, et sous le
masque changeant des symptômes. Vous exigez
donc quelque chose d'impossible d'un médecin,
lorsque vous voulez qu'il juge et modifie les aperçus
et les conseils d'un somnambule; vous le placez
entre sa conscience et sa science. Rien de plus funeste pour un malade que de modifier le traitement
d'un somnambule; parce qu'il n'a et ne peut avoir
de mesure scientifique pour l'importance des différens moyens que le somnambule lui propose. Com-

mencez donc par vous assurer de la lucidité d'un somnambule à votre égard, et suivez alors toutes ses prescriptions, ou rejetez-les toutes et obéissez à la science; mais ne mêlez jamais ces deux élémens hétérogènes, dont la combinaison vous serait funeste.

Il m'est souvent arrivé, auprès de malades dont j'étais le médecin, de me trouver en contradiction avec les avis et les conseils du somnambulisme. Je l'avouerai franchement, après m'être assuré, par tous les moyens possibles, que le somnambulisme était fort lucide, je me suis résigné; j'ai sacrifié mon amour-propre, et presque tous mes malades s'en sont trouvés à merveille.

Une position extrêmement singulière, est celle dans laquelle je me suis trouvé vis-à-vis de la femme d'un jardinier en chef de Sans-Soucy. Dans son somnambulisme, qui était fort extraordinaire, cette femme, âgée de cinquante ans, m'engagea à lui proposer des remèdes, parce qu'elle n'était pas douée de l'espèce de clairvoyance par laquelle on peut les indiquer soi-même; elle n'avait que le don de la critique. Je vis, avec un étonnement auquel se mêlait une humiliation pénible, qu'elle rejetait, comme nuisibles, la plupart de ceux que je lui proposais d'après ma conviction médicale, et qu'elle choisissait ceux que j'avais cru le moins appropriés à son état.

Ce fait, rigoureusement observé, peut aussi servir de réponse à ceux qui prétendent que les somnambules se laissent toujours influencer dans le choix des remèdes par la pensée de leur magnétiseur, que le mode de leur traitement est le reflet du système de celui-ci, et que, par conséquent, il n'y a pas de vérité objective dans leurs aperçus. Je ne conteste nullement la possibilité que les idées d'un somnambule portent en elles le reflet et la couleur des idées de son pays, de son temps, et même de son magnétiseur; mais je prie les hommes qui ont fait cette objection ingénieuse de bien peser si la difficulté est plus grande, de voir une plante ou une autre substance, que de lire dans la pensée d'un autre être. J'ajouterai que, dans le cas que je viens de citer, j'avais proposé tous les remèdes à la somnambule avec une neutralité parfaite, évitant d'influencer son choix par ma volonté, qui aurait pu troubler la justesse de ses aperçus.

J'ai vu une autre somnambule insister pour prendre des substances qui me paraissaient dangereuses pour son état. La croyant dans l'erreur, je combattis son opinion; je fixai son attention sur l'état de ses organes, tel qu'il me semblait être. Je fis apporter plusieurs drogues, parmi lesquelles se trouvaient celles qu'elle avait désirées, elle les reconnut, elle insista. Je luttai avec elle pendant plusieurs heures, et je finis par céder, m'étant

convaincu par tous les moyens mis à ma disposition, de sa parfaite lucidité. L'hémorragie utérine,
qui était le symptôme alarmant de sa maladie,
s'arrêta aussitôt, sans qu'il en résultât aucun inconvénient.

Je reviens à la jardinière de Sans-Soucy. Je me
trouvai avec elle dans le plus grand embarras. Elle
m'avait prévenu que le magnétisme seul ne suffirait
pas pour lui rendre la santé, qu'elle perdrait bientôt sa lucidité, qu'il ne lui en resterait plus qu'un
faible crépuscule (c'est son expression), et qu'elle
ne pouvait déterminer d'avance les remèdes que je
devais lui donner plus tard. Qu'on juge de ma per-
plexité et de ma continuelle inquiétude, lorsque
cette période de sa maladie fut arrivée, sachant
par expérience que les remèdes que je lui avais
proposés auparavant, d'après ma conviction médicale, avaient été rejetés comme dangereux. Je
réussis cependant. La même femme me présenta
deux autres phénomènes. Pendant plusieurs jours,
elle devint à la fois muette, sourde, aveugle et insensible ; elle ne recouvrait ses facultés que dans le
somnambulisme, pendant lequel elle nous affirmait
que ces accidens n'étaient qu'une crise. Je n'ai jamais rien vu de plus alarmant que cet état d'angoisse intérieure et d'anéantissement extérieur.
Une autre fois, elle prédit, par bonheur, qu'elle
aurait un violent accès de convulsions et de manie;

elle nous dit qu'il était essentiel de prendre les plus grandes précautions pour qu'elle ne se détruisît point, mais qu'il ne fallait absolument rien faire pour abréger cet état effrayant, duquel elle sortirait pour entrer immédiatement en convalescence. Tout cela arriva exactement. Qu'on aurait mal jugé et mal traité cet état, sans les lumières dues au somnambulisme! Le plus habile médecin n'aurait pu y mêler ses conseils. Je suis persuadé qu'on aurait tout gâté, si l'on avait suivi votre système, de faire un mélange soi-disant conciliant du magnétisme et de la médecine, et de laisser au médecin la suprématie. A la vérité, celui qui n'aurait pas été médecin, et qui n'aurait pas eu une connaissance exacte des phénomènes du magnétisme, n'aurait pu, dans un tel cas, prendre sur lui la responsabilité. C'est pourquoi j'ai la ferme conviction que le concours du médecin et du magnétiseur est indispensable, non pour faire un mélange arbitraire des deux méthodes, mais pour pouvoir rassurer le magnétiseur dans les cas extraordinaires. Quiconque connaît les innombrables difficultés du magnétisme, partagera ma conviction, que ce concours des deux actions ne saurait avoir lieu que très-rarement dans deux personnes.

Je m'oppose donc, mon respectable ami, au conseil que vous donnez de combiner ces deux méthodes, qui ne peuvent marcher de front. Ma conscience me fait un devoir de recommander de ne pas s'en rapporter légèrement à un somnambule, de s'informer d'abord de sa bonne foi, et d'examiner ensuite le degré de clairvoyance dont il est doué; enfin, d'invoquer plutôt la science que de faire un mélange de deux élémens hétérogènes, ou de se jeter avec une crédulité déraisonnable dans le vague des rêveries alimentées par des souvenirs, et provoquées par le désir d'exciter la surprise, ou par d'autres motifs qui existaient dans l'état de veille. Plus je révère le somnambulisme dans son isolement et sa pureté, et moins j'en fais cas lorsqu'il n'est pas entièrement étranger à l'état ordinaire. Beaucoup de personnes, qui n'ont aucune idée du but auquel la nature l'a destiné, et qui sont dépourvues des connaissances nécessaires pour l'apprécier et le diriger, ont souvent cherché à le produire, soit pour satisfaire leur curiosité, soit dans des vues d'intérêt. C'est principalement à cet abus que j'attribue la décadence du magnétisme en France, et le mépris dont les savans l'accablent. Dans les pays du nord, où l'étude du magnétisme porte un caractère grave et scientifique, l'observation du somnambulisme est devenue féconde en résultats qui ont été déjà très-utiles, et qui promettent de répandre le plus grand jour sur l'aliénation mentale et sur mille phénomènes de psychologie, qui, jusqu'à présent, sont la terre inconnue dans la géographie de notre monde intellectuel et moral.

J'arrive à votre dernier chapitre; il me paraît excellent. Vous auriez pu ajouter plusieurs noms à ceux des auteurs que vous caractérisez si bien. Mais les personnes qui suivront la route que vous tracez découvriront facilement toutes les sources dans lesquelles on peut puiser une instruction plus étendue.

Je suis persuadé que votre ouvrage fera le plus grand bien. Il est écrit avec une grande réserve; mais, en conduisant à la conviction par la pratique, il préparera de nouvelles observations; et j'espère que vous publierez vous-même des considérations sur les grands phénomènes du magnétisme; c'est-à-dire sur ceux dont il nous a manifesté l'existence et démontré la réalité. Vous avez déjà exécuté une partie de ce travail dans le mémoire sur la prévision, que vous avez bien voulu me communiquer. Cet écrit est pour moi la preuve que vous pouvez aborder les questions les plus difficiles et les plus élevées, et les traiter de la manière la plus claire et la plus philosophique.

Note sur la Lettre précédente.

Qu'il me soit permis de faire ici quelques observations sur la lettre qu'on vient de lire.

1° L'article sur l'impossibilité de faire marcher de front le traitement médical et le traitement somnambulique est très-remarquable : je souscris à tous les principes qui y sont développés. Un médecin également instruit des deux méthodes pouvait seul discuter ce sujet avec une telle supériorité. Je me félicite de ne m'être point expliqué assez clairement, puisque cette faute m'a valu des réflexions si lumineuses. Mais je n'ai point voulu dire qu'on pût concilier les deux traitemens ; j'ai seulement conseillé de s'adresser à un médecin éclairé et non prévenu contre le magnétisme, et de lui soumettre les avis du somnambule avant de les suivre ; j'ai cru surtout cette précaution essentielle lorsqu'on a consulté un somnambule qui s'occupe alternativement de plusieurs malades.

2° L'auteur de la lettre, quoiqu'il connaisse bien mieux que moi les phénomènes du somnambulisme, me paraît cependant trop sévère pour les somnambules de profession. Peut-être les a-t-il moins observés que moi. Je pensais comme lui lorsque j'ai commencé à écrire mon Instruction ; mais lorsque j'ai voulu fixer mes idées sur ce point, j'ai cru devoir ne pas me borner aux conséquences de la plus sage théorie, et j'ai examiné moi-même plusieurs de ces somnambules. J'ai dit que je les avais vus se tromper, mais que je les avais vus aussi opérer des guérisons étonnantes ; et les conseils que j'ai donnés m'ont semblé le seul moyen de tirer parti d'une lucidité souvent incomplète, mais quelquefois merveilleuse.

L'auteur de la lettre fait avec raison le plus grand éloge de M. le comte de G....s. Eh bien, c'est par une somnambule de profession que cet homme étonnant, alors complétement incrédule, a été tout à coup convaincu. Il avait accompagné chez cette somnambule deux dames, et son intention était de se moquer de ce qu'il croyait une jonglerie. A peine la somnambule l'eut-elle touché, qu'elle devina ses intentions.

Elle ajouta : « Vous souffrez maintenant d'une douleur dans telle partie du corps ; je pourrais vous donner d'utiles conseils, mais je ne le ferai qu'autant que vous viendrez me voir dans des dispositions opposées à celles que vous avez. » Le lendemain M. de G....s retourna chez elle, et il en fut très-satisfait.

Cette somnambule, et deux autres que j'ai vues alors, ne vivent plus; mais il en existe encore plusieurs qui donnent des consultations; et comme dans la plupart des cas elles rencontrent juste, sinon pour les remèdes, du moins pour les souffrances du malade, il s'ensuit que beaucoup de personnes sortent de chez elles fort surprises et disposées à examiner le magnétisme. Je sais bien que la facilité de tirer parti d'un somnambulisme imparfait peut donner lieu à des abus très-graves, et j'ai tâché d'indiquer le moyen de ne pas y être exposé; mais tous les abus deviendront impossibles aussitôt que les médecins voudront bien s'emparer du magnétisme, comme ils l'ont fait dans les pays du nord.

P. S. J'ai communiqué cette note à l'auteur de la lettre, et il m'a autorisé à ajouter qu'il avait tout récemment acquis la preuve qu'une des somnambules dont je parle avait guéri une maladie très-grave, et jugée incurable par d'habiles médecins, et qu'étant allé voir cette somnambule, elle lui avait donné des preuves d'une clairvoyance surprenante.

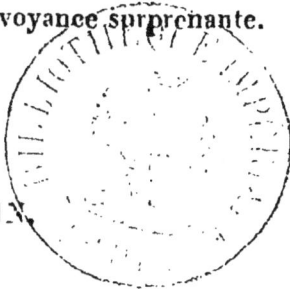

FIN.

TABLE DES MATIÈRES.

FIN DE LA TABLE.

Beauvais. — Imprimerie d'Ach DESJARDINS.

Librairie médicale de Germer Baillière.

DICTIONNAIRE
DES DICTIONNAIRES DE MÉDECINE
FRANÇAIS ET ÉTRANGERS,

ou

TRAITÉ COMPLET DE MÉDECINE ET DE CHIRURGIE PRA-
TIQUES, DE THÉRAPEUTIQUE, DE MATIÈRE
MÉDICALE, DE TOXICOLOGIE ET DE
MÉDECINE LÉGALE, ETC.,

Contenant l'Analyse des meilleurs articles qui ont paru
jusqu'à ce jour dans les différents dictionnaires et
les traités spéciaux les plus importants;

Par une société de Médecins,

Sous la direction du docteur **Fabre,**
rédacteur en chef de la GAZETTE DES HÔPITAUX.

9 forts volumes grand in-8, imprimés sur deux colones,
y compris un *volume supplémentaire*
rédigé en 1851. — 45 fr.

On vend *séparément* le tome IX, publié par une société de
professeurs, d'agrégés à la Faculté de médecine, de médecins, de chirurgiens, de pharmaciens en chef et d'anciens
internes des hôpitaux de Paris, sous la direction de M. le
docteur Tardieu. *(Tous les articles de ce Supplément sont si-
gnés par les auteurs.)* 1 vol. in-8 de 944 pages.   9 fr.

ANNALES du Magnétisme animal. Juillet 1814 à décembre 1816. 8 vol. in-8°.   30 fr.

BERNA. Magnétisme animal. Examen et réfutation du rapport fait par M. Dubois (d'Amiens) à l'Académie royale de
médecine, le 8 août 1857, sur le magnétisme animal. 1838,
in-8°, br.   2 fr.

BRIERRE DE BOISMONT. Des Hallucinations, ou Histoire raisonnée des apparitions, des visions, des songes,
de l'extase, du magnétisme et du somnambulisme, 1852.
2ᵉ édit. entièrement refondue, 1 vol. in-8° de 720 pag. 6 fr.

CAHAGNET. Sanctuaire du spiritualisme; étude de l'âme
humaine, et de ses rapports avec l'univers, d'après le somnambulisme et l'extase. 1850, 1 vol. in-12.   5 fr.

CAHAGNET. Arcanes de la vie future dévoilés, où l'existence, la forme, les occupations de l'âme après sa séparation du corps, sont prouvées par plusieurs années d'expérience, au moyen de huit *Somnambules extatiques*, qui ont eu 80 perceptions de 36 personnes de diverses conditions, décédées à différentes époques, leurs signalemens, conversations, renseignemens. Preuves irrécusables de leur existence au monde spirituel. 1848-1849, 2 vol. gr. in-18. 10 fr.

CAHAGNET. Du traitement des maladies, ou Etude sur les propriétés médicinales de 150 plantes les plus connues et les plus usuelles, par l'extatique *Adèle Maginot*, avec une exposition des diverses méthodes de magnétisation. 1851, 1 vol. gr. in-18. 2 fr. 50

CAHAGNET. Lumière des morts, ou Etudes magnétiques, philosophiques et spiritualistes, dédiées aux libres penseurs du xix° siècle. 1851, 1 vol. in-12, br. 5 fr.

CHARDEL. Essai de psychologie physiologique, ou Explication des relations de l'âme avec le corps, prouvées par le magnétisme animal. Troisième édition, augmentée d'un APPENDICE ayant pour titre : *Notions puisées dans les phénomènes du Somnambulisme lucide et les révélations de Swedenborg sur le mystère de l'incarnation des âmes, et sur leur état pendant la vie et après la mort.* 1844, 1 vol. in-8° 6 fr.

CHARDEL. Esquisse de la nature humaine, expliquée par le magnétisme animal, précédée d'un Aperçu du système général de l'univers, et contenant l'explication du Somnambulisme magnétique et de tous les phénomènes du magnétisme animal. 1826, 1 vol. in-8°. 5 fr.

DESPINE. De l'emploi du magnétisme animal et des eaux minérales dans le traitement des maladies nerveuses, suivi d'une observation très-curieuse de guérison de névropathie. 1840, 1 vol. in-8°. 7 fr.

DU POTET. Le magnétisme opposé à la médecine. Mémoire pour servir à l'histoire du magnétisme en France et en Angleterre. 1840, 1 vol. in 8°. 6 fr.

DU POTET. Cours de magnétisme en sept leçons, 5° édit. considérablement augmentée, 1 vol. in-8°, br. 1853. 6 fr. 50

DU POTET. Essai sur l'enseignement philosophique du magnétisme. 1845, 1 vol. in-8°. 5 fr.

DUPEAU. Lettres physiologiques et morales sur le magnétisme animal, contenant l'exposé critique des expériences les plus récentes et une nouvelle théorie sur ses causes, et ses applications à la médecine. 1826, 1 vol. in-8°. 3 fr. 50

FABRE. Le magnétisme animal, satire, 3° éd. 1858, in-4° 75 c.

FOISSAC. Rapports et discussions de l'Académie royale de médecine sur le magnétisme animal, avec des notes explicatives. 1833, 1 vol. in-8°.　　　　7 fr. 50

HEBERT (de Garnay). Petit catéchisme magnétique, ou notions élémentaires de mesmérisme. 1852, 1 vol. in-18. 25 c.

JOURNAL DU MAGNÉTISME, rédigé par une société de magnétiseurs et de médecins, sous la direction de M. le baron DU POTET, commencé en 1845 ; il paraît un cahier les 10 et 25 de chaque mois. Prix de l'abonnement pour un an : Paris, 10 fr.; départemens,　　　　12 fr.

Collection.

En s'abonnant pour l'année 1853, on a droit à une réduction de prix sur les onze premiers volumes du JOURNAL, pris à Paris, savoir :

	au lieu de				au lieu de	
Tome I . . .	4 f.	» 8 f	Tome VII . .	4 fr.	»	»
Tome II . . .	2	50 5	Tome VIII. .	7	50	10
Tome III. . .	2	50 5	Tome IX . . .	8	50	10
Tome IV . . .	2	50 5	Tome X . . .	9	»	10
Tome V . . .	2	50 5	Tome XI . . .	10	»	»
Tome VI. . .	2	50 5				

Total de la collection (1845 à 1852) : 55 fr.

LAFONT-GOUZI. Traité du magnétisme animal, considéré sous le rapport de l'hygiène, de la médecine légale et de la thérapeutique. 1839, in-8°, br.　　　　5 fr.

PÉTÉTIN. Electricité animale, prouvée par la découverte des phénomènes physiques et moraux de la catalepsie hystérique et de ses variétés, et par les bons effets de l'électricité artificielle dans le traitement de ces maladies. 1808, 1 vol. in-8°.　　　　6 fr.

RAPPORT confidentiel sur le magnétisme animal et sur la conduite récente de l'Académie royale de médecine, adressé à la congrégation de l'index, et traduit de l'italien du R.-P. Scobardi, par Ch. B., D.-M.-P. 1839, in-8°.　　　　2 fr. 25

RICARD. Lettre d'un magnétiseur. 1843, 1 vol. in-18.　　2 fr.

RICARD. Physiologie et hygiène du magnétiseur, régime diététique du magnétisé. Mémoires et aphorismes de Mesmer. 1844, 1 vol. gr. in-18.　　　　3 fr. 50

TESTE. Les confessions d'un magnétiseur, suivies d'une consultation médico-magnétique sur des cheveux de Mᵐᵉ Lafarge. 1848, 2 vol. in-8°.　　　　6 fr.

BIBLIOTHEQUE NATIONALE DE FRANCE

3 7531 00417905 8

www.ingramcontent.com/pod-product-compliance
Lightning Source LLC
Chambersburg PA
CBHW052102230326
41599CB00054B/3582